全国医药卫生类院校精品教材

# 优生优育与妇幼保健

YOUSHENG YOUYU YU FUYOU BAOJIAN

主　编　刘丽萍
副主编　夏　季
编　者　刘国屏

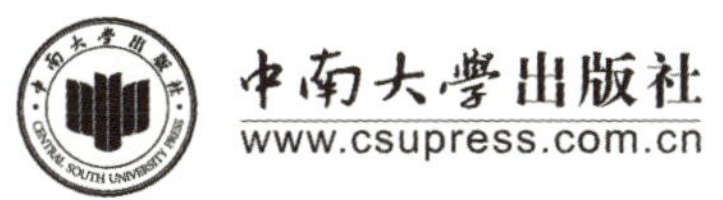

**图书在版编目（CIP）数据**

优生优育与妇幼保健 / 刘丽萍主编．— 长沙：中南大学出版社，2018.12

ISBN 978-7-5487-3193-1

Ⅰ．①优… Ⅱ．①刘… Ⅲ．①优生优育—基本知识②妇幼保健—基本知识 Ⅳ．① R169.1 ② R17

中国版本图书馆 CIP 数据核字（2018）第 084431 号

**优生优育与妇幼保健**

刘丽萍 主 编

□**责任编辑** 郑 伟 白 婧
□**责任印制** 易建国
□**出版发行** 中南大学出版社
社址：长沙市麓山南路 邮编：410083
发行科电话：0731-88876770 传真：0731-88710482
□**印　　装** 定州市新华印刷有限公司

□**开　　本** 787 × 1092 1/16 □**印张** 15.5 □**字数** 358 千字
□**版　　次** 2018 年 12 月第 1 版 □ 2018 年 12 月第 1 次印刷
□**书　　号** ISBN 978-7-5487-3193-1
□**定　　价** 46.00 元

# 前言

优生优育和妇幼保健工作是中国卫生事业的重要组成部分，一直受到党和政府的高度重视。当人类跨入 21 世纪时，优生优育和妇幼保健工作又面临新的挑战，妇幼卫生教育也必然会经历一场深刻的改革与创新。近年来，国内已有不少医学院校从教育思想、模式、体系以及方法等方面开展了大量的研究，并取得了可喜的成效。妇幼保健学作为一门学科在中国已有几十年的发展历史，特别是近 20 年来，通过广泛的保健服务实践、教学和科研，学科内容不断丰富和完善，尤其是与相关学科理论的相互渗透和交叉，促使妇幼保健学的理论不断成熟和发展，已成为一门独立的综合性交叉学科。随着现代医学模式的转变，妇幼保健学的基本理论、基本方法和基本技能在妇幼保健服务实践中的重要性越来越明确，关注和需要妇幼保健服务的人越来越多。

优生是一项既与国家民族素质相关，也与个人家庭生活幸福相关的事业。医学生学习掌握一定的优生优育知识，既有利于自身的成长，也有利于提高我国人口出生质量。优生学涉及多门医学科学，包括医学遗传学、胚胎学、妇产科学、社会伦理学等。它是“研究在社会控制下，为改善或削弱后代体格和智力上的某些种族素质的力量的科学”。

本教材主要根据优生优育与妇幼保健教学大纲的要求编写而成。通过对本教材的学习，希望读者能够正确理解优生优育的含义及其作用，掌握与优生优育有关的遗传学知识，并能将其运用到妇幼保健实践中来；掌握与优生有关的环境医学知识，并能够对孕期环境的危险因素进行评价；掌握我国孕产期保健的流程及实施，了解影响优生的社会因素。

全书共分 11 章，系统全面、重点突出，秉承现代医学模式的整体医学观念，综合介绍了优生优育与妇幼保健的主要工作内容、要求、发展过程及趋势，主要包括绪论、影响优生的遗传和非遗传因素、遗传咨询与产前诊断、孕前保健、妊娠期保健、分娩期保健、产褥期保健、哺乳期保健、新生儿期保健、婴儿期保健等内容。

本教材能如期与读者见面，有赖于相关工作人员的努力和付出，在此向他们表示衷心的感谢！

本书在编写过程中，参考并借鉴了许多同行的研究成果，从相关教材和网站上引用、借鉴了部分资料，在此向原作者表示诚挚的感谢！

由于编者水平有限，加之无现成模式可循，故本教材中难免存在不妥之处，恳请各位专家、教师和同学在使用过程中提出宝贵的意见。

编　者

# 目录

# 第一章 绪论

学习目标

1. 了解影响优生优育的因素。

2. 掌握妇幼保健学的概念、范围、任务和意义；熟悉世界妇幼保健发展概况；了解我国目前妇幼保健面临的挑战和妇幼保健的目标。

3. 了解并掌握妇幼保健服务的检查、监督和指导方法，掌握常用的妇幼保健服务的评价指标及意义。

4. 熟悉各级妇幼保健行政机构的职责、各级妇幼保健业务机构及其服务内容和要求，熟悉妇幼保健系统管理和围生保健管理的内容、要求和方法。

预习案例

某女，25 岁，已婚，停经 45 天，既往月经规律，近几天出现恶心表现。前来某医院咨询自己是否怀孕，同时想了解妊娠相关知识。

思考

1. 怎样判断是否怀孕？

2. 妊娠后母儿有哪些变化？如何判断母儿是否正常？

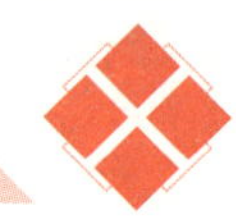



优生优育是计划生育具体内涵的延伸，是新的历史条件下对计划生育的具体化体现。我国是人口大国，巨大的人口压力制约着社会的发展，所以，做好优生优育工作既是提高人口素质的重要手段，也是制约人口过快增长的重要手段，对未来社会的发展有重要的作用。大家应该坚持优生优育，为子孙后代的良性发展创造有利条件。母婴保健直接关系到社会的稳定、家庭的稳定、儿童的生存与发展，因此具有特别重要的意义。

## 第一节　优生优育概述

优生优育

### 一、优生学概述

优生学（eugenics）是研究如何改良人的遗传素质，产生优秀后代的学科。优生学的主要理论基础是人类遗传学。它的措施涉及各种影响婚姻和生育的社会因素，如宗教法律、经济政策、道德观念、婚姻制度等。优生学一词由英国博物学家 F. 高尔顿于 1883 年首创，源自希腊文“eugenes”，本意是“生好的”，即“研究在社会控制下能改善或削弱后代种族（遗传）素质的动因。这种遗传素质既包括体格也包括智力”。后来，人们习惯于将优生学区分为消极优生学和积极优生学。美国遗传学家 C. 斯特恩则建议将其称为预防性优生学和进取性优生学，前者研究降低产生不利表型的等位基因频率的途径，后者研究增加或维持产生有利表型的等位基因频率的途径。由于基因不能脱离特定的遗传背景而产生有利或不利的结果，因此，优生学也包括消除不利的和增加有利的等位基因组合。优生学的这两个方面在目的上是一致的，因为降低不利的遗传结构也就意味着增加有利的结构，反之亦然。

根据目前的生物医学知识，为了达到改善人群的智力和体力的目的，除受精时已决定的遗传结构外，胎儿期的发育、分娩和婴儿抚育都具有重要的作用。所以近年来又有人提出优体学和优境学概念，前者研究改善胎儿大脑发育的措施，后者研究改善婴儿的营养、教养等环境的优生途径。近年来受到很大重视的围产期医学则致力于防止引起早产、新生儿窒息、产伤等所能影响后代智力和健康因素的研究。这些新生学科虽然并不着眼于改变人群的基因频率，但对于改善人类的素质同样具有重要的实际意义，因而受到各方面的重视。

优生学就是专门研究人类遗传、改进人种的一门科学。优生的目的是提高人口素质，它包括两个方面：一是积极的优生学；二是消极的优生学。积极的优生学是促进体力和智力上优秀的个体优生，即应用分子生物学和细胞分子学的研究成果，修饰、改造遗传的物质，控制个体发育，使后代更加完善，实现操作和变革人类自身的目的。消极优生学是防止或减少有严重遗传性和先天性疾病的个体的出生，就是说减少不良个体的出生。后者是人类最基本的、有现实价值的预防性优生学。

#### （一）优生学的发展简史

优生学发展的三个历史阶段是：前科学阶段、优生学建立时期、科学时期。提倡优

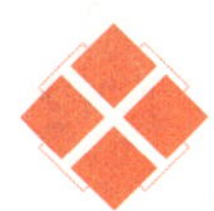

生就是防止有遗传疾病和先天畸形婴儿的出生。采取相应的优生措施是做到优生的基本条件。随着人们对优生越来越重视，优生学的研究也取得了越来越多的成就。

（1）前科学阶段：从远古时期到1880年。在这一历史时期，优生学作为学科尚未提出，然而无论就整个人类社会，还是不同民族、不同地区、不同文化而言，都有着重要的优生实践，并不断地涌现出优生思想。例如，在原始社会生产力水平极为低下时，就出现了严重残疾的婴儿被遗弃和处死的现象，这就是一种不自觉的优生措施。中国春秋战国时代的典籍中有“男女同姓，其生不蕃”的说法，这说明当时人们已经认识到近亲结婚对后代的不良影响。这些古代的优生实践和优生思想对近代优生学的形成有一定的积极作用。这个时期的代表作《黄帝内经》指出了环境对胎儿的作用，唐代孙思邈的《千金要方》中出现了有关“妇产”的论述，唐代昝殷的《经效产宝》中提到了优生中的不利因素。

（2）优生学建立时期：从19世纪80年代到20世纪40年代。1883年，英国科学家F. 高尔顿首次使用了他所合成的一个新词“优生学”。这是优生学作为一个独立学科出现的公认标志。优生学的科学基础为进化论和遗传学，但在当时由于受到种族主义谬论的影响，优生学中渗入了伪科学的成分，因而处于半科学阶段。

（3）科学时期：20世纪50年代一直持续到现在。这个时期的标志性事件有：①种族主义伪科学的清除；②现代遗传学与新优生学诞生。新优生学把遗传咨询、产前诊断和选择性流产相结合，目标是减少劣生。这段时期的优生学主要清除了种族主义伪科学的成分，又结合了遗传学出现的一系列重大进展，使优生目标不仅可以通过社会措施在社会群体水平上实现，而且可以通过医疗措施，在每对夫妇个体生育水平上实现。

优生科学在中国的发展可以分为古代的优生传统、近代的旧优生学、现当代的新优生学三个阶段。具体可分为两个方面：一方面是设法消除已经存在于体内的遗传缺陷，或防止带有缺陷基因的人把有缺陷的基因传给下一代，即研究如何使人类健康地遗传基因，减少以至消除遗传病和先天畸形患儿出生，这被称为消极优生学或预防性优生学，包括遗传策划、遗传筛选和遗传治疗。另一方面是除去不好的基因，设法培育优秀的基因来改变人种，即研究怎样增加体力和智力上优秀个体的繁衍，这叫作积极优生学，包括人工授精、人工授胎、试管授精等方法。前者是劣质的消除，后者是优质的扩展，其目的都是为了扩展优秀的遗传因素，提高人类的遗传素质。

随着生活水平的提高，医疗设施和管理水平不断完善，优质护理越来越受到重视。产妇在分娩过程中，生理上承受着巨大痛苦的同时，心理上也承受着很大压力，产科护士不仅要关注产妇的生理变化，更要重视其心理护理，因此，产科医疗工作者应不断提升工作能力，为产妇提供优质的服务。这就需要我们熟知并应用一些与优生学相关的知识。从优生学角度看，在选择配偶时，必须严禁近亲婚配。近亲是指直系兄弟姐妹和三代以内的旁系血亲。近亲婚配的结局是遗传病患儿的增多和婴儿死亡率的增高。做好婚前检查，包括家族病史的调查、健康状况的调查、体格检查、婚前卫生指导。进行遗传咨询和产前诊断，大都属于消极优生学的范围，而且是最基本的工作。现代优生学的范围正在逐步扩大，不仅要在遗传学上考虑下一代的生物素质，而且还要防止各种非遗传性的先天疾病、分娩过程中的损伤及新生儿疾病，以保证下一代的人口素质。近年来，又出现了环境优生学、基础优生学、社会优生学等学科。目前所进行的优生研究和推行的优生措施，主要是设法降低有害基因的频率及传播，属于负优生学范畴。未来的优生学主要是探讨改善人类遗传素质的途径和方法，属于正优生学范畴。根据现代生物医学和与其有关学科的科学技术水平，已有可能使人类的优秀基因进行大量复制，也有可能使基因病得到治疗，甚至可以人工合成优秀基因，从而使人类群体的遗传物质优质化。关于单性繁殖的哺乳动物实验早已成功并为世人公认，而人类能否进行单性繁殖的问题也已开始探索，并已有所成效。

对于传统文化与优生学等近代学科的关系，S • E • Stevens 在她的论文中做了一个很好的比方。她称中国传统文化中对于性别、性和身体的观念为“旧酒”，近代西方传入的进化论、优生学和民族主义思想为“新瓶”。新瓶装旧酒，优生学中的许多概念看起来是全新的东西，其实里面所蕴含的仍然是传统的旧观念。由此，我们也可以很好地体会到传统思想对于中国近代优生学的影响。近年来，优生学备受人们的关注，优生学的研究也越来越多地开展起来，以优生优育为目的的试管授精、人工授精和人工克隆等高科技的研究都取得了一定的成就。

### （二）优生学的主要内容

现代优生学的范围正在逐步扩大，已不限于只在遗传学上考虑下一代的生物素质，而且还要防止各种非遗传性的先天疾病、分娩过程中的损伤及新生儿疾病，以保证下一代的人口素质。因此，优生学的学科基础十分广泛，需要从分子遗传学、人类遗传学、医学遗传学、行为遗传学、胚胎学、畸形学、妇产科学、围产医学、儿科学、社会学、伦理学、人口学、教育学、流行学、环境科学和法学等多方面进行协作研究。优生学是一门综合性多学科的发展中的科学，目前可划分为以下领域。

#### 1. 基础优生学

基础优生学是从生物学和基础医学方面研究哪些因素可导致出生缺陷，这些因素的作用原理以及如何防止其作用而达到优生的目的。有关全国遗传性、先天性疾病的种类、分布和发生率的流行学调查，便是很有意义的基础优生学研究，可以为优生政策、优生立法和优生技术措施提供可靠的基础资料。

#### 2. 社会优生学

社会优生学从社会科学和社会运动方面研究优生课题，目的在于推动优生立法，贯彻优生政策，展开优生宣传教育，使优生工作群众化、社会化，从而达到提高人口素质的目的。

#### 3. 临床优生学

临床优生学是指对与优生有关的医疗措施的研究。它可分为两大支：一支为预防性优生，也称为负优生或消极优生，主要是研究如何避免出生不良的后代，防止患病，淘汰劣生；另一支为演进性优生，又称正优生或积极优生，主要研究如何出生优秀的后代，即从促进新生儿先天素质更为优秀的角度研究优生。两者目的一致，均为通过减少不利

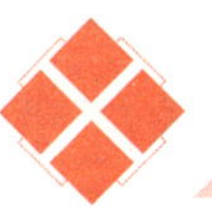

的遗传因素，增加有利的遗传因素来提高人口素质。

4. 环境优生学

由于工农业环境污染的严重公害和生态科学、环境科学的发展，环境优生学的内容也有新的补充。例如，消除公害、防止各种有害物质对母体、胎儿和整个人类健康的损害都是环境优生学的重要研究内容。

优生学涉及自然科学、社会科学等各个领域，是古老而又年轻的科学。基础优生学偏重生物学，以揭示优生和劣生（出生缺陷）的一般规律为主；社会优生学偏重社会学，以改变政策、法令、舆论、道德、教育、经济等人文环境为主；临床优生学偏重医学，以针对母体和胎儿的医疗预防技术措施为主；环境优生学则偏重人类生态学和预防医学，以改善人类的生活环境为主。这四个方面互相补充而又不可取代，应协调发展。

### （三）优生学的伦理

在第二次世界大战期间，纳粹德国打着优生的旗号，对犹太人、斯拉夫人等实行残酷的种族灭绝政策，对本民族中的老弱病残也采用“安乐死”的办法来进行“淘汰”。这一罪行在战后被揭发并引起公愤，优生学的发展也由于纳粹分子的暴行而一度裹足不前。后来，生物医学发展，发现了几千种遗传性疾病，除了对这些基因携带者的生育进行监护外别无良策。于是采取措施来防止不良基因传播扩散的需要便被小心地提了出来。西方国家对不良基因携带者的婚配采取教育劝阻而非强制的办法，劝阻无效，不能强制禁止其婚配及生育。中国婚姻法则明文规定：属于直系血亲和三代以内旁系血亲的，以及患麻风或其他在医学上认为不应当结婚的疾病者均“禁止结婚”。一般认为，有家族史的精神分裂症、弱智、克汀病等患者禁止结婚；传染病活动期（传染期）者则暂缓结婚。其他遗传病患者若双方坚持结婚，则应采取限制生育措施，包括加强产前检查，发现胎儿不健康及时终止妊娠或建议绝育等办法。这种做法在伦理学上最大的争议是限制一些人的婚配，特别是当青年男女已经确定恋爱关系之后限制其婚配是否有侵权之嫌。所以，普及遗传病的知识，引导青年男女重视遗传病的预防，是解决优生学伦理问题的主要手段。运用现代科学技术使健康的、优秀的基因得到更多的繁殖机会，逐步改善人类基因库的品质，此即“积极的优生”。这种设想从生物学角度看是合理的，但毕竟人构成的社会与畜群有本质的不同，人种的改善不同于牲畜优良品种的培育，无视人的社会性实行择优授精，是违背伦理的，也是行不通的。当然，在进行体外受精时，若有多个精子或卵子可供选择，尽量挑选携带优良基因的生殖细胞是可接受的。目前，基因工程已能做到切割、插入、重组部分遗传基因，在不久的将来可应用于体外受精技术，这一技术可用来治疗某些遗传病，改善人的遗传品质，并且不影响现行的伦理学观念。

### （四）影响优生的因素

优生即生育健康、聪明的后代，其决定因素是多方面的。现已证明，影响优生的有三大要素，遗传因素是基础，其次为优良的环境因素和良好的教育条件，三者缺一不可。

1. 遗传因素

人类的健康取决于人类本身的遗传结构和其周围生活环境相互作用的平衡。遗传因

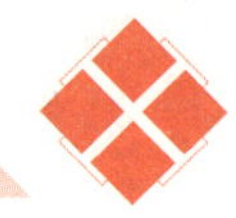



素的改变或相关的环境因素改变均可导致这种平衡的破坏而引起疾病。由于遗传物质改变而引起的疾病称为遗传病（genetic disease）。由于新技术、新方法的引入，人们对遗传病的认识不断深化，现已确认的遗传病种类日益增多。加上随着医疗技术的迅速发展，原来严重危害人类生命和健康的传染病、流行病已基本得到控制，遗传病的发病比例相对增大。特别是遗传病本身所特有的遗传性、先天性和终身性的危害特点，对人类健康和人口素质的不良影响日趋严重，已成为当前临床医学亟待解决的问题。遗传物质包括细胞中的染色体、染色体上的基因或 DNA 和线粒体上的 DNA。依遗传物质改变的不同，可将遗传病分为以下几类。

（1）单基因病

人类体细胞中的染色体是成对的，呈直线排列于染色体上的基因也是成对的。如果一种遗传病的发病涉及一对基因，这个基因就称为主基因（major gene），它所导致的疾病就称为单基因病（monogenic disease）。根据致病基因位于常染色体（即 1 ～ 22 对染色体）或性染色体（即 X 染色体或 Y 染色体）的不同，以及基因作用特点和遗传方式的不同，单基因病分为以下几类。

1）常染色体显性遗传病（autosomal dominant inheritance disease，AD）

该遗传病致病主基因位于常染色体上，其基因作用的性质是显性的，杂合时（如 Aa，Bb）即可发病。现在已知的人类常染色体显性遗传病有 4 400 多种，如软骨发育不全、多发性家族性结肠息肉、多发性神经纤维瘤等。

2）常染色体隐性遗传病（autosomal recessive inheritance disease，AR）

该遗传病致病主基因也位于常染色体上，但其基因作用的性质是隐性的。纯合时（如 aa，bb）才发病，杂合时（Aa、Bb）不发病，而成为隐性致病基因携带者（carrier）。现在已知的常染色体隐性遗传病有 1 700 多种，如苯丙酮尿症、半乳糖血症、白化病、AR 型小头畸形、AR 型先天性聋哑等。

3）X 连锁显性遗传病（X-linked dominant inheritance disease，XD）

该遗传病致病主基因位于 X 染色体上，基因作用的性质是显性的，男女性获得此基因时（$X^AY$ 或 $X^AX^a$）都将发病。由于女性有两条染色体，任何一条 X 染色体具有此致病基因时（$X^AX^a$ 或 $X^aX^A$）即发病，故女性发病率比男性高一倍，但女性是杂合时发病（$X^AX^a$），症状比男性患者轻。现在已知的 X 连锁显性遗传病有 400 多种，如抗维生素 D 性佝偻病、遗传性肾炎等。

4）X 连锁隐性遗传病（X-linked recessive inheritance disease，XR）

该遗传病致病主基因位于 X 染色体上，基因作用的性质是隐性的。男性获得此基因时（$X^aY$）即发病，而女性只有当两条 X 染色体都具有此致病基因时（$X^aX^a$）才发病，杂合时（$X^AX^a$）不发病，成为隐性致病基因携带者，故男性发病率高。如红绿色盲、血友病、假肥大性肌营养不良等都属 X 连锁隐性遗传病。

5）Y 连锁遗传病（Y-linked inheritance disease）

该遗传病致病主基因位于 Y 染色体上，有此致病基因，如 Y 染色体上的性别决定（SRY）基因即发病，呈男传男传递，现在已知的 Y 连锁遗传病有 20 多种。

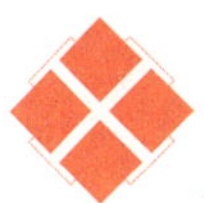

6）线粒体病（mitochondrial disease）

细胞的线粒体中也含有 DNA，称 mtDNA。mtDNA 也编码一些基因，这些基因发生改变时也可导致某些疾病，称为线粒体病。这类疾病只通过母亲传递，如线粒体心肌病、Leber 遗传性视神经病等。现在已知的线粒体病有 60 多种。

（2）多基因病（polygenic disease）

一些常见疾病和畸形的遗传基础不是一对基因，而是涉及许多对基因，这些基因都是共显性基因（codominance gene）。每一对基因的作用微小，所以称为微效基因（minor gene）。但是若干对基因的作用相加起来，可以形成一个明显的效应，称为加性效应（additive effect）。多基因遗传的性状或症状的形成，除受微效基因的影响外，还需要环境因素的共同作用，所以也称多因子遗传（multifactorial inheritance）或多因子病（multifactorial disease，MF）。现在已知的多基因遗传病有 100 多种，如冠心病、胃溃疡、精神分裂症、高血压、糖尿病、无脑儿、脊柱裂、唇裂、腭裂等。

（3）染色体病（chromosomal disease）

人类体细胞有 46 条染色体，组成 23 对。其中 1～22 对为常染色体（autosome），另一对为性染色体（sex chromosome）。女性有两条 X 染色体（核型为 46，XX），男性有一条 X 染色体和一条较小的 Y 染色体（核型为 46，XY）。正常人的染色体数目、形态始终保持恒定。这些染色体上共有 3 万～4 万对基因。所以，每条染色体发生数目或结构的任何改变，都将涉及其上的许多基因的增加或缺失，而引起多发畸形等综合征（syndrome），故称染色体综合征。已知的染色体综合征有 100 多种，如 21 三体综合征（又称先天愚型，Down 综合征）、18 三体综合征、Turner 综合征（45，X）、Klinefelter 综合征（47，XXY）等。

（4）体细胞遗传病（somatic inheritance disease）

由于体细胞中遗传物质改变而引起的疾病，称为体细胞遗传病。因为这种遗传物质改变只发生在体细胞中，所以一般不向后代传递。各种肿瘤的发病中都会涉及特定组织中的染色体改变（如慢性粒细胞白血病的染色体）或癌基因、肿瘤抑癌基因的改变，所以属于体细胞遗传病。一些先天畸形也属于体细胞遗传病。

2. 非遗传因素

人类的一切正常性状或疾病，一般都是遗传因素和环境因素相互作用的结果。从优生学角度来说，以往对遗传因素作用的研究较多，而对非遗传因素包括环境因素的作用研究较少。自 1941 年 Gregg 首次报道妊娠时感染过风疹病毒的孕妇，所生婴儿患先天性心脏畸形、先天性白内障、先天性耳聋的发病率显著增高以来，人们开始认识到外源性环境因素对人类胚胎发育及出生缺陷产生的影响作用。此后，20 世纪 40 年代发生了日本广岛、长崎原子弹爆炸事件，幸存者生出畸形婴儿；20 世纪 50 年代日本水质受甲基汞污染，致使大量胎儿患上水俣（minamata）病；20 世纪 60 年代发生因服用止吐药反应停（thalidomide），在世界各地短期内诱发近万例短肢畸形（海豹肢畸形）胎儿的事件。环境因素对出生缺陷的影响作用逐渐被肯定，人们日益认识到环境因素对优生学的重大影响。现在已认识到的影响优生的非遗传因素有如下几种。

（1）生物因素（感染因子），如风疹病毒、疱疹病毒、巨细胞病毒、梅毒螺旋体、弓形体原虫等。

（2）化学因素，现已知有600种以上的化学物质，如甲基汞、铅、DDT等可经胎盘进入胎儿体内而影响胎儿的发育或致畸。

（3）物理因素，如X射线，γ射线、紫外线、电离辐射及微波等。

（4）药物因素，如反应停、苯妥英钠、氨甲嘌呤、雌激素、雄激素、镇静安眠药、抗过敏药等。

（5）其他，如父母吸烟、酗酒等。

### （五）遗传病本身具有的严重性是推行优生的根本原因

遗传病本身具有的特殊严重性表现为如下几点。

#### 1. 遗传性（hereditary）

如前所述，遗传病是由于遗传物质改变而发生的疾病。因此，通过遗传传递，它可以按一定的遗传方式、按一定的比例向后代传递并引起发病，造成患者家系的上、下代间垂直发病或同代同胞间的水平发病，因而，家系中往往有多个发病的个体。

#### 2. 先天性（inborn）

遗传病的遗传传递是亲代的精子或卵子带有异常遗传物质而形成有异常的受精卵，或者受精卵是正常的，但在受精卵发育早期遗传物质发生了异常改变，结果在胎儿发育早期即存在遗传损害，所以在胎儿期或出生时即出现缺陷，因而给预防、治疗造成极大困难。但先天性疾病并非都是遗传病，如胎儿的风疹病毒感染（宫内感染），也可产生先天性心脏病、先天性白内障等出生缺陷，所以诊断时应加以鉴别。

出生缺陷（birth defect）或先天畸形（congenital malformation）是指婴儿出生前，在母亲子宫内已发生的形态结构、生理功能异常或代谢缺陷所致的先天性智力低下(congenital mental retardation）等。其中，70%～80%的出生缺陷或先天畸形是遗传因素所致。根据1988年的统计数据，我国出生缺陷的总发生率为1.107%，据此，按“七五计划”期间(1986—1990年）我国新生儿出生率计算，我国至少有200万缺陷儿出生。世界卫生组织（WHO）于1961—1964年统计的16个国家421781次的分娩资料显示，其新生儿出生缺陷率为1.27%。以上资料提示出生缺陷对人类健康危害作用的普遍性和严重性，而且随着环境污染的日益严重，出生缺陷发生率必将日益增加。2003年11月上海《新闻晨报》报道，近年来上海市综合出生缺陷率已达惊人的3.0%～5.0%，令人触目惊心。

根据临床统计资料，人群中流产的总发生率为15%～20%。其中，在妊娠早期（孕2个月内）的流产中，约50%是由于染色体异常（chromosome abnormality）所致。

#### 3. 终身性（lifelong）

在活产婴儿中，除出生缺陷外，在生后的各个时期也可能表现出各种遗传缺陷，如儿童期发病的假肥大性肌营养不良症（pseudohypertrophic muscular dystrophy），青春期发病的精神分裂症，中年以后才发病的Huntington舞蹈病、遗传性小脑性共济失调（hereditary cerebellar ataxia）等。根据资料推算，在活产婴儿中，除出生缺陷外，其后

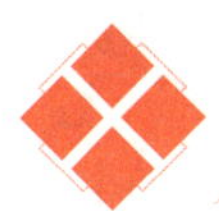

将有4%～5%可能出现某种遗传性疾病。所以，统计资料表明，在儿童医院住院的病儿中，有 1/5 ～ 1/4 的患者有与遗传相关的疾病。

在人群中，一些外表正常的个体也并非与遗传病无关。根据资料估计，正常人群中，每个人都带有 5 ～ 6 个隐性有害基因（a 或 b）。他们虽未发病，但可将这些有害基因向后代传递，所以称其为隐性致病基因携带者（carrier）。每个人都有 5 ～ 6 个隐性有害基因，这就是遗传负荷（genetic load）。人群中存在的这种遗传负荷对子孙后代的健康就是个威胁，对人口素质的提高不利。因为如果带有某一隐性致病基因的携带者（如 Aa）的男性和带有同一隐性致病基因（Aa）的女性婚配，则每次所生子女中，都将有 1/4 的子女可能是常染色体隐性遗传病的患者（aa），3/4 的子女外表正常，但其中 2/3 是携带者（Aa），1/3 是真正正常的个体（AA）。此外，目前随着工业的发展、农药的广泛应用，人类面临的环境污染问题日益严重。工业、农业生产和应用中产生的废水、废气、废渣都将增加基因的突变频率（mutation rate），从而增加人群遗传负荷的压力，这是人类面临的极其严峻的形势。

此外，如基因异常造成酶缺陷而导致的代谢障碍（如苯丙酮尿症等），随着个体的生长、发育，代谢障碍将越来越明显，临床症状亦随之日益加重，患者将受累终身直至死亡。所以，大力开展遗传优生咨询、诊断工作，及时检查出遗传病患者和携带者，进行有效的婚姻、生育的优生指导，以防止或减少遗传病患儿的发生、发病或出生，是提高人口素质，促进家庭幸福、社会繁荣、国家昌盛的唯一有效、可行的办法。

### （六）我国现行的优生措施

优生科学（birth health science）是一门综合性学科。它是运用遗传学原理，以生物科学、医学、环境学、社会学为基础，减少遗传性疾病或先天性缺陷患儿的出生，并积极加强孕期、围产期、新生儿期的保健和婴幼儿的早期教育，以不断提高人口素质的一门科学。为达到上述目的，必须认真采取下述各项具体措施。

#### 1. 大力开展遗传、优生咨询和产前诊断事实证明

遗传优生咨询、产前诊断是目前预防遗传病发生和防止患儿出生的最可靠、可行的办法。遗传优生咨询的作用是使咨询者了解如下问题：①待诊的疾病是不是遗传病；②提示遗传病的根据；③诊断的方式、方法；④该遗传病在家系中的发生、遗传传递的过程；⑤发病或再发风险的概率；⑥可以采取的对策；⑦如何选择最佳的优生措施。产前诊断的作用是对有可能生出有遗传病、先天畸形婴儿的孕妇，在妊娠早、中期穿刺绒毛、羊水细胞或羊水，进行细胞遗传学、先天性代谢病、分子病、神经管缺陷等的检查分析，做出诊断，并对患儿及时进行选择性流产，以防止患儿的出生。通过上述措施，既可有效防止有遗传病的家系生出或再生患儿，而且可以通过产前诊断，或通过体外受精、植入前诊断的办法生出健康的子女。因此，有人将遗传优生咨询、产前诊断以及选择性人工流产三者结合的优生措施称为“新优生学”。

#### 2. 大力开展优生科学的宣传教育

优生科学是一项宏大的系统工程，不仅需要政府的倡导、立法以及群众的积极参与，

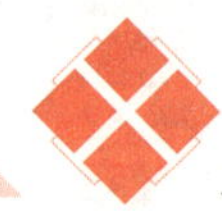



还需要社会多部门齐心协力、密切合作才能真正实现。我国已颁布的《中华人民共和国婚姻法》（以下简称《婚姻法》）《中华人民共和国母婴保健法》（以下简称《母婴保健法》）为我国大力发展优生科学事业奠定了基础。但是，优生学工作既是一项科学性很强的工作，同时又是一项实践性很强的工作，需要从事优生工作的相关领导、医务工作者、妇幼保健工作者以及亿万群众自觉地共同行动才能实现。因此，就优生学的宣教工作而言，不仅需要各级部门认真传达、贯彻、落实相关的法规文件，而且要有效地利用传媒向全民宣传这一直接关系每个家庭幸福，关系国富民强的全民工程的伟大意义，以使全民形成良好的社会优生意识，使受宣传教育的对象特别是婚龄、育龄男女内心产生共鸣，主动参与和实施优生计划，从而使人口素质不断提高。同时，一些单位借婚检生财引起负面影响，把好事办成坏事，也必须依法禁止并追责。

3. 搞好遗传病的普查和登记

“预防为主”是我国卫生工作的基本方针，对遗传病来说，这一方针更具有重要意义。因为绝大部分遗传病目前尚无有效的治疗方法，即使有少数遗传病目前已可治疗，但治疗后存活的个体仍可能将致病基因往后代传递并导致后代发病。所以，目前的遗传病治疗本身毕竟是一种被动的选择，而搞好遗传病的预防则是一种主动的、积极的措施。通过推行遗传病的预防措施，可以大大降低遗传病的发生率和发病率；通过遗传咨询、产前诊断和选择性人工流产，可以有效地防止患儿的出生。遗传病的预防可分为原发性预防（primary prevention）和继发性预防（secondary prevention）两种。原发性预防是指在异常基因出现之前做出预防，即通过遗传优生咨询，对患者及其家系进行婚育的优生指导；继发性预防是对带有某种致病基因的个体，在临床症状出现之前做出预防，即通过遗传学检查、筛查等，在胚胎植入前、出生前做出诊断，或通过新生儿筛查、携带者检查等，检查患者、携带者，并及时采取对策，预防遗传病患儿的出生或预防、减少遗传病的损害。这些做法也有利于加强和完善遗传咨询的功能和作用。

4. 加强婚前优生保健检查

对预防性优生来说，婚前优生保健检查具有首要意义，因为它是预防遗传病患儿出生的首要关口。通过婚前检查，凡是不利于优生和两性生活的因素，可在婚前发现并适时处理。例如，对有严重遗传病的患者给予优生指导；传染病患者在传染期内应推迟婚期；禁止近亲婚配，对隐性遗传病的携带者应进行婚姻、生育的优生指导；对有生殖器畸形如阴道闭锁、隐睾等的患者应建议及时治疗；等等。根据国务院新颁布的《婚姻登记条例》，对婚前医学检查不再强制执行，但这并不意味着婚前医学检查不重要，更不是“取消了婚前医学检查”，而是意味着从事遗传病预防、为不断提高我国人口素质而奋斗的优生优育工作者，更需加强工作的力度和责任心，特别是要加强优生科学的宣传教育工作，把优生优育宣传教育工作做得更细致、更深入，使广大公民特别是农村的婚前男女能认识到婚前检查是自我健康保护的需要，是未来家庭健康、幸福的需要，是社会文明进步的要求，是民强国富的重要基础，从而在婚前积极主动要求进行婚前医学检查。作为优生优育工作者，如果不能充分认识婚前检查的重要性，忽视当前婚检问题上的严峻形势，而未能更加积极地加强婚检重要性的宣传、教育，致使广大婚龄青年未能积极、自愿参

加婚检的话，近则 5 年，远则 10 年，我们将可能会面对一批未参加婚检的夫妇生出遗传病患儿、先天畸形儿的场面。

#### 5. 加强环境保护

随着我国工、农业的迅速发展，其造成的环境污染日益严重，生态环境的严重破坏以及物理的、新合成的、化学物质的和药物的致畸、致癌、致突变等遗传毒理效应，已成为人类遗传病、出生缺陷和先天畸形发病率增高的重要原因。因此，加强环境保护，减少致畸、致癌、诱变物质造成的遗传负荷，对降低遗传病、出生缺陷与先天畸形的发生率与发病率都具有重要的作用。

## 二、优育概述

20 世纪 90 年代，世界卫生组织（WHO）和联合国儿童基金会（UNICEF）提出了保障和促进儿童健康的 3 项基本目标和任务：生存、保护、发展，并颁布了《世界儿童宣言》及《九十年代世界儿童发展纲要》。其后各国政府纷纷响应，并参加行动。我国相继颁布了《中国母婴保健法》和《中国儿童发展纲要》等法律文件，为男女平等、优生优育、儿童优先的基本国策的施行，提供了政治、法律及社会保障。

### （一）优育的含义

优育的含义一般是指自出生前后开始，为保护和促进儿童生存、健康、发展所提供的卫生、营养、医疗、保健、康复、教育、文化、生活、福利、安全、管理、法律等多方面的物质条件和精神条件，建设良好的家庭、社区、社会环境，普及科学的育儿知识，推行适宜的保健技术，以及其他一切优化儿童养育的方法、原则、措施等。

优生旨在从先天方面优化生育，优育旨在从后天方面优化养育。优生是优育的基础，只有优生，才能优育。优生、优育还要优教，要优化教育环境、条件，提高教学水平和质量。优生、优育、优教又称“三优工程”，其目的都是提高人口素质，保证计划生育基本国策的实现。

### （二）健康的含义、标准及人的生长发育

#### 1. 健康的含义和标准

健康的医学概念是身体没有病症，各种功能正常。随着人类社会的发展进步，健康的概念有了新的含义。世界卫生组织在其章程序言中提出：“健康不仅是躯体没有病症，而且在身体上、心理上、社会行为上处于安全的状态和良好的适应能力。”所以，现代健康的含义是躯体与精神、生理与心理、机体与环境、个人与社会等诸方面的协调、平衡、和谐、适应、统一。中国古代先哲提出“阴阳平衡”“天人合一”的思想，不仅重视机体内部的阴阳平衡，而且重视人与环境的和谐统一，将“阴阳平衡”“天人合一”作为健康的最高境界，认为身体内部平衡与外部保持和谐就是健康。因此，评价健康的标准和指标不仅涉及医学和卫生方面，而且还包括心理、行为、经济、文化、社会等方面。世界卫生组织关于健康标准或指标的含义与解释概括如下。

（1）躯体健康

①身体形态完整、生理功能正常；②没有疾病、症状、缺陷或身体虚弱；③体力良

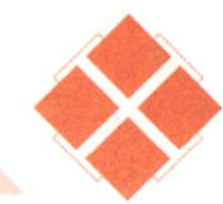


好，精力充沛，胜任正常负荷。

（2）心理健康

①情绪稳定，自我感觉良好，有自我控制能力；②人格完整，能自尊、自爱、自信，有自知之明；③精神向上，有正确的生活目标，有理想、有事业心与进取心。

（3）行为健康

①身体和生理活动能适应复杂的、变化的外界环境；②精神行为活动能适应人际关系，能为他人理解接受，并能理解尊重他人；③行为切合客观实际，与环境协调，适应能力良好，有自我安全感。

（4）品德健康

①善待他人，善待自己，不损害他人利益来满足自己的需要；②有辨别真伪、美丑、善恶、荣辱的是非观；③能按社会认可的准则来约束自己，能为他人幸福做出贡献。

上述健康标准和指标的概括解释主要是对成人而言的，事实上，它对儿童也同样适用。当然，儿童处于生长发育时期，身心发育尚未成熟，离某些标准或指标尚有差距，应结合不同年龄阶段儿童的生长发育特点进行综合分析评价。对健康的认识与理解也应与时俱进，走出误区、走向科学、走向健康，走向人生最高境界。

#### 2. 生长发育与生命周期

儿童的生长发育包括形态发育和功能发育两个方面。生物学将个体形态的变化称为生长，它是指机体各器官、系统在形态方面量的增长。生物学将个体功能的变化称为发育，它是指机体各器官、系统在功能方面质的演进。由于生长和发育两者关系密切，互为基础、互相促进，不能截然分开，故称为生长发育。目前，对儿童的生长发育常统称或简称为发育。

生长发育是伴随着人的生命周期进行的，是以人的生命周期为基础的，生命周期又主要是通过生长发育而表现、完成的。掌握生长发育的特点和规律必须了解生命周期，研究优生优育也必须以生命周期为基础。

人的生命周期从精子与卵子结合的受精卵开始，生长发育也始于此。其后经过胚胎期、胎儿期、新生儿期、婴儿期、幼儿期、学龄前期、学龄期、青春期、青年期、生育期、更年期、衰老期直至生命终结，从而构成人的完整生命周期。

### （三）优育与儿童发展及保健

#### 1. 优育与儿童发展

儿童发展观是优生优育的理论基础，优生优育学也必须建立在人类发展理论的基础上。

（1）关于儿童发展的基本概念

“Development”一词意为发育、发展。主要由生物遗传因素制约，自身形态与功能的增长演进为发育，受自然与社会环境制约的心理活动的增长和演进称为发展。此即狭义的发育或发展。广义的儿童发展是指身心两方面的发展。人是在自然和社会中发展与生存的，个体以生物遗传素质为基础，是在环境条件的相互作用下，经过不断发展、

适应的连续过程而生存的。

就人的本质而言，生物学观点认为，人是一个在发生、发育、成熟、衰老、死亡等生命过程中连续发展的高级自然生物；社会学观点认为，人是一个以生物特征为基础、以社会特征为主导，在环境作用下不断发展变化的高级社会生物；而哲学观点则认为人是在时间、空间里不断新陈代谢，由初级到高级、由简单到复杂、由量变到质变的自然社会生命物质。从发展和行为科学的认识来看，生命是一个连续发展过程，发展是为了适应，适应才能生存。所以说，发展是人类自身运动的规律之一。

（2）关于适应的基本概念

发育和行为科学认为，适应是个体与环境之间的相互作用过程或转化过程。通过适应，外部条件转化为个体自身的能力或动力而促进个体发展。个体发展形成的能力或动力，又通过适应与环境保持生态平衡。胎儿在母体内是通过胎盘与母体联系适应环境而生存的。出生后至成人是通过个体与环境相互作用，不断发展、不断适应来求得生存的。所以说，适应也是人类自身运动的规律之一。适应的原意在生理心理学中指感觉的适应，即感觉器官对外界刺激的持续作用，通过调节而产生某种感受性。适应的另一种含义是指生物对环境的顺应性，即生物依据外界条件而改变自身去适应外部环境。适应不是消极的、被动的过程，而是一个积极、主动的过程，适应不仅是接受现实，而且是能够改变现实。因此，有学者提出智力、思维、创造也是一种适应。关于儿童发展动力的来源，长期以来众说纷纭。从发展与行为科学的观点看，适应就是儿童发展的动力。个体与环境、发展与生存是对立的，又是统一的。所谓对立，即主体与客体都有其自身存在和变化的特点及规律。统一是在适应中统一的，因为个体是在环境中发展的，发展本身不是目的，发展的目的是生存，离开生存的发展是无意义的。在发展与生存中，个体是基础、是前提、是内部因素，环境是条件、是刺激、是外部因素，两方面相互作用的结果是适应。适应者发展生存，不适应者退化消亡。所以说，发展与生存是在适应过程中实现的、存在的。如果说适应是发展与生存的内在表现形式，那么行为则是发展与生存的外在表现形式。

（3）儿童发展与早期干预及其评价

健康和教育的目标应该是促进全面发展，重视个性发展，使儿童将来成为身心健康，有思想、有本领、有良好适应能力的国家和社会建设者。健康与教育的社会工作必须从小做起，这不仅是具体工作问题，而是带有根本性的战略问题。早期干预就是早期对影响儿童发展的生物或社会性危险因素实行各种相对应的干预措施，排除消极因素，发挥积极因素，保护儿童健康发展，防止偏离，治疗异常。早期干预强调干预时间要早，即从胎儿期、婴儿期或幼儿期实施早期干预措施，因为此期发育至关重要，往往影响、决定终身，而且不良因素对儿童早期威胁最大，因此，从战略上、根本上要重视早期干预问题。早期干预是指由早监测、早发现、早排除、早干预、早评价等一系列方法和措施组成的专项社会工作或专业活动。评价就是利用各种检查、筛查、调查、测验、诊断方法与手段，对儿童发育水平、方向、过程进行评价，运用医学的、教育的、心理的、社会学的专门知识进行分析，找出影响儿童发育的积极或消极因素，制定、提出相对应的干预对策，并且对实施的干预进行效果评价。评价是早期干预的组成部分，并且是贯穿

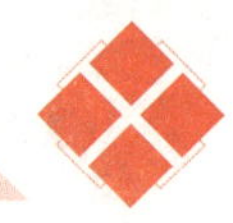



始终的。干预与评价的具体方法和内容涉及医学、教育、心理、社会、家庭等多学科及多领域，集中了现代自然科学与社会科学关于儿童的研究成果和新知识新技术，为儿童发展服务。

### 2. 优育与儿童保健

儿童发展是优育的理论基础，而儿童保健则是优育的基本方法学。

（1）儿童保健的含义

顾名思义，“儿童保健”就是保护儿童健康，它囊括了对象（儿童）、方法（保护）、目的（健康）。广义的“儿童保健”通常泛指儿童保健工作、儿童保健事业、儿童保健专业及儿童保健科学，是卫生医疗保健事业的一部分，也可以指儿科医学中的一个专业分支。狭义的儿童保健通常指对应于儿科临床医疗专业的儿科保健专业，前者属于临床医学，后者属于预防医学。

（2）儿童保健的性质与任务

儿童保健是现代儿科医学的一个分支、一个专业。它是建立在基础医学、预防医学、临床医学、社会医学及其他相关自然科学和社会科学理论与实践基础之上的保健医学的一部分。儿童保健以群体为研究对象，面向社会，探讨群体的健康与疾病发展规律，从而预防、监测、控制和消灭疾病，保护和增进儿童身心健康，提高身体素质，延长人类寿命。它研究与服务的范围是从个人到家庭、从学校到社会、从自然到环境。对于个人来说，它关系到生命的全部过程，即由生命开始到生命结束。儿童保健的基本任务是：①优生、优育、优教；②降低儿童死亡率；③减少儿童患病率；④消灭和控制某些疾病；⑤保护身心健康，增强身体素质；⑥早期预防衰老，延长人口寿命；⑦提高生活质量，提高生命质量。

（3）儿童保健的范围和内容

传统的儿童保健范围是从出生到 14 岁的小儿。根据现代医学尤其是卫生医学的发展和世界卫生组织的倡议，儿童保健的范围应从母体受孕开始到婴儿出生成长至 18 岁。儿童保健的工作根据小儿生长发育的规律和特点，其内容广泛而丰富，一般依据小儿的年龄特点、分布情况、具体工作项目，其工作内容可分为以下几方面。

1）按年龄特点可分为：①胎儿保健；②围产儿保健；③新生儿保健；④婴幼儿保健；⑤学龄前期保健；⑥学龄期保健；⑦青春期保健。

2）按分布情况可分为：①集居儿童保健；②散居儿童保健；③城市儿童保健；④农村儿童保健；⑤个体儿童保健；⑥群体儿童保健。

3）按工作内容可分为：①遗传咨询；②孕期指导；③健康检查；④营养卫生；⑤早期教育；⑥托幼管理；⑦计划免疫；⑧体弱儿管理；⑨病残儿管理；⑩传染病管理。

（4）儿童保健的方向和重点

儿童保健的方向和重点必须从我国实际情况出发，同时结合国内外发展动态。我国是有近 14 亿人口的社会主义大国，其中大量人口在农村。提倡晚婚晚育、优生优育，实行计划生育是我国的一项基本国策。同时，我国还存在城市与农村、内地与边远地区、先进与后进地区发展的不平衡性。从国外发展动态来看，遗传医学、围生医学、社会医学、

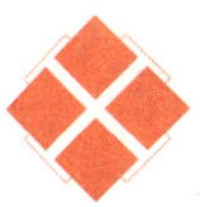

行为医学等现代医学正在不断进展，先进设备、先进技术正在普遍应用，对儿童保健专业将产生深刻影响。因此，儿童保健工作的方向和重点，必须从现状和未来两个方面来考虑。

1）工作的方向和重点在农村，同时要兼顾城镇。要扎扎实实地抓好农村儿童保健工作，对农村保健队伍的建设、专业水平的提高、技术力量的加强等问题应予以重视。

2）普及与提高相结合。我国儿童保健工作已经普遍开展，但是工作质量、专业队伍的数量与素质、专业水平还不高，所以各项儿童保健工作仍需加强。基础较好的、有条件的先进地区和单位，要做好提高工作，以推动儿童保健工作更好地发展。

3）优生、优育、优教相结合。儿童保健必须把优生与优育统一起来，优生才能优育，优育必须优生。应该结合我国实际，创建具有中国特点的优生、优育、优教相结合的儿童保健专业。

4）母子保健相结合。“母子一体”，两者密切相关。优生优育首先是从母亲方面开始的。应积极试点和推广母子保健系统管理，实行一条龙的保健组织形式、工作方法，把妇保与儿保工作结合起来，把两支力量联合起来。

## 第二节　母婴保健概述

根据《母婴保健法》的规定，国家发展母婴保健事业，提供必要条件和物质帮助，使母亲和婴儿获得医疗保健服务，由各级人民政府领导母婴保健工作。母婴保健事业应当纳入国民经济和社会发展计划。国务院卫生行政部门主管全国母婴保健工作，根据不同地区的情况提出分级分类指导原则，并对全国母婴保健工作实施监督。

### 一、母婴保健的内涵和工作内容

#### （一）母婴保健的内涵

母婴保健是针对妇女生育和婴儿生长的特殊生理时期，应用预防医学和临床医学的方法，研究母婴的生理、心理和社会特点，以及影响母婴健康的因素与母婴保健需求，并制定相应的保健策略与措施，以达到优生优育，提高妇女及婴儿健康水平目的的医学学科。

妇幼保健学兼具预防医学和临床医学的特色，以保护和促进妇女与儿童身心健康为目标，其研究范围广泛，涉及妇女保健和儿童保健两大领域，并且将妇女保健学和儿童保健学融于一体，不仅关注女性的身心健康，同时关心男童的身心健康。

#### （二）母婴保健的工作内容

母婴保健工作包括开展母婴保健法律法规和知识教育，进行孕前、孕期、分娩期、产褥期保健，指导婴儿健康成长。

具体来说，母婴保健的工作内容主要包括以下几个方面。

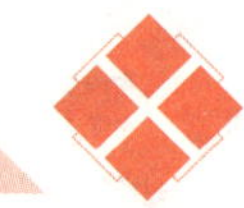



### 1. 孕前保健内容

做好孕前保健及指导，可以减少许多高危妊娠和高危胎儿的发生，这在围产期保健中非常重要，应给予足够的重视。理想的妊娠应当选择在男女双方，尤其是女方身体、心理、社会环境等方面均在最佳时期时，否则常可在孕期出现许多不宜妊娠的问题。孕前保健主要包括以下内容：（1）孕前卫生指导、新婚避孕知识及计划生育指导、生育知识的教育；（2）孕前卫生咨询、受孕前的准备、环境和疾病对后代影响等孕前保健知识，遗传病的基本知识；（3）进行孕前医学检查，对严重遗传性疾病、指定传染病、有关精神病等影响生育的疾病进行医学检查。

### 2. 孕产期保健内容

根据《女职工劳动保护规定》，女职工在怀孕期间，所在单位不得安排其从事国家规定的第三级体力劳动强度的劳动和孕期禁忌从事的劳动，不得在正常劳动日外延长劳动时间。怀孕 7 个月以上（含 7 个月）的女职工，一般不得安排其从事夜班劳动，在劳动时间内应当安排一定的休息时间，怀孕的女职工，在劳动时间内进行产前检查，应当算作劳动时间，并给予女职工充裕的产假和产前假。女职工在哺乳期内，不得延长其劳动时间，一般不得安排其从事夜班劳动。这是从法律角度保障了妇女孕产期的权益。孕产期保健工作还包括以下几个方面（如表 1–1 所示）。

**表 1–1　孕产期保健工作**

| 序号 | 工作内容 |
|---|---|
| 1 | 为孕产妇建立保健手册（卡），定期进行产前检查 |
| 2 | 为孕产妇提供卫生、营养、心理等方面的医学指导与咨询 |
| 3 | 对胎儿生长发育进行监护，提供咨询和医学指导，在整个妊娠期间始终围绕着孕母及胎儿的健康进行一系列的保健 |
| 4 | 对高危孕妇进行重点监护、随访和医疗保健服务 |
| 5 | 为孕产妇提供安全分娩技术服务 |
| 6 | 定期进行产后访视，指导产妇科学喂养婴儿 |
| 7 | 对产妇及其家属进行生殖健康教育和科学育儿知识教育 |
| 8 | 提供避孕咨询指导和技术服务 |

### 3. 婴儿期保健的内容

婴儿的生长发育非常迅速，对能量和蛋白质的要求也很高，而其消化和吸收功能发育尚不完善，容易出现消化系统功能紊乱和营养不良等疾病；同时，婴儿从母体获得的免疫能力逐渐消失，而后天的免疫能力尚未产生，容易患肺炎等感染性疾病和传染病。所以，在此期间，婴儿的发病率和死亡率仍然很高，婴儿期保健就显得格外重要，主要包括以下几个方面：（1）新生儿访视；（2）建立儿童保健手册（卡），定期对其进行健康检查；（3）推行母乳喂养；（4）提供有关预防疾病、合理膳食、促进智力发育等科学知识；（5）医疗、保健机构应当按照规定的项目和程序对婴儿进行预防接种，婴儿的监护人应当保证婴儿及时接受预防接种；（6）做好婴儿多发病、常见病防治等医疗保健服务。

## 二、母婴保健工作的重要性

妇女和儿童占总人口的2/3，孕产妇死亡率、婴儿死亡率和人均期望寿命是衡量一个国家卫生事业发展水平的三大指标。母亲与婴儿的健康状况不仅反映其本身的健康问题，还反映社会人群的整体健康水平，反映整个国家的政治、经济、文化的整体水平。母婴保健直接关系到社会的稳定、家庭的稳定、儿童的生存与发展，因此具有特别重要的意义。

《母婴保健法》将母婴保健事业纳入到国家发展规划中，对母婴事业的发展不仅提供必要物质条件，各级人民政府对母婴保健还起到领导、管理、监督等职责，使母亲和婴儿获得医疗保健服务。

妇幼保健学主要研究妇女和儿童一生中不同时期的生理、心理和社会特点及保健需求；研究影响妇女儿童健康的生物、心理和社会环境等方面的各种高危因素；研究危害妇女、儿童健康的各种常见病、多发病的分布和流行病学特征及防治措施；研究有利于提高预警和监护妇女儿童特殊疾病的适宜技术；研究促进妇女儿童身心健康保健的策略和科学管理方法。利用系统的观点分析人的生命过程，人体的生长发育是按一定顺序或不同阶段进行的，不同的身体器官、系统以及心理活动、社会行为有不同的发育速率。生长发育（growth and development）贯穿于儿童期甚至人的一生，因此，儿童不同的年龄阶段和妇女不同生理时期的保健重点不同，要以动态和整体的观点来分析妇幼保健措施。儿童保健的主要对象是7岁以下儿童，重点是3岁以下儿童。妇女特殊的生理时期包括青春期、围婚期、妊娠期、产褥期、生育调节期及更年期和老年期。妇女保健以孕产期、围婚期和生育调节期为重点，逐渐加强青春期和更老年期的保健工作。大量事实表明，为了维护妇女、儿童的身心健康，促进其机体健康，不仅需要妇产科、儿科的临床服务，使患病者能够得到及时治疗，而且需要系统、完善的保健服务，满足妇女、儿童在一生各阶段和各特殊生理时期的保健需求。这种保健服务既可以有效地预防疾病的发生，又能全面地促进健康。妇幼保健学虽然属于预防医学范畴，但需要保健与临床相结合，坚持既面向群体，又重视妇女儿童个体服务的原则，因此充分体现了现代医学模式的整体医学观，体现了弥合公共卫生与临床医学间裂痕的新思维。具体来说，母婴保健工作的重要性体现在以下几方面。

（1）提高人口素质的前提是在全社会普及预防出生缺陷和残疾的科学知识，加强婚前保健、孕产期保健、婴儿保健和早期干预等综合性防治措施，能有效提高人口出生质量，为提高人口素质打下良好基础。

（2）推进母婴保健工作是提高母婴健康水平的需要。通过母婴保健降低孕产妇与围产儿的死亡率，减少残疾儿与疾病的发生，降低低体重儿的出生率与产伤等。

（3）推进母婴保健工作是促进家庭、社会稳定和经济发展的需要。家庭是社会的基本单位，母亲和婴儿是家庭的核心成员，母婴的健康状况关系到家庭的和谐与安宁，关系到社会的稳定和经济的平稳发展。

# 第三节 妇幼保健机构概述

妇幼保健是公共卫生的一项重要内容，妇幼保健机构是公共卫生服务体系的重要组成部分，它是由政府举办，不以营利为目的，具有公共卫生性质的公益性事业单位，是为妇女儿童提供公共卫生和基本服务的专业机构，包括院和所。

## 一、妇幼保健机构的建立及其任务

### （一）世界各国妇幼保健组织机构

历史上，世界各国妇幼保健组织机构主要有以下三种形式。

（1）妇幼保健自成系统。妇幼保健在卫生部门内与医疗、防疫一样，是为人民健康服务的三个体系中独立的一个体系。从中央到地方，各级都有妇幼保健行政组织和专业机构，实行垂直的业务领导和指导。例如，苏联分别设有国家级妇女和儿童保健研究机构，对全国妇幼保健工作进行指导。

（2）妇幼卫生工作与整个公共卫生工作的各项预防保健工作结合。在日本、澳大利亚等国家，妇女和儿童的疾病防治是分开的，疾病的治疗由医院承担，疾病的预防则由联络护士或公共卫生护士将出生的婴儿或出院的患者转给相应的保健机构来承担。

（3）以医院为中心扩大预防。例如，在朝鲜，医院分工负责一定的地段，由医院的医师下地段开展保健工作。

### （二）我国妇幼保健组织机构

中华人民共和国成立后，我国参照苏联的模式，建立了独立的妇幼保健机构，涵盖妇幼卫生行政机构、妇幼保健专业机构和妇幼保健基层组织三个方面。

（1）妇幼卫生行政机构：国家卫生健康委员会设妇幼健康服务司（原妇幼卫生司），各省、市、自治区设妇幼健康服务处，市（州、盟）设妇幼健康服务科，县妇幼卫生健康工作由专职或兼职干部负责。各级行政机构在业务上受上一级机构领导，负责本地区妇幼保健工作的组织领导。

（2）妇幼保健专业机构：妇幼保健专业机构包括省、地、市、县的各级妇幼保健院（所、站）、妇产医院、儿童医院等，这些机构都是防治结合的卫生事业单位，不仅承担专业的、系统的、集预防保健和技术指导为一体的综合妇幼保健服务，还要履行辖区内妇幼卫生工作的协调和管理职责。这些机构受上一级妇幼保健专业机构的业务指导，受同级卫生行政部门的领导。

（3）妇幼保健基层组织：城市的社区卫生中心、农村的乡卫生院、工厂及农场的职工医院、基层卫生机构内的妇幼保健组均属于妇幼保健基层组织。妇幼保健基层组织在区、县妇幼保健机构业务指导下，建立、健全有关登记统计制度，对辖区内的孕产妇和婴幼儿进行管理，开设妇产科、计划生育、儿科、儿童保健门诊，防治妇女和儿童常见病及多发病。在有条件的单位，还可开展计划生育手术和住院分娩业务。

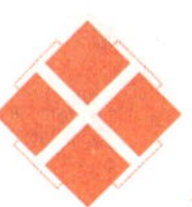

## 二、妇幼保健机构的三级网络

### （一）妇幼保健服务网络

妇幼保健服务网络是指各级妇幼保健业务机构通过协作，建立一种业务上有密切联系的组织系统，上级机构对下级机构有业务指导的责任（如接受转诊、会诊，协助抢救重危病人等），上下级结合有利于提高服务水平和质量，不断扩大服务面。建立、健全妇幼保健网络是做好妇幼保健工作必须具备的一个重要条件。我国妇幼保健服务网络包括城市妇幼保健服务网络和农村妇幼保健服务网络。

1. 城市妇幼保健服务网络由省（市）、区（县）和社区三级组成。城市妇幼保健服务网络始建于1953年的上海、天津等大城市和中央卫生实验院的工作地段。当时，市级医疗保健机构接受区（县）和地段转来的异常孕产妇，每月召集例会，给基层人员讲课，共同研究技术性问题，提出改进办法，在提高基层业务技术方面起到重要作用。区级妇幼保健机构接受地段转来的异常产妇，经常到地段检查工作，进行巡回门诊和示范操作，直接对地段进行全面的业务指导。地段级妇幼保健机构负责本地段的妇幼保健工作。以后，随着妇幼保健工作的开展，特别是围产保健、孕产保健和儿童保健工作的开展，城市妇幼保健服务网络逐步充实、健全，各级的功能也各有侧重。

2. 农村妇幼保健服务网络由县（市）、乡（镇）、村三级组成。县级妇幼保健机构的任务是负责全县妇幼保健工作，培训基层中、初级妇幼卫生人员。乡级妇幼保健机构是住院分娩和转诊的第一级医院，同时还承担着指导乡村医师、接生员提高业务能力的任务。乡级妇幼保健机构是三级妇幼保健网络中最重要的一环，负有承上启下的使命，起着关键性的作用。乡村医师和接生员是群众性妇幼保健工作的主力，直接提供包括产前检查、产后访视、新生儿家庭访视、儿童保健、预防接种等相关妇幼保健服务。

### （二）妇幼保健服务网络的管理

为了使妇幼保健服务网络运行顺畅、高效，体现其指令性、协调性和互动性，需要在以下几个方面进行规范管理。

#### 1. 明确职责

（1）建立妇幼保健信息管理网络，负责妇女和儿童保健信息的收集、汇总、分析和质量控制。

（2）负责制定妇幼保健各项业务的技术规范和工作方案，负责组织各项妇幼保健业务工作的实施，开展质量控制和效果评价，对各级妇幼保健机构开展质量检查与业务指导。

（3）组织开展健康教育与健康促进。

（4）负责妇幼保健适宜的技术研究和推广。

（5）开展流行病学调查，为相关政策的制定提供依据。

（6）负责制订妇幼保健专业人员队伍建设的要求和培训计划，开展技术指导和人员培训。

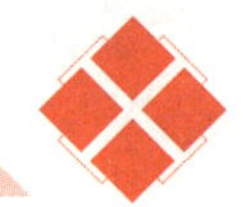



2. 建立制度

（1）妇幼保健管理制度：建立包括基本业务指导、妇幼保健信息管理、妇幼保健工作质量定期检查、孕产妇死亡调查、婴儿及 5 岁以下儿童死亡评审、托幼机构卫生保健管理和健康教育、人员培训、工作例会等制度。

（2）建立、健全妇幼保健服务网络中各级机构的评估和监督考核制度，定期进行监督评估和信息公开。

3. 提供保障措施

（1）各级人民政府要按照《母婴保健法》中关于设立母婴保健专项资金和发展妇幼卫生事业的要求，落实妇幼卫生工作经费，逐年增加对妇幼卫生事业的投入。

（2）按照财政部、国家发改委和原卫生部《关于卫生事业补助政策的意见》（财社〔2000〕17 号）的规定，各级妇幼保健机构向社会提供公共卫生服务所需的人员费、公务费、培训费、健康教育费、业务费由同级财政预算，按标准定额落实。根据实际工作需要，合理安排业务经费，保证各项工作正常运行。

## 三、妇幼保健机构的管理办法

1. 总则

（1）为加强妇幼保健机构的规范化管理，保障妇女儿童健康，提高出生人口素质，依据《母婴保健法》《中华人民共和国母婴保健法实施办法》（以下简称《母婴保健法实施办法》）、《医疗机构管理条例》等制定本办法。

（2）各级妇幼保健机构是由政府举办，不以营利为目的，具有公共卫生性质的公益性事业单位，是为妇女儿童提供公共卫生和基本医疗服务的专业机构。

（3）妇幼保健机构要遵循“以保健为中心，以保障生殖健康为目的，保健与临床相结合，面向群体、面向基层和预防为主”的妇幼卫生工作方针，坚持正确的发展方向。

2. 功能和职责

（1）妇幼保健机构应坚持以群体保健工作为基础，面向基层、预防为主，为妇女儿童提供健康教育、预防保健等公共卫生服务。在切实履行公共卫生职责的同时，开展与妇女儿童健康密切相关的基本医疗服务。

（2）妇幼保健机构提供以下公共卫生服务。

①完成各级政府和卫生行政部门下达的指令性任务，掌握本辖区妇女儿童健康状况及影响因素，协助卫生行政部门制定本辖区妇幼卫生工作的相关政策、技术规范及各项规章制度。

②受卫生行政部门委托对本辖区各级各类医疗保健机构开展的妇幼卫生服务进行检查、考核与评价。

③负责指导和开展本辖区的妇幼保健健康教育与健康促进工作；组织实施本辖区的母婴保健技术培训，对基层医疗保健机构开展业务指导，并提供技术支持。

④负责本辖区孕产妇死亡、婴儿及5岁以下儿童死亡、出生缺陷监测、妇幼卫生服务及技术管理等信息的收集、统计、分析、质量控制和汇总上报。

⑤开展妇女保健服务，包括青春期保健、婚前和孕前保健、孕产期保健、更年期保健、老年期保健，重点加强心理卫生咨询、营养指导、计划生育技术服务、生殖道感染性传播疾病等妇女常见病的防治。

⑥开展儿童保健服务，包括胎儿期、新生儿期、婴幼儿期、学龄前期及学龄期保健，受卫生行政部门委托对托幼园所卫生保健进行管理和业务指导，重点加强儿童早期综合发展、营养与喂养指导、生长发育监测、心理行为咨询、儿童疾病综合管理等儿童保健服务。

⑦开展妇幼卫生、生殖健康的应用性科学研究并组织推广适宜技术。

（3）妇幼保健机构提供以下基本医疗服务，包括妇女、儿童常见疾病诊治、计划生育技术服务、产前筛查、新生儿疾病筛查、助产技术服务等，根据需要和条件，开展产前诊断、产科并发症处理、新生儿危重症抢救和治疗等。

（4）卫生和计划生育委员会负责全国妇幼保健机构的监督管理。县级以上地方人民政府卫生行政部门负责本行政区域内妇幼保健机构的规划和监督管理。

3. 机构设置

（1）妇幼保健机构由政府设置，分省、市（地）、县三级。上级妇幼保健机构应承担对下级机构的技术指导、培训和检查等职责，协助下级机构开展技术服务。设区的市（地）级和县（区）级妇幼保健机构的变动应征求省级卫生行政部门的意见。不得以租赁、买卖等形式改变妇幼保健机构所有权性质，保持妇幼保健机构的稳定。

（2）妇幼保健机构应根据所承担的任务和职责设置内部科室。保健科室包括妇女保健科、儿童保健科、生殖健康科、健康教育科、信息管理科等。临床科室包括妇科、产科、儿科、新生儿科、计划生育科等，以及医学检验科、医学影像科等医技科室。各地可根据实际工作需要增加或细化科室设置，原则上应与其所承担的公共卫生职责和基本医疗服务相适应。

（3）妇幼保健院（所、站）是各级妇幼保健机构的专有名称，原则上不能同时使用两个或两个以上名称，通过社会力量举办的医疗机构不得使用该名称。

（4）各级妇幼保健机构应具备与其职责任务相适应的基础设施、基本设备和服务能力。

（5）各级妇幼保健机构应根据《母婴保健法》《母婴保健法实施办法》《医疗机构管理条例》等相关法律法规进行设置审批和执业登记。从事婚前保健、产前诊断和遗传病诊断、助产技术、终止妊娠和结扎手术的妇幼保健机构要依法取得《母婴保健技术服务执业许可证》。

## 思考与训练

### 一、名词解释

1. 优生学　　2. 优育学　　3. 妇幼保健

### 二、选择题

1. 下列措施不能避免遗传病患儿降生的是（　　）。

A. 积极锻炼身体　　B. 禁止近亲结婚

C. 遗传劝导　　D. 产前诊断

2. 下列疾病中不属于遗传病的是（　　）。

A. 先天性唇裂　　B. 先天性愚型

C. 孕妇乱吃药造成的婴儿畸形　　D. 白化病

3. 我国《婚姻法》禁止近亲结婚，原因是（　　）。

A. 近亲结婚后代必患遗传病

B. 近亲结婚后代身体抵抗力差，易得病

C. 近亲血缘关系近，后代易得遗传病

D. 近亲结婚，不符合社会伦理道德

4. 下列说法中，你认为正确的一项是（　　）。

A. 先天性疾病一定是遗传病

B. 优生优育就是选择胎儿性别

C. 基因疗法目前已能治疗致病基因引起的遗传病

D. 遗传咨询的目的是避免遗传病患儿的降生

5. 在我国西部的偏远地区有一个“傻子村”。该村傻子特别多，而距离该村不远的另一个村子就没有这种现象。你认为造成“傻子村”的原因是（　　）。

A. 生活水平低　　B. 该地区水土不养人

C. 教育水平落后　　D. 多是近亲结婚引起的

6. 近亲结婚有危害的根本原因是（　　）。

A. 携带正常基因较多　　B. 孩子不易长大

C. 夫妻不会长寿　　D. 携带相同致病基因的可能性大

7. 下列选项不符合优生优育原则的是（　　）。

A. 禁止近亲结婚　　B. 将生下的患病儿童送人

C. 提倡遗传咨询　　D. 进行产前诊断

8. 下列关于遗传病的说法正确的是（　　）。

A. 遗传病一般是由外界环境改变而引起的

B. 遗传病一般是由遗传物质发生改变引起的

C. 遗传病目前可以得到根治

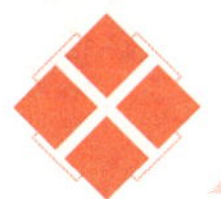

D. 遗传病一般是由非致病基因引起的

9. 妇女保健不包括（　　）。

A. 孕期保健

B. 儿童期保健

C. 青春期保健

D. 哺乳期保健

E. 产时保健

10. 下列亲缘关系中，不属于近亲的是（　　）。

A. 堂兄弟姐妹

B. 姑表兄弟姐妹

C. 爷爷与孙子

D. 自己与舅妈的弟弟

## 三、简答

1. 简述妇女保健的工作内容。

2. 简述妇幼保健机构的三级网络。

# 第二章

# 影响优生的遗传因素

## 学习目标

1. 能说出常见的遗传病及其危害。
2. 掌握影响优生的遗传病的种类及致病因素。
3. 了解人类遗传病的监测和预防。

## 预习案例

“月亮儿女”之谜：在浩瀚无际的大西洋里有一个几乎与世隔绝的小岛—— 林索伊斯岛，岛上的 300 多位居民都有这样的怪癖，喜欢月亮，害怕阳光。居民们皮肤雪白，头发呈白色或淡黄色，眼睛虹膜粉红色，怕阳光，视力也差，“月亮儿女”由此而得名。科学家经过考察和研究才知道，原来岛上的居民几乎都是白化病患者。

思考

若该岛的正常居民中，大约60%是白化病基因的携带者，而在岛外（世界范围内）只有1%的人是白化病基因的携带者。问：①岛内岛外正常男女结婚，其后代患病的概率分别是多少呢?为什么这个小岛上白化病发病率如此之高？②若已知一位年轻女性的弟弟患了此病，那么她自己是否也携带了白化病的基因？她未出生的孩子是否也可能患白化病？如果你是一位遗传咨询医师，你将如何向她提供帮助?

人类的健康取决于人类本身的遗传结构和其周围生活环境相互作用的平衡。遗传因素的改变或相关环境因素改变均可导致这种平衡的破坏而引起疾病。由于新技术、新方法的引入，人们对遗传病的认识不断深化，现已确认的遗传病种类日益增多。随着医疗技术的迅速发展，一些原来严重危害人类生命和健康的传染病、流行病已基本得到控制，遗传病的发病比例相对增大。遗传病本身所特有的遗传性、先天性和终身性的危害性特点，使得它对人类健康和人口素质的不良影响日趋严重，已成为当前临床医学亟待解决的问题。遗传因素是影响优生优育的一个重要的因素。

遗传病的概念和防治

## 第一节　遗传病概述

世界上现已发现的遗传病多达 8 000 多种。随着科学技术的不断发展和诊断技术的日益进步，每年约增加 100 种新发现的遗传病。因此，遗传病是一种多发病、常见病。我国现有数千万人患有各种先天性疾病、智力低下遗传病，其中不少类型病例病情严重，给家庭和社会带来沉重负担。

### 一、遗传病的概念和防治

#### （一）遗传病的概念

遗传病（genetic disease）是指生殖细胞或者受精卵的遗传物质发生改变所引起的疾病，通常具有垂直传递和终身性的特征。因此，遗传病具有由亲代向后代传递的特点。这种传递不仅是指疾病的传递，最根本的是指致病基因的传递。所以，遗传病的发病表现出一定的家族性。父母的生殖细胞（精子和卵细胞）里携带的致病基因，通过生殖传给子女并引起发病，而且这些子女结婚后还可能把致病基因传给下一代。

从这个定义我们可以看出：

（1）遗传病具有遗传性，即从上一代遗传给下一代，但并不是所有遗传病在家系中都可以看到这一现象，因为隐性遗传病的致病基因虽然会发生代际间垂直传递，但是杂合子携带者表型正常，看不到垂直传递现象。此外，有些遗传病特别是染色体病的患者，由于在生育年龄以前就死亡或者不育，因此也观察不到垂直传递现象。

（2）遗传病的病因是遗传物质的改变，这是垂直传递的物质基础，也是遗传病不同于其他疾病的主要依据。

（3）不是任何细胞的遗传物质的改变都可以传给下一代，必须强调的是只有生殖细胞或者受精卵的遗传物质的改变才能够垂直传递给下一代。例如，人在遭受电离辐射后可以产生放射病，此时，皮肤细胞、骨髓细胞等体细胞的遗传物质可以发生改变，但放射病不能传给下一代，若因辐射作用导致性腺中生殖细胞的遗传物质改变，则可以传给后代。

（4）遗传病具有终身性，虽然积极的治疗可以减轻患者症状，但是不能改变其遗传的物质基础，所以到目前为止尚没有根治方法。

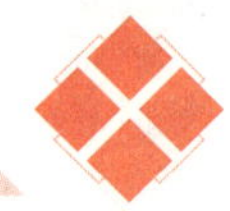


准确认知和掌握什么是遗传病，要注意将它与家族性疾病、先天性疾病区分开来。家族性疾病（familial disease）是指某一疾病在一个家族中具有多发性。有的人认为家族性疾病就是遗传病，其实这是一种误解。先天性疾病（congenital disease）是指一个个体出生时就表现出的疾病。先天畸形是指个体一出生时就表现出机体或者某些器官系统的结构异常。这些疾病或畸形可以是遗传病，也可能是由胚胎发育过程中的环境因素引起的。

从环境与机体统一的观点来看，疾病是环境因素（外因）与机体（内因）相互作用而造成的一种特殊的生命过程，伴有组织器官的形成和代谢功能的改变。

某一疾病在发生过程中，环境因素和遗传因素的相对重要性要根据具体情况具体分析，一般来说可以分为下列三种情况：第一类是疾病的发生主要是环境因素起作用；第二类是遗传因素在疾病的发生过程中起主导作用；第三类是环境因素和遗传因素共同起作用。

### （二）遗传病的防治

遗传病的防治方法总体来说有以下几种。

#### 1.利用科学方法有效防治遗传病

首先，从态度上应重视遗传病的防治。虽然目前很多遗传病尚不能得到有效治疗或根治，但我们在观念上要树立遗传病可防可控的信念，并坚信随着医学技术水平的发展，遗传病终究会被人类所征服。对于我们目前已经掌握的一些遗传病，一定要遵循它们的规律，有计划地做好防治工作。

#### 2. 加强遗传知识的宣传普及与提高

很多遗传病的发生其实是完全可以避免的，发生的原因就在于人们不了解遗传病方面的知识。因此，我们应广泛开展各种遗传病知识的普及宣传活动，让人们认识它、了解它，才能更好地防范它。

#### 3. 婚前检查

《母婴保健法》规定，严重遗传病患者不宜生育。因此，婚前主动进行婚前医学检查就显得非常必要了。婚检是预防遗传病患儿出生的首要关口，通过婚检可以提前发现男女双方可能患有的影响结婚及生育的遗传疾病，从而可以及时处理。婚检包括婚前咨询、婚前身体检查。通过咨询，可以理解男女双方以及各自直系亲属、旁系亲属的健康状况，特别是遗传性、先天性疾病和传染病等。如果忽视婚检，遗传病患儿将会出生更多。因此，婚前检查是降低遗传病患儿发病率的重要措施。

#### 4. 产前诊断与选择性流产

产前诊断是在遗传咨询的基础上，主要通过遗传学检测和影像学检查，对高风险胎儿进行明确诊断，通过对患胎的选择性流产达到胎儿选择的目的，从而降低出生缺陷率，提高优生质量和人口素质。它连同遗传咨询和选择性流产被称为“新优生学”。产前诊断实验方法包括染色体核型分析、甲胎蛋白检测、酶活性测定、基因 DNA 分析等。虽然产前诊断的研究已取得重大的进展，但能诊断的遗传性疾病仍然有限，只占遗传性疾病的一小部分。产前诊断是遗传咨询的结果，它不能单独存在。

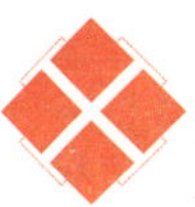

5. 遗传携带者的检出至关重要

遗传携带者是指表型正常但带有致病遗传物质的个体，一般包括隐性遗传杂合子、显性遗传病的未显者、表型尚正常的迟发外显者、染色体平衡易位的个体。遗传携带者的检出对遗传病的预防具有积极的意义。因为人群中虽然许多隐性遗传病的发病率不高，但杂合子的比例却相当高。进行婚姻及生育指导，配合产前诊断，就可以从第一胎起防止重型患儿出生，从而收到巨大的社会效益和经济效益，不仅降低了本病的发病率，而且防止了不良基因在群体中播散。

6. 应对新生儿进行筛查

对新生儿进行筛查是新生儿出生后预防和治疗某些遗传病的有效方法，一般采取脐血或足跟血的纸片进行。选择的病种应考虑下列条件：①发病率较高；②有致死、致残、致愚的严重后果；③有较准确而实用的筛查方法；④筛出的疾病有办法防治；⑤符合经济效益。有些国家已将此项措施列入优生的常规检查，筛查的病种达 12 种。我国这项工作刚起步，某些地区正在进行，列入筛查的疾病有 PKU、家族性甲状腺肿、G6PD 缺乏症（南方），对检出的患儿进行预防性治疗，取得了令人满意的效果。

7. 适当地进行遗传咨询

遗传咨询、产前诊断和选择性流产被认为是目前预防遗传病患儿出生的主要手段。对遗传病患者及其亲属进行婚姻指导及生育指导，必要时选择结扎手术或终止妊娠，可防止患儿出生，减少群体中相应的致病基因。应尽量在症状出现前预防。有些遗传病常在一定条件下才发病。例如，家族性结肠息肉在中年以前常无不适，但到 40 ～ 50 岁则易发生癌变；大多数 G6PD 缺乏症患者在服用抗疟药、解热止痛剂或进食蚕豆等之后才发生溶血。对诸如此类的遗传病，若能在其典型症状出现之前尽早诊断，及时采取预防措施，则常可使患者终生保持表型正常。

遗传病给人类带来了极大的不便与危害，我们应该采取一切可能的措施来预防和控制它的发生，以减轻遗传病给人类带来的痛苦与压力，使人类健康水平逐步提升。

## 二、遗传病的分类

人类遗传病

人类自身疾病都或多或少与基因有关，基因决定了什么人会在什么时候患什么样的病以及患病的严重程度。我们通常把与遗传物质有关的疾病定义为遗传病，包括单基因遗传病、多基因遗传病和染色体病（如 21 三体综合征等）。其中，单基因遗传病是由单个致病基因所致的遗传病，多基因遗传病是由两对或两对以上致病基因的累积所致的遗传病，其遗传效应多受环境因素的影响。我们可以通过识别疾病的相关基因并探明其致病的分子机制，有针对性地开发相应的药物或者治疗手段，最终实现疾病的早期诊断和防治。

### （一）单基因遗传病

1. 单基因遗传病的概念

单基因遗传病是指由于单个基因的缺陷所引发的人体疾病，这种缺陷变异包括单个

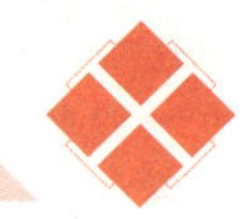



核苷酸的替换、缺失、插入、移码突变以及基因的剪接突变。这些缺陷基因通常来自父母的生殖细胞，并且都可以遗传给下一代。单基因遗传病种类繁多，据不完全统计，目前已经发现 6 600 多种单基因遗传病，且随着研究的不断进展，平均每年都有数十种新发现的单基因遗传病。在这些已发现的单基因遗传病中，已经有 1000 多种疾病的发病机制比较清楚，能应用于临床检测，如血友病、苯丙酮尿症、进行性肌营养不良、地中海贫血等。单基因遗传病可分为以下五种类型：常染色体显性遗传病（AD，如短指症等）、常染色体隐性遗传病（AR，如白化病等）、X 连锁隐性遗传病（XR，如色盲等）、X 连锁显性遗传病（XD，如抗维生素 D 佝偻病等）、Y 连锁遗传病（YL，如外耳道多毛症等）。

2. 单基因遗传病的判定与研究策略

单基因遗传病的定位研究相对来说比较简单，有时一个足够大的家系就有可能发现基因缺陷。系谱分析常用于判定单基因遗传病的遗传方式。所谓系谱，就是从先证者入手，就某种性状或疾病追溯调查其家系中所有成员的发生情况后绘制的图谱。根据绘制成的系谱图，应用遗传学的理论进行分析以便确定所发现的疾病或特定性状是否有遗传因素。如果为遗传病，则应确定其可能的遗传方式，预测各基因型频率，并估计再发风险，这一分析过程即为系谱分析。通过系谱分析，可以明确某一疾病是否为遗传病，并且有助于区分单基因遗传病、多基因遗传病和染色体病，进而确定家系中每个成员的基因型，预测后代中该病的发病风险。

3. 单基因遗传病的检测

虽然单基因遗传病只要有一个基因发生变异就会导致疾病的发生，但一种单基因遗传病并非只有一个对应的相关基因，可能有多个相关基因，只要它们的其中一个发生突变就会导致疾病的发生。例如，全色盲就有三个已知基因 CNGB3、CNGA3 和 GNAT2，并且这三个基因也只是覆盖了已知患者的 80% 左右，这说明其他的基因突变也能导致全色盲的发生。另外，对于同一个致病基因，不同的患者其突变的位置和突变的方向也各不相同。例如，已经报道有上百种的突变会导致苯丙酮尿症的发生。目前，对单基因遗传病的研究主要集中于新疾病的发现、新致病基因的确定和致病基因突变位点的确定。通过将致病基因的相关信息进行整合，汇总成一个数据库，再开发出一个准确、可行的单基因遗传病检测方法是目前基因检测的通用办法。单基因遗传病检测主要依赖高通量的测序技术，对测定出各种致病基因的序列，与数据库进行比对或通过文献查阅找出被测基因是否存在致病或疑似致病位点，进而做出诊断或疾病预测。

4. 单基因遗传病的治疗

（1）宫内治疗

通过产前诊断，确定胎儿患有遗传性疾病后，即可进行胎儿在宫内期的遗传病治疗。例如，对胎 - 母 Rh 血型不合的胎儿，一旦诊断明确，就可对子宫内的胎儿进行换血治疗，然后缝合子宫，直至足月娩出，这样就可避免因胎 - 母 Rh 血型不合而引起的新生儿溶血症。

（2）替代疗法

替代疗法就是给患者补充由于遗传缺陷而缺乏的某些体内物质（如酶或激素等）。

例如，给家族性甲状腺肿患者补充甲状腺素，对垂体性侏儒症患者使用生长激素，为血友病患者补充抗血友病球蛋白等，均可有效地避免患者的发病。

（3）药物防治

某些遗传病患者应用药物可改善病的表现型，并取得良好的效果。例如，使用消胆胺可降低高胆固醇血症患者血中的胆固醇水平，使其病情得到明显缓解。又如，先天性肾上腺皮质增生症使用可的松治疗，可有相当好的效果。

（4）手术疗法和器官移植

手术疗法是指采取手术截除有病变的组织或器官，如切除多指（趾）患者的赘指（趾），切除结肠息肉，切除神经纤维瘤患者的神经纤维瘤，等等。器官移植则是指以手术移植替代有缺陷的组织器官，如为先天性多囊肾患者移植肾脏，为先天性圆锥形角膜患者移植角膜，为地中海贫血患者移植骨髓，等等。目前，干细胞移植治疗人类遗传病成为一个新的研究热点。

### （二）多基因遗传病

#### 1. 多基因遗传病的概念

多基因遗传病是指由两对或两对以上的等位缺陷基因引起的人类遗传病。该病致病基因的基本遗传规律也遵循孟德尔遗传定律，但多基因遗传病除了与遗传因素有关以外，还受到环境等多种复杂因素的影响。其中，遗传因素所占的比重称为遗传度，遗传度越高表明遗传因素起的作用越大，反之则环境因素所起的作用大，完全由遗传因素决定的情况非常罕见。与单基因遗传病不同的是这些基因之间没有显性和隐性的区别，而是共显性。虽然每个基因的作用都是微效的，但多个基因的累加效应可对表型产生明显的影响。因此，同样的病不同的人由于可能涉及的致病基因数目不同，其病情严重程度、复发风险都有明显的不同。常见的多基因遗传病有消化性溃疡、原发性高血压、先天性心脏病、哮喘、精神分裂症、无脑儿、糖尿病等。

#### 2. 多基因遗传病的确认与易感基因

研究发现，多基因遗传病通常具有以下特点。（1）这类病有家族聚集现象，但患者同胞中的发病率远低于25%～50%，且患者的双亲和子代的发病率与同胞相同，因此不符合常染色体显、隐性遗传。（2）遗传率在60%以上的多基因病中，病人第一级亲属（指有1/2的基因相同的亲属，如双亲与子女以及兄弟姐妹之间即为一级亲属）的发病率接近于群体发病率的平方根。例如，唇裂的人群发病率为0.17%，其遗传率为76%，患者一级亲属发病率为4%，近于0.0 017的平方根。（3）随着亲属级别的降低，患者亲属的发病风险率明显下降。又如，唇裂在一级亲属中发病率为4%，在二级亲属（叔、伯、舅、姨）中约为0.7%，在三级亲属（堂兄弟姐妹、姑姨表兄弟姐妹等）中仅为0.3%。（4）亲属发病率与家族中已有的患者人数和患者病变的程度有关，家族病例数越多，病变越严重，亲属发病率就越高。（5）近亲结婚所生子女的发病率比非近亲结婚所生子女的发病率高50%～100%。（6）有些多基因遗传病有性别的差异和种族的差异。例如，先天性幽门狭窄，男子为女子的5倍；先天性髋脱臼，日本人的发病率是美国人的10倍。

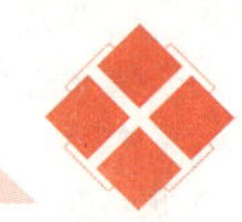



某一遗传病如基本符合上述特征，而且其实际调查的患病先证者各级亲属发病率与上述预期的发病率间无显著性差异，就可确认该疾病的遗传性质可能为多基因遗传。

由于大多数的多基因遗传病是由多个微效基因协同作用并与环境因素共同导致的，而这些微效基因又赋予患者易感性，故称之为疾病易感基因。显然，多基因遗传病具有多个易感基因共同作用的数量性状，具有微效累加效应或者主效基因效应。除此之外，在对多基因遗传病的易感基因进行识别、定位时，应考虑到环境对基因作用的影响以及基因与基因之间的相互作用。例如，苯丙酮尿症是一种隐性遗传病，是由于苯丙氨酸羟化酶缺乏导致的。纯合体的婴儿体内的苯丙氨酸不能转变为酪氨酸，而食物中的或正常组织分解产生的苯丙氨酸会在患儿脑内积累，影响大脑发育。但如果给患儿喂食含低苯丙氨酸的食物，就能减轻疾病的临床症状，且他们通常可以发育成熟，智力也没有严重影响。这说明环境因素对基因作用会产生影响。基因与基因之间的相互作用包括等位基因的相互作用和非等位基因的相互作用，如非等位基因之间的上位效应等。

### 3. 多基因遗传病的研究策略和分析方法

目前，多基因遗传病基因识别、定位的总体思路沿用了单基因遗传病的研究模式。首先，选定研究样本（如家系、同胞对或人群），用遗传标志物对样本成员针对全基因组某染色体区段或某候选基因进行扫描，最后将所得数据用相应统计方法分析，确定哪些区段或基因与所研究的疾病间存在连锁或相关关系。常用的遗传标志物有限制性片段长度多态性（restriction fragment length polymorphism，RFLP）、微卫星多态标记（short tandem repeats，STR）、单核苷酸多态性（single nucleotide polymorphisms，SNP）等，其中，SNP 为目前最常用的遗传标志物。

### 4. 连锁分析

根据基因的重组率来计算两基因位点之间的遗传图距称为连锁分析。其基本原理是：在家系中，位于同一条染色体上的两个位点（致病基因与遗传标记）在减数分裂过程中会发生交换与重组。两个位点之间相距越远，则发生重组的概率越高，它们一起传给后代的机会就越小。因此，由家系中标记位点与疾病位点间的重组率可估算出二者间的遗传距离及连锁程度。通过对覆盖密度适当的遗传图中的遗传标志在家系中进行基因分型，依此找到与致病基因紧密连锁的某一遗传标志，从而粗略地定位该基因。根据疾病有无合适的遗传模式，可分别进行参数分析与非参数分析。参数分析法也称模式依赖的连锁分析法，即一般所指的连锁分析法，其主要检测在两个基因以某一重组率相连锁时，出现这种情况的似然性有多大。该分析方法主要适用于已知遗传方式的单基因遗传病的基因定位。非参数分析法不依赖于疾病的遗传模式，其研究对象限于家系中成对的患病成员，被认为是多基因疾病的理想分析法。常用的非参数分析法有患病同胞对（affected sib-pair，ASP）法和患病家系成员（affected pedigree member，APM）法。

### 5. 关联研究和连锁不平衡

关联研究是指在某一群体中设病人组和对照组，确定遗传位标频率在两组中是否存在差别，即分析遗传位标基因型与性状基因间是否存在连锁不平衡（linkage

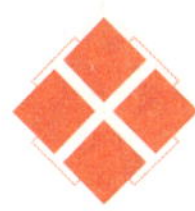

disequilibrium，LD），进而在该遗传位标附近寻找目标基因。所谓连锁不平衡，就是指在同一条染色体上两个等位基因间的非随机相关，即当位于同一条染色体的两个等位基因同时存在的概率大于人群中因随机分布而同时出现的概率时，就称这两个位点处于LD状态。通常选用隔离人群进行连锁不平衡分析更为理想。常用的连锁不平衡分析方法有传递—连锁不平衡检验（transmission disequilibrium test，TDT）、单倍型相对风险率分析（haplotype relative risk，HRR）、双位点方法（two-locus methods）等。

6. 动物模型的多基因分析

将人类作为多基因遗传病研究的材料有一些很难克服的弊端，但建立动物模型，通过对动物模型的分析，找出与人类相近的病理生理变化以及控制这些变化的遗传基础是解决问题的较好办法。近年来，动物模型或实验杂交（experimental crosses）在人类多基因遗传病的研究中起着越来越大的作用。动物模型或实验杂交用于基因定位时常采用数量性状位点（quanti tativetrait locus，QTL）定位法。利用QTL定位法已在小鼠中基本构建了精细的遗传连锁图。实验证明，QTL定位在实验杂交中要比人类家系中更有效，但由于生物物种间的生理差异以及动物缺乏人类所特有的某些性状，所以对某些人类疾病如精神分裂症、诵读困难等而言，动物模型是没有多大意义的。

### 三、展望

目前，与单基因遗传病研究相关的技术和方法日趋成熟，但多基因遗传病的研究进展较为缓慢，其主要原因包括以下几点。①多基因遗传病的遗传模式尚未确定。它是由多个基因与环境因子共同作用所引起（包括由一个主基因和其他基因加上环境因子共同作用所引起，以及由相当多的微效基因共同参与加上环境因子所引起）的遗传性疾病。其遗传方式复杂，很难在一个家族中确定正常个体和患病个体。只有通过对大量病人进行研究后，方能确定遗传因子在多基因遗传病发生中的作用。②性状的变异往往受众多基因与环境的共同调控，相互间又存在一定程度的相互作用。③基因与基因间、基因与环境因素间的相互作用到目前为止还无法检测。

SNP和高通量测序技术在多基因遗传病易感基因的识别、定位方面展示了广阔的应用前景。我国是一个遗传资源丰富的国家，目前仍保存着许多相对隔离的群体。这是我们开展人类疾病相关基因研究的一项极其珍贵的资源。政府和科研机构应充分利用我国丰富的家系资源，迅速开展遗传病的研究工作，提高我国人类遗传学科的整体科研水平，占领未来全球遗传病治疗的战略制高点。

## 第二节　单基因遗传病

常染色体显性遗传

### 一、常染色体显性遗传病

如果疾病的致病基因位于第1到22号染色体上，遗传方式

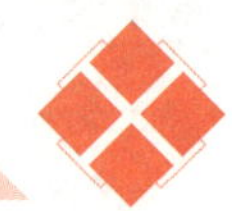


是显性的，即杂合时可以发病，这种疾病称为常染色体显性遗传病。其常见婚配类型是一个患常染色体显性遗传病的患者和一个表型正常的人结婚，其后代会有 50% 的概率遗传到致病基因，50% 的概率遗传到正常基因的染色体。（见图 2-1）另一种情况是常染色体显性遗传新生突变，即两个正常的人婚配，生出患病的子代。（见图 2-2）

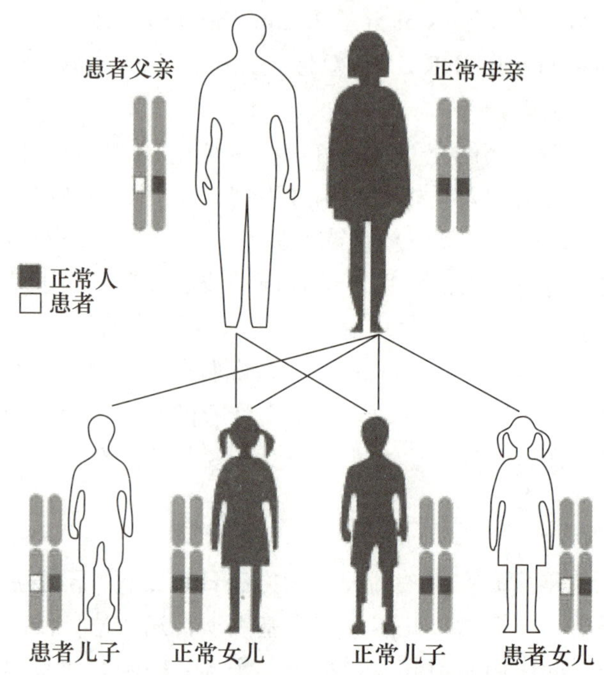


图 2-1　常染色体显性遗传病的常见婚配类型

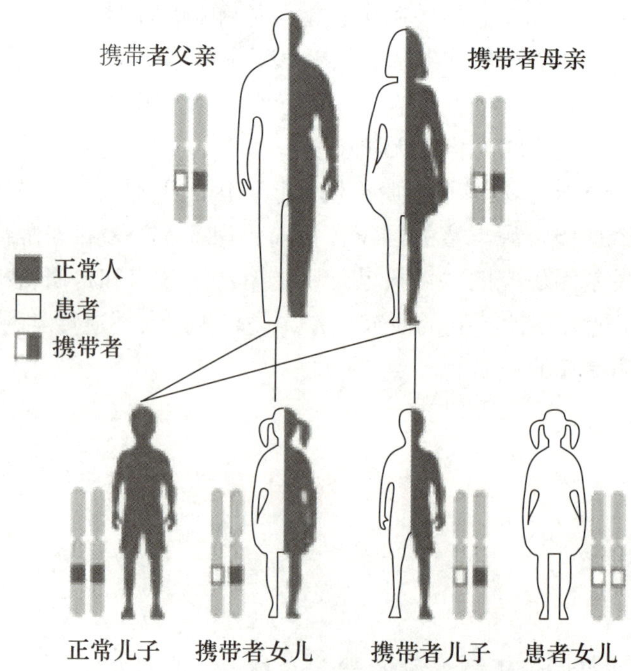


图 2-2　常染色体显性遗传新生突变

### （一）常染色体显性遗传的系谱特征

从家系典型的常染色体显性遗传的系谱图（见图 2-3）上可以看出，常染色体显性遗传的系谱特征如下：

1. 患者双亲中一方患病，致病基因是由患者亲代传来。如果双亲都未患病，这可能是新生突变所致；

2. 患者同胞中有 1/2 将会发病，而且男女患病机会均等；

3. 患者子代中有 1/2 将患病，或者说患者婚后每生育一次，后代有 50% 的概率会患病；

4. 本病可在一家中连续几代均有发病患者，即连续传递。

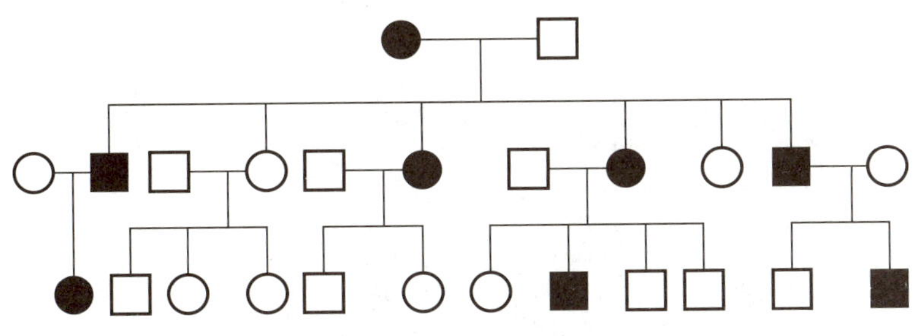

图 2-3　典型常染色体显性遗传系谱图

### （二）常染色体显性遗传的类型

常染色体显性遗传的类型有完全显性（complete dominance）、不完全显性（incomplete dominance）或半显性（semi dominance）、共显性（codominance）、不规则显性（irregular dominance）、延迟显性（delayed dominance）和从性显性（sex-influenced dominance）。

#### 1. 完全显性和不完全显性

纯合子（AA）和杂合子（Aa）患者在表型上无差别时称完全显性；不完全显性或半显性指杂合子（Aa）患者在表型上介于纯合子患者（AA）与纯合隐性（aa）的正常人之间，常表现为轻病型患者。

（1）家族性高胆固醇血症

家族性高胆固醇血症是常染色体显性遗传病，从图 2-4 可看出，此患者的父母均为患者，其父母血中的胆固醇有明显的增高，基因型介于纯合子病人和正常人之间，即为轻型患者。

家族性高胆固醇血症是一种最为常见且最为严重的常染色体单基因显性遗传性疾病，其细胞膜上低密度脂蛋白受体（LDLR）基因突变，导致 LDLR 缺陷。该病纯合子患者出生时即可表现为血浆低密度脂蛋白（LDL）大幅度增高，多部位肌腱黄色瘤和早发动脉粥样硬化（Atherosclerosis，As），严重者青少年时期可发生冠心病甚至心肌梗死而死亡。杂合子患者在人群中占比约为 1/500，其有功能的 LDLR 仅为正常人的 1/2。纯合子的表现是有很明显的黄色瘤（图 2-5 中 A），杂合子的表现只是跟腱部的黄色瘤改变（图 2-5 中 B）。

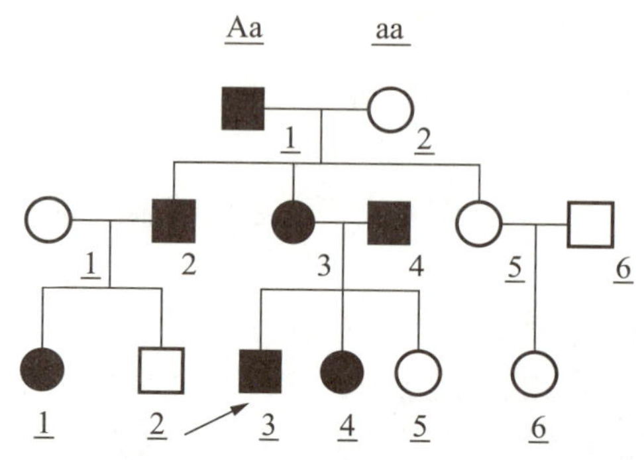


图 2–4　家族性高胆固醇血症

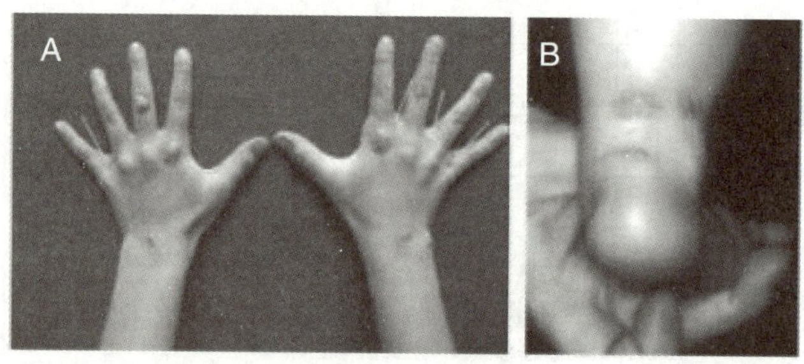


图 2–5　家族性高胆固醇血症患者

图 2–6 为 1 岁多的患儿，其关节附近以及臀部都有严重的黄色瘤。患儿胆固醇较高，其父母是杂合子，只是出现跟腱部的黄色瘤（见图 2–7），症状比患者轻，血胆固醇也比患者（纯合型）低，由于症状较轻，发生动脉粥样硬化、冠心病的时间会相应地晚一些（二三十岁、三四十岁）。

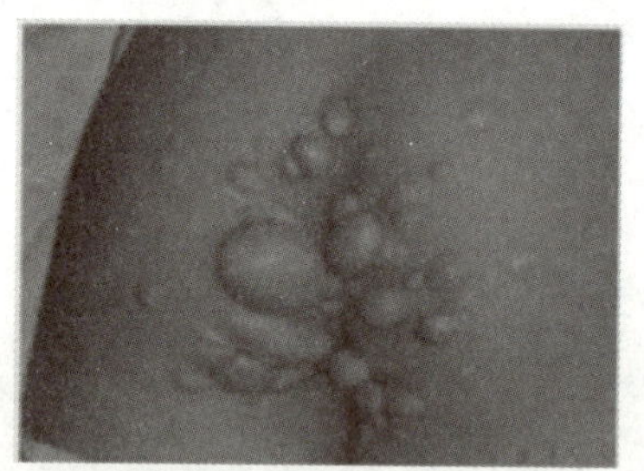

图 2–6　家族性高胆固醇血症纯合子患儿

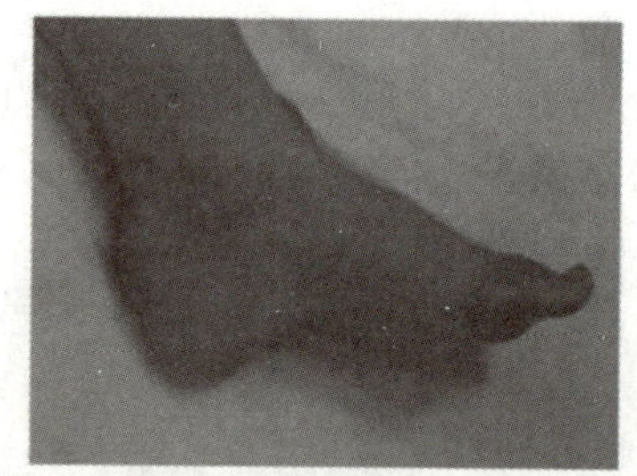

图 2–7　家族性高胆固醇血症杂合子患者

（2）短肢侏儒症

另外，较常见的另一种常染色体显性遗传病是短肢侏儒症。此类病人大多软骨发育不全，其特征是头部较大，前额突出，而中部发育不良，躯干相对较长，同时有 O 形腿（膝内翻），手指伸开后呈车轮状或者称三叉手，同时患者的腰椎明显前突。（见图 2–8）其基因改变是明显的杂合改变，此类患者是可以生存的。

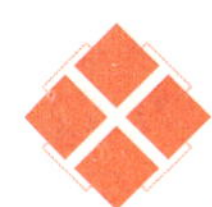

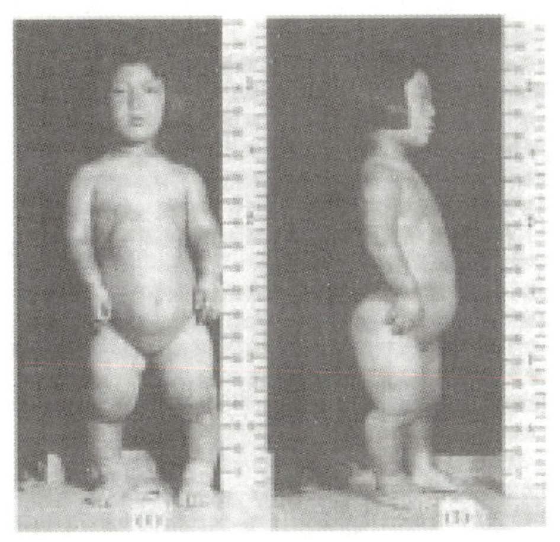

图 2–8 软骨发育不全的杂合表现

图 2–9 是软骨发育不全的纯合改变，此类患者骨骼严重畸形，在宫内时胸廓很小，所以常因为呼吸窘迫、脑积水而胎死宫内。这是常染色体显性遗传病外显不全的改变。

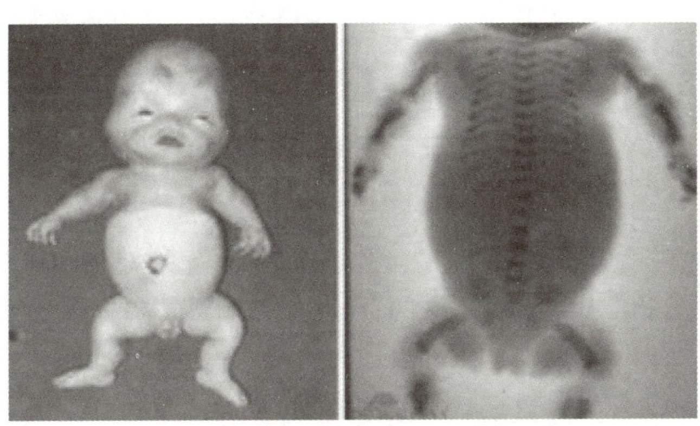

图 2–9 软骨发育不全的纯合表现

### 2. 共显性

共显性是指一对等位基因在同一个基因座上有不同形式的基因，它们彼此之间无显、隐性关系。此类性状的突出改变是血型，如 MN 血型、ABO 血型。人类 ABO 血型的决定基因是位于 9 号染色体长臂 3 区 4 带的一对复等位基因，它上面有三个等位基因，即 A、B 和 I，三个等位基因的两两不同组合会表现出不同的血型，这种现象为共显性现象。

### 3. 不规则显性

不规则显性是指杂合子在不同条件下，可以表现显性，也可以不表现表型（表型隐性），这种传递很不规则，称为不规则显性。图 2–10 中是三节拇指并多指患者的手，其拇指呈三节，而患者母亲的手完全正常（见图 2–11）。图 2–12 是三节拇指并多指患者的系谱图，通过系谱图分析可以看出，其家族中还有其他的如并指或者多指患者，所以对于患者母亲来说是不规则显性的现象。在做家系分析时，特别是在做基因定位、连锁分析时一定要考虑到此种现象。

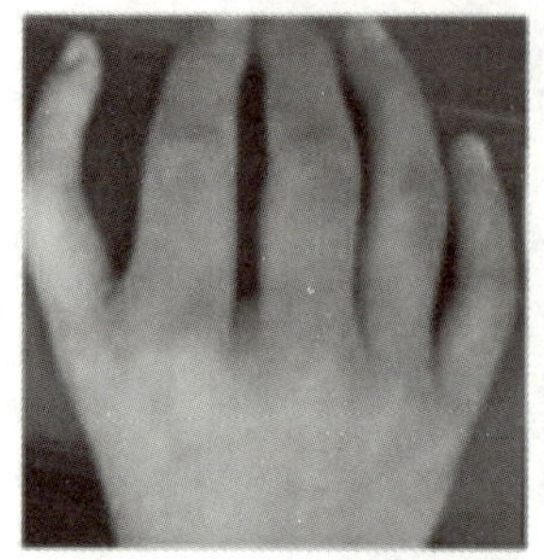

图 2-10　三节拇指并多指患者图

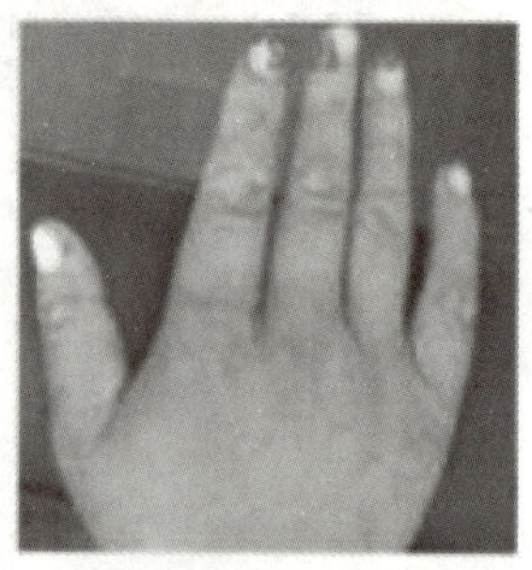

图 2-11　三节拇指并多指患者母亲的手

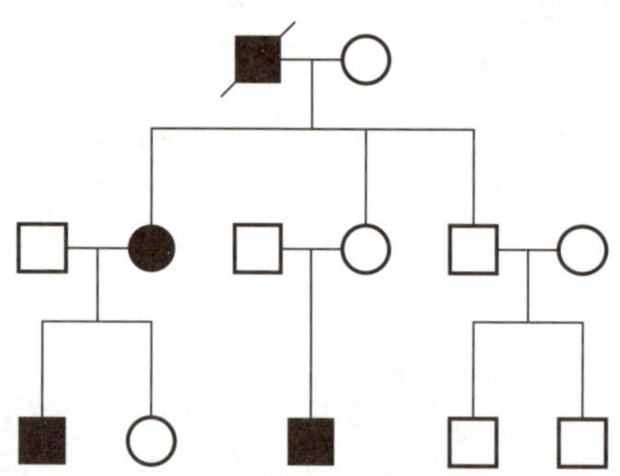

图 2-12　三节拇指并多指的系谱图

（1）外显率

不规则显性现象出现的原因主要是存在外显率。外显率是指在一个群体中有致病基因的个体中，表现出相应病理表型人数的百分率。一个群体中间有致病基因个体，但因为有不规则显性，所以不是所有的人都表现出病理的改变。进行遗传咨询时，在做遗传分析后代再发风险以及连锁分析、范围定位时要考虑此类情况。

图 2-13 是 A 型轴后多指的系谱图，四代出现 2 个患者（见图 2-14），患者的父亲母亲无任何表型，但子代出现患者，说明其是不外显患者。轴后多指的额外指在小指一侧，A 型的额外指发育良好，与第 5 指形成关节，外显率可达 75%；B 型的额外指发育不良，常常只形成一个皮肤赘，外显率为 65%。

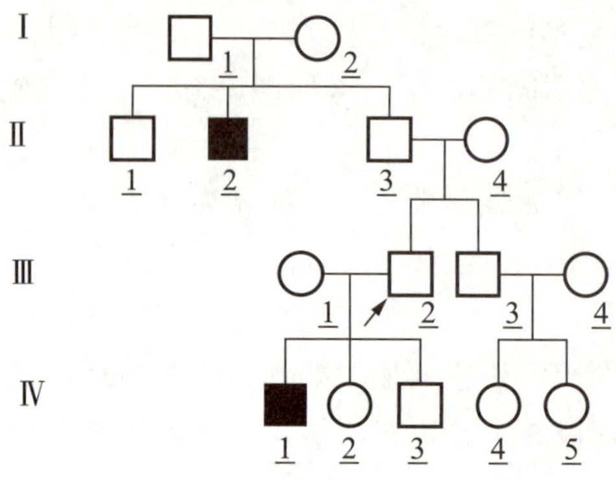


图 2-13　A 型轴后多指的系谱图

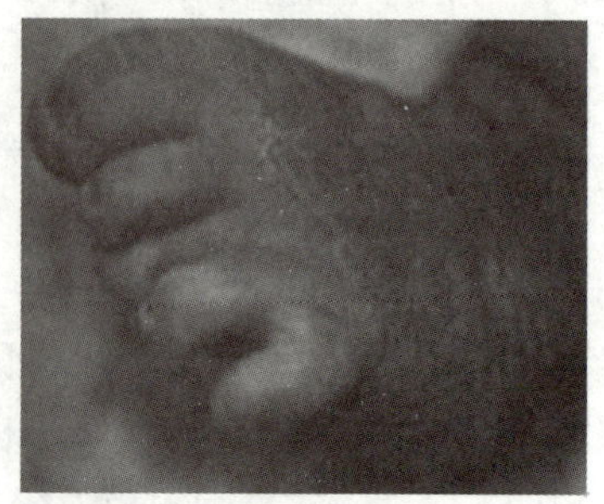

图 2-14　A 型轴后多指患者

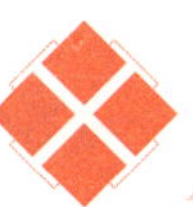

（2）表现度

导致不规则显性的另一个原因是致病基因的表现度不同。表现度是指致病基因的表达程度，可以有轻度、中度和重度的不同，称为可变的表现度。如果致病基因表达强，引起的表型就重，如果表达不强，引起的表型会相对较轻。图 2–15 是 I 型并指 X 光片。

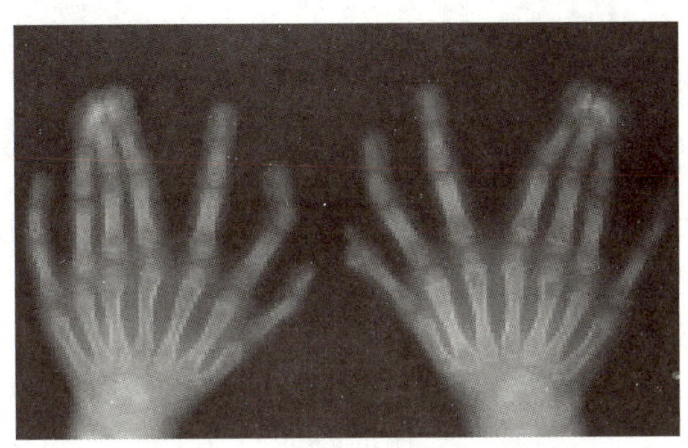

图 2–15　I 型并指患者 X 光片

马凡综合征（Marfan）为原纤蛋白（fibrillin）异常，此蛋白是结缔组织的重要组成部分。其所有症状均与结缔组织的延伸有关，主要受累器官为骨骼、眼、心血管系统，一个家族中的不同患者也可能有不同器官不同程度的损害。图 2–16 是马凡综合征的家系图，在此家系中，其成员携带的致病基因突变相同，但表现度各有不同。所以，如果有表现度差异的疾病，需要问诊其父母并做进一步检测。

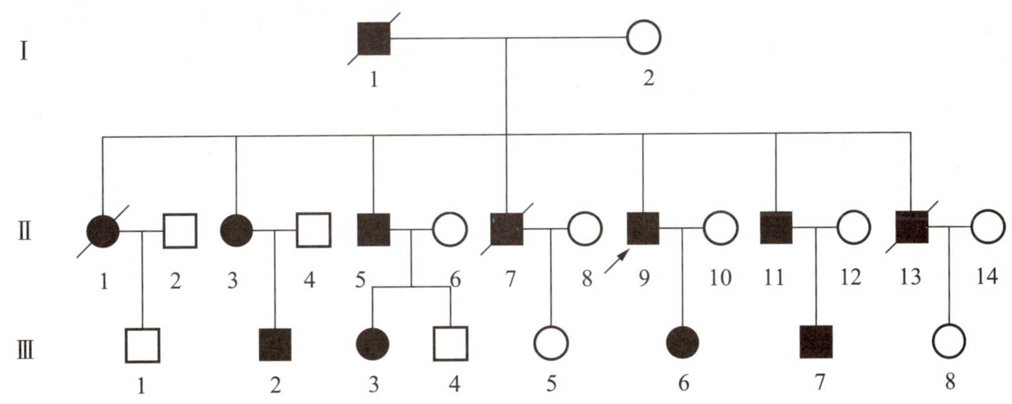


图 2–16　马凡综合征家系图

马凡综合征患者的一般表现为：身材较高，脸长，手大患者的手指和脚趾均显示有细长的改变（见图 2–17），脊柱出现侧弯，有漏斗胸，关节过深，关节柔韧度好，表现为拇指症（手握拳时拇指能伸出），患者的眼睛一般较大，经常有晶状体脱位，常表现为近视。

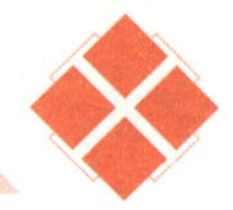

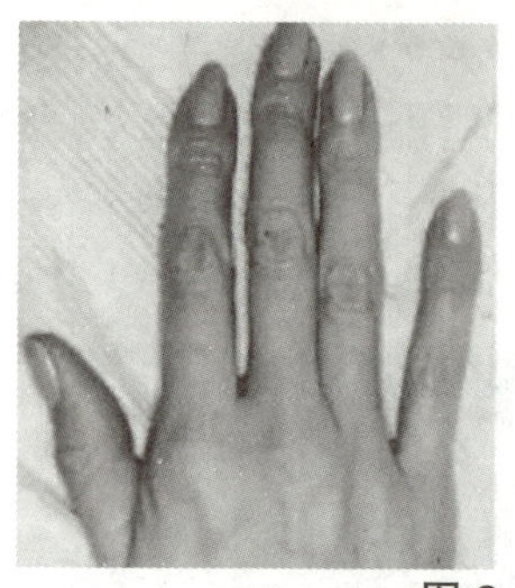

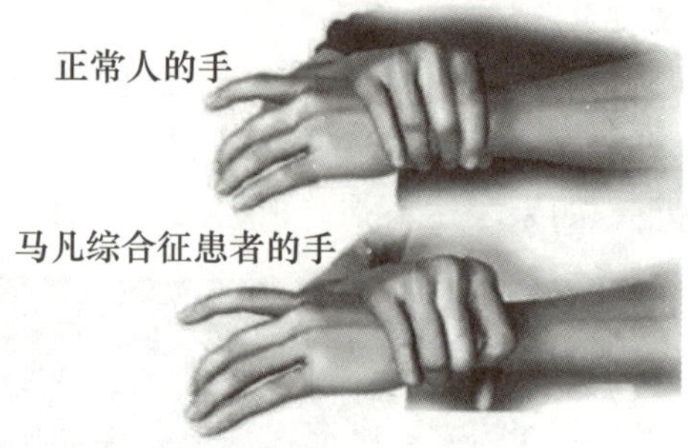


图 2-17　马凡综合征患者

另外一个表现度差异较大且相对常见的常染色体显性遗传病为 I 型成骨不全症（osteogenesis imperfecta type I）。I 型成骨不全症是由 I 型胶原 α 链异常引起的，主要表现为骨折、蓝色巩膜和进行性传导性耳聋。图 2-18 是 I 型成骨不全症患者的 X 光片，其中可见大腿股骨近侧由于反复骨折造成股骨明显弯曲；图 2-19 中的患者有典型的蓝巩膜表现；图 2-20 为 I 型成骨不全症家系图，可看到此家族 3 代中有 7 个患者，其症状及轻重各不相同。

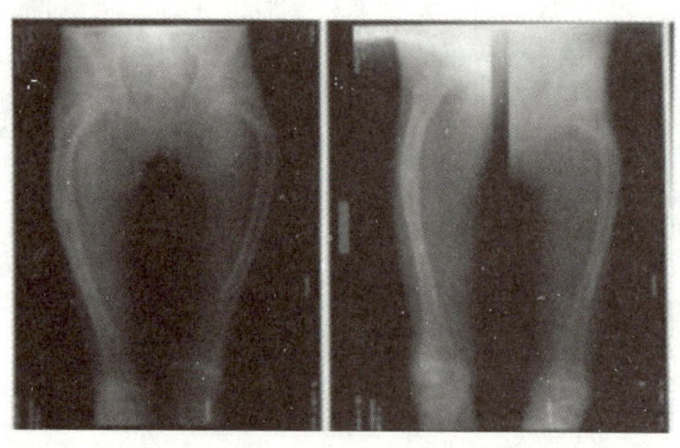

图 2-18　I 型成骨不全症患者的 X 光片

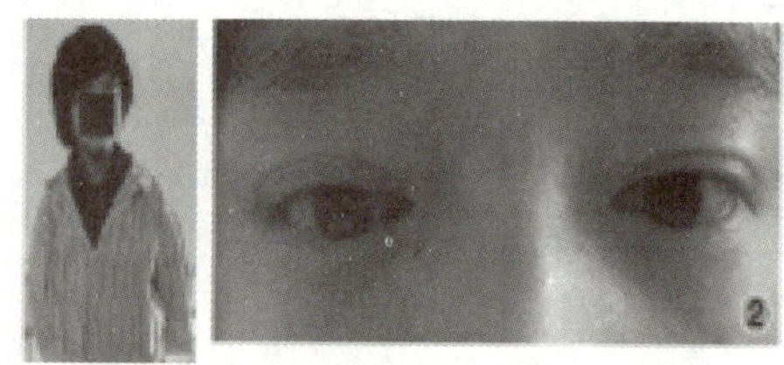

图 2-19　I 型成骨不全症患者的蓝巩膜表现

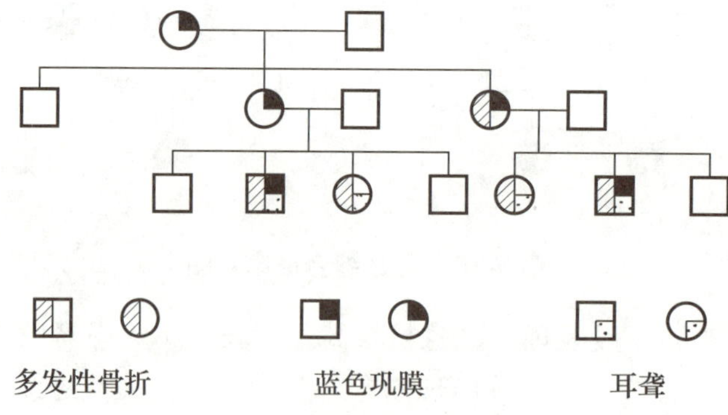


图 2-20　I 型成骨不全症家系图

另外，相对常见的常染色体显性遗传病是神经纤维瘤病。诊断神经纤维瘤病的指标是身体上有 6 个以上的牛奶咖啡斑。患者除皮肤的改变（见图 2-21）外，经常还会有神经系统和脏器的功能异常，但其轻型患者仅表现为皮肤的牛奶咖啡斑。这些均提示了遗传病有表现度的差异。

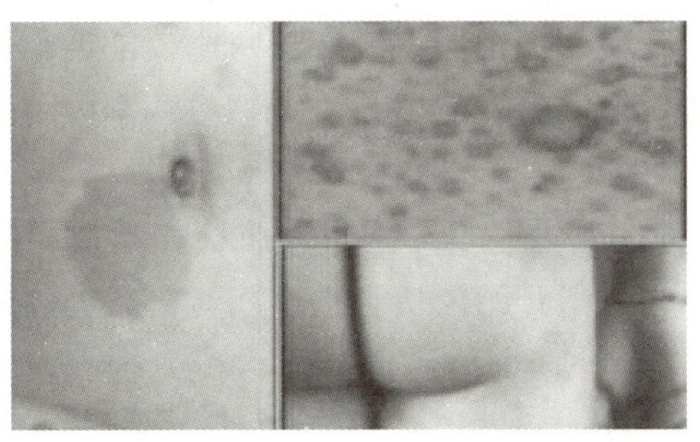

图 2–21　神经纤维瘤病皮肤表征图

4. 延迟显性

延迟显性是常染色体显性遗传病中，特别是神经系统遗传病里常见的一种现象。延迟显性是指杂合子（Aa）在生命的早期，致病基因并不表达，达到一定年龄以后，其作用才表达出来，也称为晚发。其典型病例为 Huntington 舞蹈病，也称遗传性舞蹈症。本病多在 30 ～ 40 岁发病，表现为大脑基底神经节变性，主要损害在尾状核、壳核和额叶；患者有不自主的舞蹈样运动，并合并肌强直及进行性智能减退。

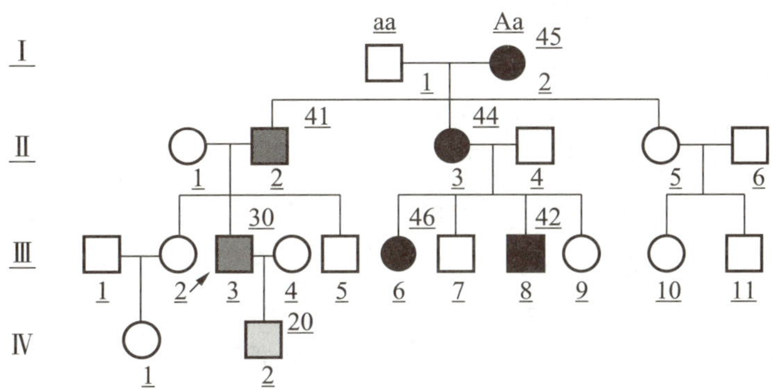


图 2–22　Huntington 舞蹈病系谱图

图 2–22 为 Huntington 舞蹈病的系谱图（图示遗传印记患者右上方的数字为发病年龄），从中可以看出：第一，家族中每代均有患者出现，且男女患者均有；第二，每代女性患者无年龄差异，而代代相传的男性患者，发病年龄越来越早，症状越来越重。所以，对于遗传咨询而言，女性患者和男性患者其后代发病严重程度和发病年龄的评估均不同。这种差异称为遗传的不稳定性。Huntington 舞蹈病的致病基因编码区内有（CAG）的三核苷酸重复，正常人重复 11 ～ 34 次，平均 20 次，患者重复 42 ～ 100 次，平均 46 次。三核苷酸重复序列是不稳定的，在精子发生过程中，有近 70% 的突变频率使它从（CAG）40 扩展到（CAG）75，因此称为动态突变（dynamic mutation）。随着重复次数的增多，在传递过程中出现动态改变，导致后代的病症比亲代更加严重。

三核苷酸重复在人类中是特有的，并非都致病。它可以发生在基因内部被翻译，或在基因外位于非翻译区。它们在种系传递中是不稳定的。未受累的人应携带一个前突变，在传递给下一代时转变为全突变。因此，突变的效应在同一家系中不同受累个体间有不同的表现度。三核苷酸重复突变在神经系统疾病中比较常见，如 Huntington 舞蹈病、脆性 X 综合征、强直性肌萎缩和脊髓小脑共济失调。致病基因可以位于常染色体上，也可以位于 X 染色体上。

图 2–23 所示是强直性肌营养不良。强直性肌营养不良主要的表现是先从面部开始的，患者面颊、脖子、手的肌肉开始消瘦且很难恢复，渐进性无力，眼睑下垂，发展成强痘（即所谓的面具脸），同时心肌、平滑肌均会受到损害，另外还有白内障、免疫球蛋白异常、智力障碍。

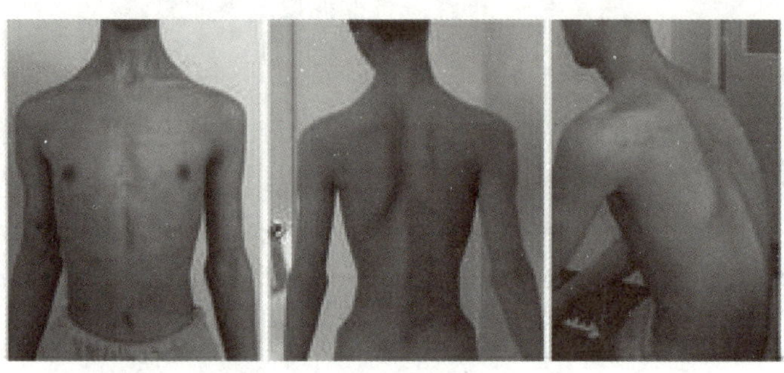

图 2–23　强直性肌营养不良

一些遗传病在连续几代中发病年龄越来越早，且病情越来越严重的现象称为早发现。如 Huntington 舞蹈症患者的致病基因如果是从父亲传来的，经过几代男性的传递后，可使患者在 20 岁前发病且病情严重；如果是从母亲传来的，则发病晚，多在 40 岁以后发病且病情较轻。强直性肌营养不良，致病基因从母亲传来，则发病越来越早，且病情严重。

上述两种疾病，基因是来自父方或者母方，产生了不同的表型。由于基因来自父方或母方而产生不同的表型现象称为遗传印记。这可能是该基因在某一性别中受到修饰（如 DNA 甲基化）的结果。遗传印记一般发生在哺乳动物的配子形成期，并且是可以逆转的。它不是一种突变，也不是永久性的变化。印记持续在一个个体的一生中，在下一代配子形成时，旧的印记可以消除并且发生新的印记。但有的纯印记不一定是常染色体，因而不一定遵循孟德尔遗传。

典型的遗传印记疾病是 PRADER–WILLI 综合征。患者表现为智力低下，过度肥胖，身材矮小，通常是手小、足小，有时外生殖器发育不良。（见图 2–24）患者出生的头几个月无力，无法吃奶，如果不精心喂养，其成长可能出现阻碍；但是到 6 个月后，患者的食欲开始缓慢转好，两三岁时往往成为肥胖儿童，症状也从此开始，表现为严重的食欲亢进，无饱感，肌张力低下，反射较弱。因此，对于此类患者的治疗首先应严格控制饮食，其次是进行生长激素治疗。

遗传印记疾病的另外一种病征为 ANGELMAN 综合征（见图 2–25），其临床表现为特殊面容、大嘴、呆笑、红面颊、步态不稳、癫痫和严重的智力低下。ANGELMAN 综合征相对 PRADER–WILLI 综合征要严重一些，事实上两种疾病的致病基因均来源于染色体上的同一段区域。

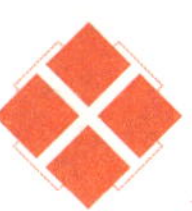

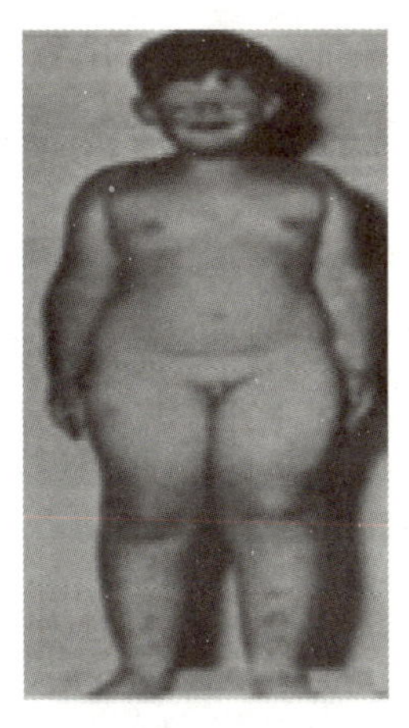

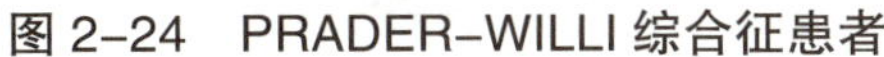

图 2-24 PRADER-WILLI 综合征患者

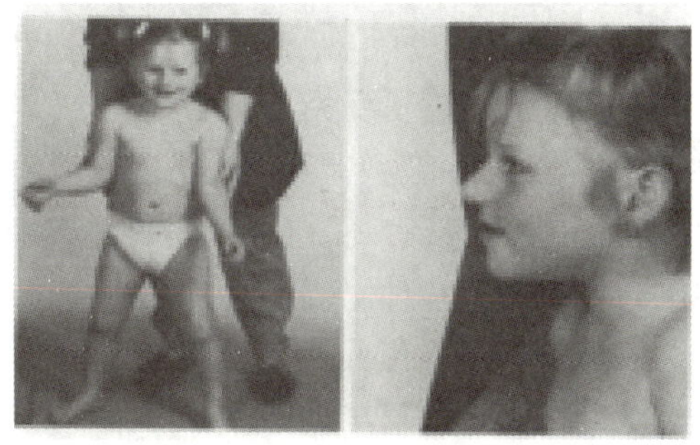

图 2-25 ANGELMAN 综合征患者

5. 从性显性

常染色体显性遗传病中还有一种现象，即杂合子（Aa）的表达受性别的影响，在某一性别表达出相应性状，在另一性别则不表达出相应性状，这一现象称为从性遗传。例如，一些与生殖器有关的疾病表现出明显的从性遗传现象。又如，秃顶在男性成员中呈家族性出现的特征，男性杂合子即表达，女性杂合子则不表现，而是以隐性方式传递几代后，在其男性后代中出现早秃，此种表达上的差异可能与雄性激素的作用有关。

对表型的影响因素主要是外显率、表现度、性别和基因的多效性（pleiotropy）。基因多效性是指某一基因能够影响多种明显不相关的特征的现象。例如，神经纤维瘤病 I 型基因造成皮肤色素斑、周围神经瘤、身材矮小、巨头、骨骼异常和抽搐发作等。性别影响基因多效性。多效性等位基因的每种效应都可表现为不外显和不同的表现度。因为基因有多种作用，它影响到了不同器官和系统的代谢或者功能，其在每个器官里可能因基因表达度的不同而有不同的表型，或者受器官本身的基因影响而造成患者有不同的表型。

## 二、常染色体隐性遗传病

如果控制某种性状的基因位于常染色体上，且基因的性质是隐性的，这种性状的遗传方式就称为常染色体隐性遗传（autosomal recessive inheritance）。由常染色体上隐性致病基因控制的疾病就称为常染色体隐性遗传病。

### （一）携带者

常染色体隐性遗传病的特点是只有当致病基因在纯合状态（aa）下才发病，在杂合状态（Aa）下，由于正常显性等位基因（A）的存在，隐性致病基因（a）的作用得不到表现，这样的个体虽不发病，但能将致病基因（a）传给后代，故称这种杂合体为携带者。在已知原发生化缺陷的隐性遗传病案例中，可以检出父母虽无临床症状，但均有生化缺陷，如某种酶的活性降低等。

由于致病基因出现的频率很低，大多为 1/1 000 ～ 1/100，形成纯合体而发病的患者

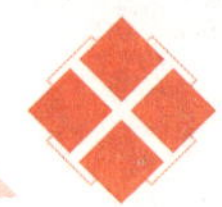



更为少见，其出现的频率仅为 1/1 000 000 ～ 1/10 000。然而，携带者出现的频率并不低，约为 1/50 ～ 1/500，隐性致病基因大部分存在于携带者中。所以，临床上所见到的隐性遗传病患者大多是两个携带者婚配后所生的后代。

两个携带者婚配（Aa × Aa），在形成生殖细胞时，男女各形成 A 和 a 两类数量相等的生殖细胞。随机受精后，后代中 AA、Aa、aa 三种基因型将形成 1 ∶ 2 ∶ 1 的比例；由于 AA 与 Aa 在表型上不能区分，所以表型上呈 3 ∶ 1 的分离比例，即 3/4 为正常人（其中 2/3 可能为携带者），1/4 为隐性遗传病患者。也可以说，他们每生育一次，都有 1/4 的机会生出常染色体隐性遗传病患儿。（见图 2–26）在一个家系中，双亲是携带者的可能性大小决定了生患儿的风险高低。因此，对于隐性遗传病，除对患者需进行深入研究外，还应重视携带者的检出。

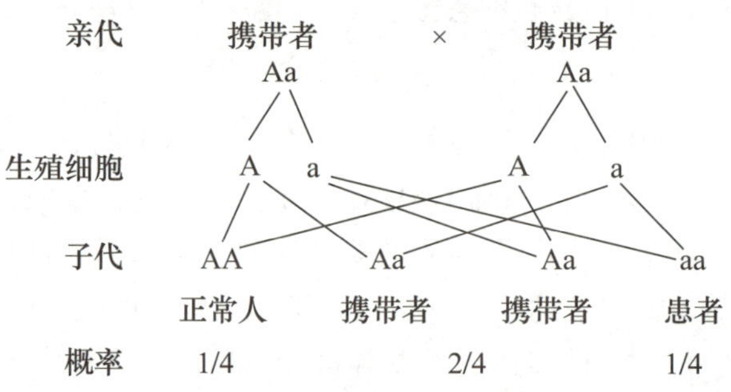


**图 2–26　常染色体隐性遗传病携带者相互婚配图解**

在一些发病率较高的常染色体隐性遗传病（如高度近视）中，有时可以看到携带者与患者之间的婚配（Aa × aa）。在这种情况下，子代中将有 1/2 为患者，1/2 为携带者。（见图 2–27）由于此家系中连续两代出现患者且子代的发病比例（1/2）模拟显性遗传特点，故称为类显性遗传（quasidominant inheritance）。二者一般来说是不难区分的。在隐性遗传病的情况下，子代中的患者必须再与携带者婚配，后代中才能出现患者。由于携带者毕竟是少数，所以看不到连续传递。相反，在显性遗传病的情况下，则常可看到连续传递。然而，有时由于世代数太少，二者不易区分。因此，在近亲婚配家庭中出现这种遗传特点时，应该考虑常染色体隐性遗传的可能。

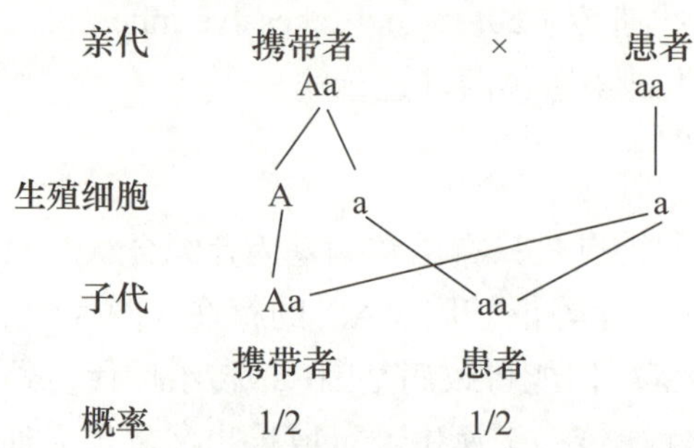


**图 2–27　常染色体隐性遗传病携带者与患者婚配图解**

实际上，携带者在人群中常见的婚配类型是与正常人的婚配（Aa × AA）。在这种

情况下，子代中表型全部正常，但其中将有 1/2 为携带者。（见图 2–28）

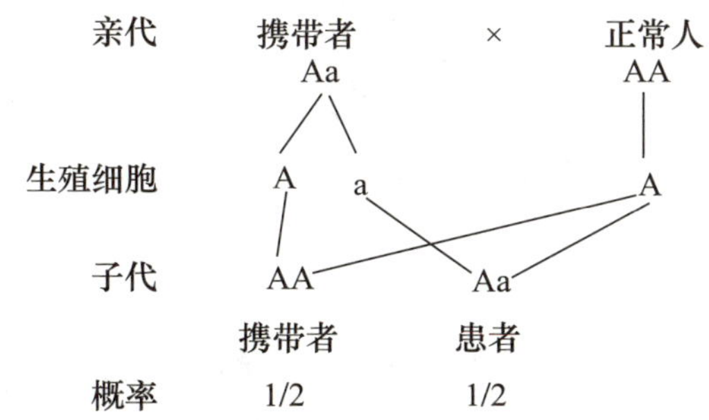


图 2–28　常染色体隐性遗传病携带者与正常人婚配图解

## （二）常染色体隐性遗传病的系谱特点

1. 致病基因在常染色体上，因此遗传与性别无关，男女患病机会均等。
2. 患者的双亲表型往往都正常，但均为致病基因的肯定携带者（obligate carrier）。
3. 患者同胞中将有 1/4 患病。此外，每个正常同胞各有 2/3 的概率为携带者。
4. 系谱中一般看不到连续传递，多为散发或隔代遗传。
5. 近亲婚配时，子代的发病风险增高。

例如，先天性耳聋（congenital deafness）是一种常染色体隐性遗传病，由于自出生时即存在耳聋，除非患儿经特殊训练，否则语言功能不能发育。因此，对先天性耳聋，群众用聋哑症这个通俗名词。但由于并不是表型不可变的部分，因此许多人特别是那些参与患者教育的人，不赞成采用聋哑症这个通俗名词和与之相类似的词来描述。图 2–29 是一个先天性耳聋的系谱图。在系谱中，先证者队的父母均无病，但为表兄妹婚配；先证者有同胞二人，发病比例为 1/2，由于家系过小，虽然高于 1/4，也可以认为不与 1/4 矛盾；系谱中未见连续传递。以上几点基本符合常染色体隐性遗传病的系谱特点，可以认为，先天性耳聋为常染色体隐性遗传病。

常染色体隐性遗传病的临床表现通常与显性遗传病一致，大多数可由生化检验做出诊断。另外，常染色体隐性遗传病发病早，很多在婴幼儿时期即已显示。隐性遗传多见于先天性代谢病，突变基因产物涉及酶、运输蛋白、结构蛋白和调节蛋白等，其中研究最多的是各种遗传性酶缺乏。

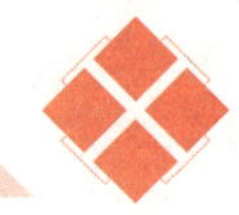



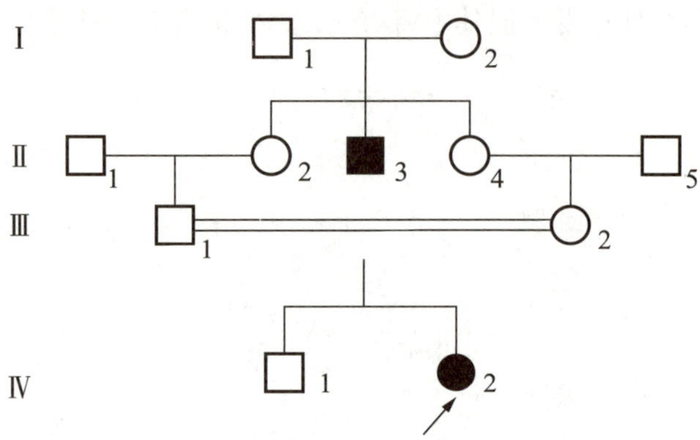


图 2-29　先天性耳聋的系谱图

### （三）患者同胞患病率的校正

如上所述，从理论上讲，常染色体隐性遗传病患者同胞中的患病率为 1/4，但临床上观察到的比例往往高于 1/4。这是为什么呢？对于一个小家系来说，由于同胞数较少，所以很难看到 1/4 的预期比例，患者比例往往偏高。将很多家系加起来，患者在同胞中的比例仍然偏高，这是由于在统计资料时选样偏倚造成的。当一对常染色体隐性遗传病携带者婚配后，如果他们只生一个孩子，这个孩子无病（概率为 3/4）时他们就不会到医院来就诊，所以不会被列入医生的统计中；只有当这个孩子患病（概率为 1/4）后，他们才会就诊。所以在只生一个孩子的家庭中，医生能看到的子女患隐性遗传病的比例为 100%。当一对常染色体隐性遗传病携带者婚配后，如果他们共生两个孩子，两个孩子都无病的概率为：$3/4 \times 3/4=9/16$，在这种情况下，他们不会来找医生就诊，所以，也不会被列入医生的统计中。两个孩子中有一个孩子发病的概率为：$1/4 \times 3/4+1/4 \times 3/4=6/16$；两个孩子都发病的概率为：$1/4 \times 1/4=1/16$。因此，总的估计，在共生两个孩子的家庭中，子女患隐性遗传病的比例不是 1/4，而是近于 1/2。

在生育子女数目更多的家庭中，也存在着这种选样偏倚。所以，临床医生所看到的常染色体隐性遗传病患者同胞中的发病率常常高于 1/4。因此，在计算常染色体隐性遗传病患者同胞的发病比例时，应该计算校正发病率。计算的方法很多，但最常用的是 Weinberg 先证者法（proband method）。

### （四）近亲婚配与常染色体隐性遗传病

在常染色体隐性遗传病中，为什么近亲婚配时，后代中的发病风险会增高呢？所谓近亲婚配（consanguineous marriage）是指在 3 ～ 4 代之内有共同祖先的两个个体之间的婚配。由于这两个近亲配偶可能从共同祖先传来相同的基因，当其中一个是某种致病基因的携带者时，另一个很可能也是携带者。因此，他们婚配生育时两个相同隐性基因相遇而生出患儿的机会必然要比随机婚配时要高。如图 2–30 所示，一对亲兄妹间，设哥哥 II1 有一个致病基因 a，这个基因有 1/2 的可能性来自父亲 I1，I1 的这个基因 a 在传给 II1 后，也有 1/2 的可能性传给他的妹妹 II2，这是两个相互独立的事件，同时发生的概

率为：1/2×1/2=1/4。所以从父亲传递方面考虑，亲兄妹之间某一基因相同的可能性为1/4。同理，从母亲传递方面考虑，亲兄妹之间某一基因相同的可能性也为1/4。

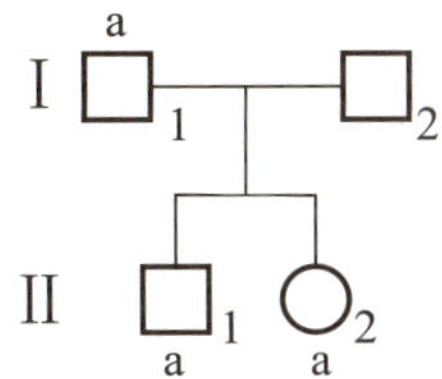


**图 2-30　亲子之间某一特定基因的传递概率图解**

一个基因是来自父亲还是来自母亲，是两个相互排斥的事件。因此，总的考虑，亲兄妹之间某一基因相同的概率是：1/4+1/4=1/2。像这样有共同祖先的两个人，在某一位点上有同一基因的概率，称为亲缘系数（coefficient of relationship）。亲子、同胞之间基因相同的概率为1/2，即亲缘系数为0.5，称为一级亲属（first degree relatives）。同理，一个人同其祖父母、外祖父母、叔、伯、姑、舅、姨之间基因相同的概率为1/4，即亲缘系数为0.25，称为二级亲属（second degree relatives）。堂兄妹、表兄妹之间基因相同的概率为1/8，即亲缘系数为0.125，称为三级亲属（third degree relatives）。

在常染色体隐性遗传病中，一般是两个携带者婚配，每生育一次都有1/4的可能生出患儿。当致病基因（a）出现的频率为0.01时，群体中携带者出现的频率为0.02，即1/50。在随机婚配的情况下，生出隐性遗传病患儿（aa）的风险是：1/50×1/50×1/4=1/10000；在表亲婚配时，如果一个人是携带者，他的表妹有1/8的可能性和他相同，即也是携带者，因此，生出遗传病患儿（aa）的风险是：1/50×1/8×1/4=1/1600。表亲婚配与随机婚配相比，生出隐性遗传病患儿的风险，前者是后者的6.25倍。如果致病基因a出现的频率为0.001，则群体中携带者出现的频率为0.002，即1/500。在随机婚配的情况下，生出隐性遗传病患儿的风险是：1/500×1/500×1/4=1/1000000；表亲婚配时，生出隐性遗传病患儿的风险是：1/500×1/8×1/4=1/16000；二者相比，表亲婚配生出隐性遗传病患儿的风险是随机婚配的62.5倍。

由此可见，一种常染色体隐性遗传病越是少见，致病基因频率越低，近亲婚配的相对风险就越高。所以，那些致病基因出现频率低的常染色体隐性遗传病患儿，常常是近亲婚配后生出的。

## 三、X连锁隐性遗传病

如果一种致病基因位于X染色体上，且为隐性的，其所控制的疾病即称为X连锁隐性遗传（X-linked recessive inheritance）病。X连锁遗传病绝大多数属于X连锁隐性遗传，其中有一些是较为常见的遗传病，如红绿色盲、血友病A、肌营养不良症、蚕豆病、睾丸女性化综合征等。

红绿色盲（red-green colour blindness）患者不能正确区分红色和绿色，故无法识别

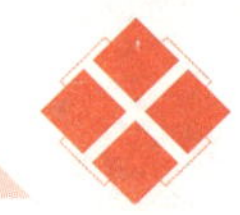



图 2–31 上的数字，这受控于 X 染色体上两个紧密连锁的基因：红色盲基因和绿色盲基因。由于这两个基因在 X 染色体上的位置非常近，重组值很低，一般将它们综合在一起考虑，总称为红绿色盲基因。红绿色盲基因位于 Xq28，Y 染色体上没有相应的等位基因，该基因为隐性的。如用 b 表示红绿色盲基因，则女性患者的基因型一定是纯合的 $X^bX^b$，杂合的 $X^BX^b$ 只能是携带者，$X^BX^B$ 者为正常女性。男性只有一条 X 染色体，因此被称为半合子。$X^BY$ 者发育为正常人，$X^bY$ 虽然只有一个致病基因，但也会表达而成为红绿色盲患者。因此，从理论上讲，红绿色盲的男性发病率应该等于致病基因频率，女性发病率等于致病基因频率的平方。事实上，红绿色盲的基因频率近于 0.07，而我国男性红绿色盲的发病率也近于 7%；女性红绿色盲的发病率约为 0.5%，与基因频率 0.07 的平方（0.0049）也很接近。

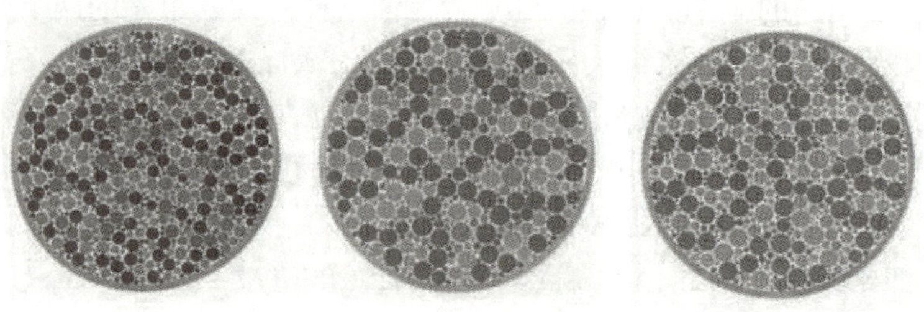

**图 2–31　红绿色盲测试图**

X 连锁隐性遗传病的系谱有以下特点。

1. 群体中男性患者远多于女性患者。在一些致病基因频率低的病种中，如甲型血友病、Duchenne 型肌营养不良（DMD）等，其系谱中往往只有男性患者。

2. 双亲无病时，儿子可能发病，女儿则不会发病。儿子的致病基因来自携带者母亲。如果在一个家系中，这种病是散发的，那么，这很可能是母亲的生殖细胞突变的结果。

3. 在非突变的家系中，由于存在交叉遗传，患者的兄弟、外祖父、舅父、表兄弟、外甥中可能有本病患者，其他亲戚则不可能患病。

X 连锁隐性遗传病在女性中罕见，女性患者的出现可能为下列几种情况之一。

（1）患者可能是隐性致病基因的纯合子：这一般是由于其母亲为携带者而其父亲为患者所致。同时，尽管可能性极小，一个女性也可由于其父亲为患者而其母亲正常但 X 染色体上发生了突变，或其母亲为携带者而其父亲正常但 X 染色体上发生了突变而成为纯合体。

（2）X 染色体的失活虽是随机发生的，但是偶尔地在杂合的女性携带者中，在大多数细胞中有活性的 X 染色体是具有突变等位基因的那一条。因此，女性携带者将表现出一些疾病的症状。这已在包括 Duchenne 型肌营养不良和甲型血友病在内的一些 X 连锁隐性疾病中有所报道。

（3）一些女性是由于只具有一条 X 染色体，且其上带有隐性致病基因而成为 X 连

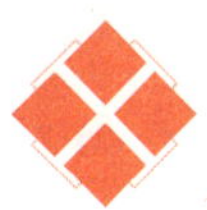

锁隐性遗传病患者。已报道过 Turner 综合征（核型为 45，X）的女性发生了 Duchenne 型肌营养不良或甲型血友病的病例。

（4）具 X– 常染色体易位的女性可患 X 连锁隐性遗传病：包含在易位中的 X 染色体优先保持活性以维持衍生染色体中常染色体部分的活性。如果断裂点破坏了 X 染色体的基因，由于包含在易位染色体中的 X 染色体优先保持活性而使女性患 X 连锁隐性疾病。对涉及 X 染色体短臂同一区域的 X– 常染色体易位的 Duchenne 型肌营养不良女性患者进行研究，可帮助人们将 Duchenne 型肌营养不良基因定位。

## 四、X 连锁显性遗传病

一些性状或遗传病的基因位于 X 染色体上，其性质是显性的，这种遗传方式称为 X 连锁显性遗传（X–linked dominant inheritance），这种疾病称为 X 连锁显性遗传病。目前所知的 X 连锁显性遗传病不足 20 种。

由于女性有两条 X 染色体，任何一条带有致病基因（$X^AX^a$ 或 $X^aX^A$）都将会发病，男性只有一条 X 染色体，如带有致病基因也将会发病。因此，对于 X 连锁显性遗传病来说，男性发病率与致病基因频率相等，女性发病率则约是男性发病率的两倍。然而，由于女性多为杂合体发病，所以病情常较男性轻。例如，抗维生素 D 佝偻病（Vitamin D–resistant rickets）就是一种 X 连锁显性遗传病。患者由于存在肾小管对磷的重吸收障碍，血磷下降，尿磷增高，肠对磷、钙的吸收不良而影响骨质钙化，因此形成佝偻病。由于用常规剂量的维生素 D 治疗无效，故称抗维生素 D 性佝偻病。如果用 A 代表抗维生素 D 佝偻病基因，则基因型为 $X^aX^a$ 者为正常女性，$X^AX^A$ 者为纯合体患者，$X^AX^a$ 者为杂合体患者；基因型为 $X^aY$ 者为正常男性，$X^AY$ 者为男性患者。本病女性患者多为杂合体。杂合女性患者（$X^AX^a$）与正常男性（$X^aY$）婚配，子女将各有 1/2 为患者。（见图 2–32）

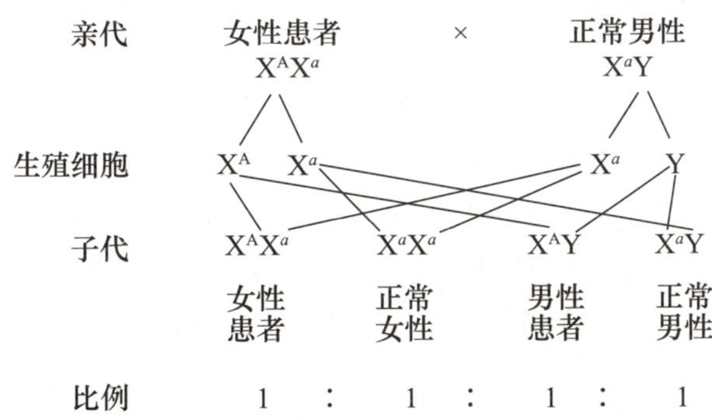


图 2–32　抗维生素 D 佝偻病女性患者与正常男性婚配图解

男性患者（$X^AY$）与正常女性（$X^aX^a$）婚配，子代中，由于交叉遗传，男性患者的 $X^A$ 一定传给女儿，而不传给儿子。因此，女儿都将是本病患者，儿子则都正常。（见图 2–33）

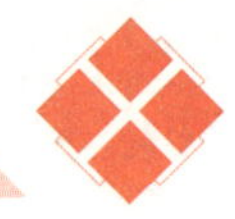



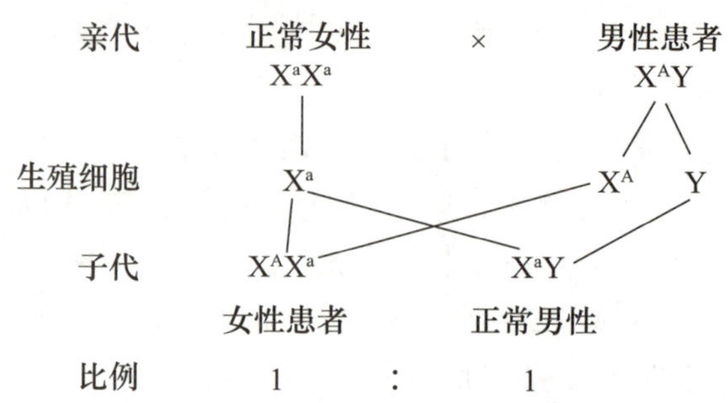


图 2-33 抗维生素 D 佝偻病男性患者与正常女性婚配图解

X 连锁显性遗传病系谱有以下特点。

1. 女性患者多于男性患者，约为 2 ： 1，但女性患者的病情常较轻。

2. 患者双亲中必有一方为本病患者。

3. 女性患者的子女中，各有 1/2 为患者；男性患者的后代中，女儿都患病，儿子都正常。据此可与常染色体显性遗传病相区别。

4. 每代都可出现患者，可见连续传递，散发病例可能是新突变所致。

在人类，已知有几种 X 连锁疾病在杂合体女性中具嵌合体表型，即为正常和突变等位基因特征的混合体。例如，在眼白化病（ocular albinism）（XR）中，患病男性的虹膜和眼底完全无色素，而仔细检查杂合子女性的眼底则发现色素化呈嵌合形式。这种性状的嵌合形式可通过 X 染色体的随机失活来解释。在色素化区域正常等位基因位于有活性的 X 染色体上，而在无色素区域则突变等位基因位于有活性的 X 染色体上。在 X 连锁显性基因杂合子女性中，也已证实存在着相似的嵌合形式。

## 五、Y 连锁遗传病

如果决定某种性状或疾病的基因位于 Y 染色体，随 Y 染色体而在上下代之间进行传递，则这种遗传方式称为 Y 连锁遗传（Y-linked inheritance）。Y 连锁遗传的传递规律比较简单，具有 Y 连锁基因者均为男性，这些基因将随 Y 染色体进行父到子、子到孙的传递，因此又称为全男性遗传（holandric inheritance）。

目前已经定位在 Y 染色体上的基因只有 44 种，其中主要的有睾丸决定因子（SRY）（MIM 480000）和外耳道多毛症基因（MIM 425500）等。图 2-34 为一个外耳道多毛症系谱图，系谱图中除Ⅱ5、Ⅲ5 外的男性均有此性状，即到了青春期，外耳道中可长出长 2 ～ 3cm 成簇的黑色硬毛，常可伸出至耳孔之外。系谱中所有女性均无此症状。

外耳道多毛症是目前学者们公认的 Y 连锁遗传病症状。这种病在印第安人中发现较多，此外，高加索人、澳大利亚人、日本人、尼日利亚人中也有少数发现。患者全为男性，初生时外耳道即有褐色绒毛，六岁后色泽转黑，直到青春期时外耳道部位出现变长的黑色硬毛，长度为 2 ～ 3cm。外耳道多毛症全部表现为双侧性，且有明显的对称性。多毛的部位常见于外耳道口、耳轮缘和耳屏，仅见发生在耳郭前面的病例，而未见有长于耳郭背面者。耳毛最长可达 4.5cm，有的呈卷曲状，还有的部分络腮胡与之并存。

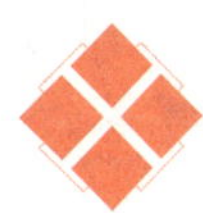

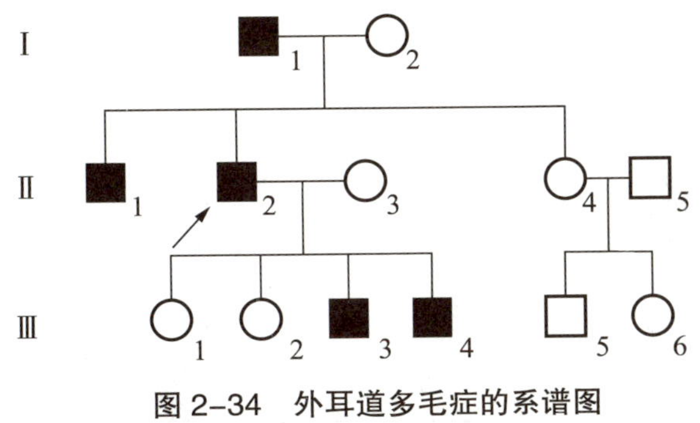


图 2-34　外耳道多毛症的系谱图

## 第三节　多基因遗传病

多基因遗传病是指某种疾病的发生受两对以上等位基因的控制，它们的基本遗传规律也遵循孟德尔的遗传定律，但多基因遗传病除了取决于遗传因素之外，还受着环境等多种复杂因素的影响，故也称多因子病。这种病有家庭聚集现象，同时又有性别差异和种族差异。常见的多基因遗传病种有先天性心脏病、小儿精神分裂症、家族性智力低下、脊柱裂、无脑儿、少年型糖尿病、先天性肥大性幽门狭窄、消化性溃疡、冠心病等。人类腺病毒载体可用于遗传病的基因治疗。重组腺病毒载体把目的基因转运到不同组织中，用来治疗 α 1 抗胰蛋白酶缺陷症、家族性高胆固醇血症、囊性纤维变性、Duchenne 型肌营养不良、血友病、鸟氨酸氨甲酰基转移酶缺乏症和苯丙酮尿症等。

### 一、易患性与发病阈值

在多基因遗传病中，遗传基础是由多基因构成的，它部分决定了个体发病的风险。由遗传基础决定个体患病的风险称为易感性（susceptibility）。由于环境对多基因遗传病产生较大影响，因此学术界将遗传因素和环境因素共同作用，决定个体患某种遗传病的风险称为易患性（liability）。也就是说，易感性 + 环境因素 = 易患性。在相同环境下，不同个体产生的差异可以认为是由不同的易感性造成的。也就是说，是由基因差异造成的。一般群体中，易患性水平很高或很低的个体都很少，大部分个体的易患性水平都接近平均值。因此，群体中的易患性变异也呈正态分布。这样，阈值将群体中连续分布的易患性变异分为两部分，即一部分是正常群体，另一部分是患病群体（见图 2-35）。阈值表明了在一定的环境条件下发病所必需的最低的致病基因数量，所以多基因遗传性状也属于阈值性状。

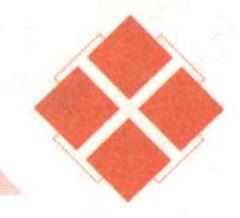



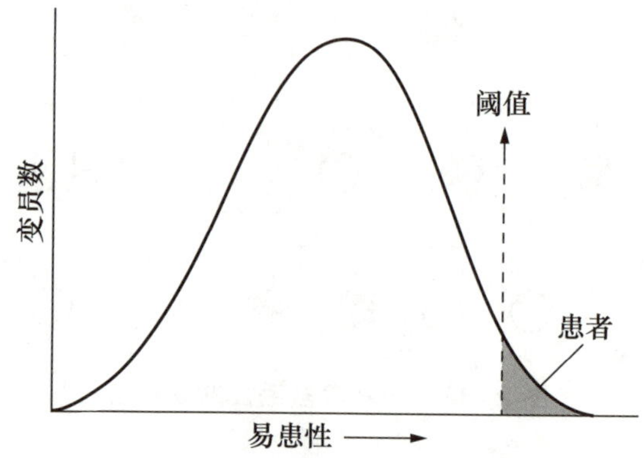


图 2–35 易患病与发病阈值

某一个体的易患性水平高低无法测量，但是，一个群体的易患性平均值可以依据该群体的患病率做出估计。利用正态分布平均值（或均值μ）与标准差（σ）之间的已知关系，可由患病率估计群体的发病阈值与易患性平均值之间的距离，该距离以正态分布的标准差作为衡量单位。已知正态分布曲线下的总面积为100%，据此可推算得到均数加减某个标准差的范围内，曲线与横轴之间所包括面积占曲线下总面积的比例。多基因遗传病的群体易患性呈正态分布，因此，它必然具有正态分布的特征，从图 2–36 中可以得到以下关系：① μ±1σ 以平均值μ为0，左右1个标准差范围内的面积占正态分布曲线下的总面积的68.28%，此范围以外的面积占31.72%，左右侧各占约16%；② μ±2σ 范围内的面积占正态分布曲线下的总面积的95.46%，此范围以外的面积占4.54%，左右侧各占约2.3%；③ μ±3σ 范围内的面积占正态分布曲线下的总面积的99.74%，此范围以外的面积占0.26%，左右侧各占0.13%。

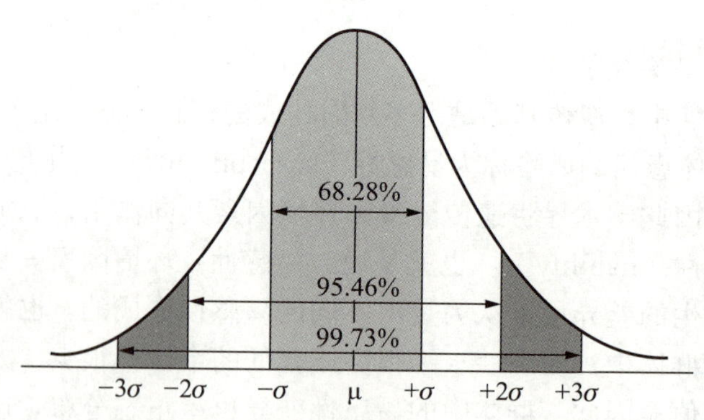


图 2–36 正态分布曲线中μ与σ关系

多基因遗传病易患性正态分布曲线下的面积代表总人群，其易患性超过阈值的那部分面积为患者所占的百分数，即患病率。所以，人群中某一种多基因遗传病的患病率即为超过阈值的那部分面积。从其患病率就可以得出阈值距离均数有几个标准差，这只要查阅正态分布表即可。易患性正态分布曲线右侧尾部的面积代表患病率。例如，冠心病

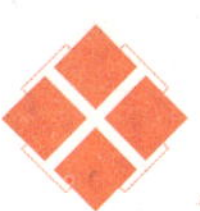

的群体患病率为 2.3% ~ 2.5%，其阈值与易患性平均值距离约为 28；而先天性畸形足的群体患病率仅为 0.13%，其阈值与易患性平均值距离约为 38。

由此可见，一种多基因病的易患性的平均值与阈值越近，表明易患性越高，阈值越低，群体患病率越高；相反，易患性的平均值与阈值越远，表明易患性越低，阈值越高，群体患病率越低。（见图 2–37）

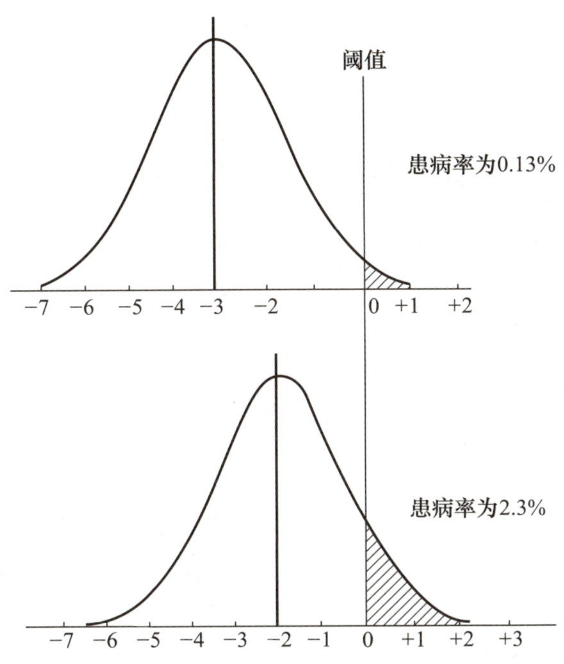


**图 2–37　易患性的平均值和阈值的距离与患病率的关系**

## 二、遗传度

在多基因遗传病中，易患性高低受遗传因素和环境因素的双重影响。其中，遗传因素即致病基因所起作用的大小称为遗传度，也叫遗传率（heritability），一般用百分率（%）表示。一种多基因遗传病如果完全是由遗传因素决定的，则遗传率为 100%，这种情况是非常少见的。在遗传率高的疾病中，遗传率可高达 70% ~ 80%，这表明遗传因素在决定疾病易患性和发病上起重要作用，环境因素所起作用较小；在遗传率低的疾病中，遗传率可仅为 30% ~ 40%，这表明在决定易患性和发病上，遗传因素的作用较小，而环境因素可能更为重要。一些常见多基因遗传病的遗传率如表 2–1 所示。遗传率的表示符号是 H 或 $h^2$。H 为广义遗传率，其中有全部遗传因素起作用；$h^2$ 为狭义遗传率，其中仅有累加效应起作用。通常以 $h^2$ 表示遗传率。

表 2-1　一些常见多基因遗传病的遗传率

| 病名 | 群体发病率（%） | 患者一级亲属发病率（%） | 男：女 | 遗传率（%） |
|---|---|---|---|---|
| 唇裂 ± 腭裂 | 0.17 | 4 | 1.6 | 76 |
| 腭裂 | 0.04 | 2 | 0.7 | 76 |
| 先天性髋关节脱位 | 0.1 ～ 0.2 | 4 | 0.2 | 70 |
| 先天性幽门狭窄 | 0.3 | 男性先证者 2<br>女性先证者 10 | 5.0 | 75 |
| 先天性畸形足 | 0.1 | 3 | 2.0 | 68 |
| 先天性巨结肠 | 0.02 | 男性先证者 2<br>女性先证者 8 | 4.0 | 80 |
| 脊柱裂 | 0.3 | 4 | 0.8 | 60 |
| 无脑儿 | 0.2 | 2 | 0.4 | 60 |
| 先天性心脏病 | 0.5 | 2.8 | - | 35 |
| 精神分裂症 | 1.0 | 10 | 1 | 80 |
| 糖尿病（青少年） | 0.2 | 2 ～ 5 | 1 | 75 |
| 高血压 | 4 ～ 8 | 15 ～ 30 | 1 | 62 |
| 冠心病 | 2.5 | 7 | 1.5 | 65 |
| 消化性溃疡 | 4 | 8 | 1 | 37 |
| 哮喘 | 4 | 20 | 0.8 | 80 |
| 强直性脊柱炎 | 0.2 | 男性先证者 7<br>女性先证者 2 | 0.2 | 70 |

计算出多基因遗传病的遗传率在临床实践上有重要意义。下面介绍两种计算遗传率的方法。

### （一）应用 Falconer（1965）公式计算遗传率

Falconer 公式是根据患者一级亲属的发病率与遗传率有关而建立的。一级亲属发病率越高，表明遗传率越高，故可通过调查患者一级亲属发病率和一般人群发病率来估计遗传率（$h^2$），其公式为：

$$h^2 = b / r$$

$$b = \frac{Xg - Xr}{ag}$$

$$b = \frac{p（Xc - Xr）}{ac}$$

这里，$h^2$ 为遗传率，b 为亲属对患者的回归系数，r 为亲缘系数，Xg 为一般群体易患性平均值与阈值的差，Xr 为患者亲属易患性平均值与阈值的差，ag 为一般群体易患性平均值与一般群体中患者易患性平均值的差，$X_c$ 为对照组亲属中的易患性平均值与阈值的差，ac 为对照组亲属中易患性平均值与对照组亲属中患者易患性平均值的差。q 为对照组亲属发病率，p=1–q。

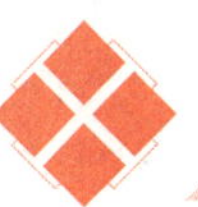

### （二）应用 Holzinger 公式计算遗传率

Holzinger 公式（Holzinger formula）（1929）是根据遗传率越高的疾病，同卵双生的患病一致率与二卵双生患病一致率相差越大而建立的。

同卵双生（monozygotic twin，MZ）是由一个受精卵形成的一对双生子，他们的遗传基础理论上是完全相同的，其个体差异主要由环境决定；二卵双生（dizygotic twin，DZ）是由两个受精卵形成的一对双生子，相当于同胞，因此他们的个体差异由遗传基础和环境因素共同决定。所谓患病一致率是指双生子中一个患某种疾病，另一个也患同样疾病的频率。

$$h^2=\frac{C_{MZ}-C_{DZ}}{100-C_{DZ}}$$

式中，$C_{MZ}$ 为同卵双生子的同病率；$C_{DZ}$ 为二卵双生子的同病率。

例如，对躁狂抑郁性精神病的调查表明，在 15 对同卵双生子中，共同患病的有 10 对；在 40 对二卵双生子中，共同患病的有 2 对。依此来计算同卵双生子的同病率为 67%，二卵双生子的同病率为 5%。代入公式中：

$$h^2=\frac{C_{MZ}-C_{DZ}}{100-C_{DZ}}=\frac{67-5}{100-5}=0.65=65\%$$

以上结果表明，在躁狂抑郁性精神病中，遗传因素的贡献率为 65%。

## 三、多基因遗传病的特点

多基因遗传病有如下常见特点。

（1）包括一些常见病和常见的先天畸形，每种病的发病率均高于 0.1%。

（2）有家族聚集倾向，患者亲属发病率高于群体发病率，但绘成系谱后，不符合任何一种单基因遗传方式；同胞中的发病率低于 1/2 或 1/4，所以既不符合常染色体显性或隐性遗传，也不符合 X 连锁遗传。

（3）发病率有种族（或民族）差异（见表 2–2），表明这类疾病有遗传基础。

**表 2–2　一些多基因遗传病发病率的种族差异**

| 病名 | 发病率 | |
|---|---|---|
| | 日本 | 美国 |
| 脊柱裂 | 0.003 | 0.002 |
| 无脑儿 | 0.006 | 0.005 |
| 唇裂 ± 腭裂 | 0.003 | 0.0013 |
| 先天性畸形足 | 0.014 | 0.055 |
| 先天性髋关节脱位 | 0.01 | 0.007 |

（4）随着亲属级别降低，患者亲属的发病风险迅速降低，且发病率愈低的疾病中，这一特征愈明显。这与常染色体显性遗传病中，亲属级别每降低一级，发病风险降低 1/2 的情况是不同的。（见表 2–3）

表 2-3　一些多基因遗传病患者不同级别亲属的发病风险对比

| 亲属级别 | 发病风险 | | |
|---|---|---|---|
| | 唇裂 | 先天性髋关节脱位 | 先天性幽门狭窄 |
| 一般群体 | 0.001 | 0.002 | 0.005 |
| 一卵双生 | 0.40（×400） | 0.40（×200） | 0.15（×30） |
| 一级亲属 | 0.04（×40） | 0.05（×25） | 0.05（×10） |
| 二级亲属 | 0.07（×7） | 0.006（×3） | 0.0025（×5） |

（5）患者的双亲与患者同胞、子女的亲缘系数相同，有相同的发病风险。这与常染色体隐性遗传病不同。在常染色体隐性遗传病中，患者的双亲和子女一般并不发病，而是肯定携带者，患者同胞的发病风险为 1/4。

（6）近亲婚配时，子女的发病风险也增高，但不如常染色体隐性遗传病那样明显。

## 四、再发风险的估计

多基因遗传病的复发风险与该病的遗传率和一般群体发病率的高低有密切关系。当某种病的一般群体发病率为 0.1% ～ 1%、遗传率为 70% ～ 80% 时，可利用 Edward 公式（1960）：$f=\sqrt{P}$ 求出患者一级亲属的发病率。式中，f 代表患者一级亲属发病率，P 代表一般群体发病率。也就是说，患者一级亲属的发病率等于群体发病率的平方根。例如，唇裂在我国人群中的发病率为 0.17%，遗传率为 76%，患者一级亲属的发病率为 4%，近于 4.1%。值得注意的是，如果群体发病率和遗传率过高或过低，则上述 Edward 公式不适用。

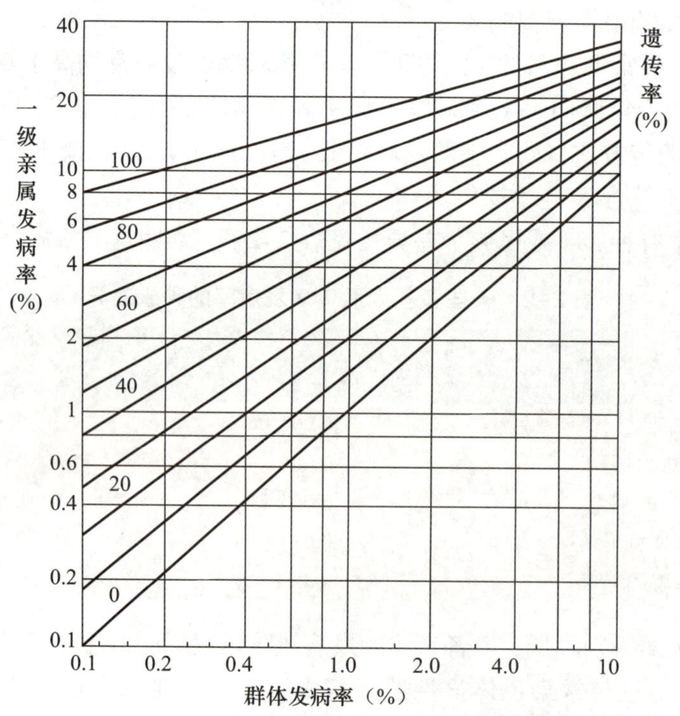


图 2-38　一般群体发病率、遗传率及患者一级亲属发病率的关系

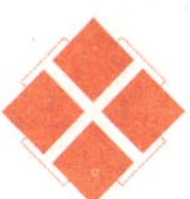

图 2-38 是一般群体发病率、遗传率及患者一级亲属发病率的关系图解。当已知群体发病率和遗传率时，从此图很容易查出患者一级亲属的发病率。例如，精神分裂症的一般群体发病率为 1%，遗传率为 80%，可从图 2-38 横坐标上查出 1% 的位置，并作一垂直线，再找出遗传率为 80% 的斜线，由这两者相交点向纵坐标作一垂直线，在纵坐标上的这一点即是患者一级亲属的发病率，约为 10.5%。另外，在已知一般群体发病率与一级亲属发病率的条件下，可利用该表估计出该病的遗传率。例如，已知某病一般人群发病率为 0.4%，一级亲属发病率为 4%，则从图 2-38 可查知该病的遗传率为 60%。此外，由于多基因遗传病涉及多种遗传和环境因素，发病机理比较复杂。因此，在估计多基因遗传病的复发风险时，还应注意以下情况。

### （一）遗传度、群体发病率与发病风险的关系

将遗传度、群体发病率、患者一级亲属发病率的关系制成图后可以看出，当群体发病率为 0.1% ～ 1% 时，遗传率如果是 70% ～ 80%，则患者一级亲属发病率近于群体发病率的平方根，可以用公式 $f=\sqrt{P}$ 求得。f 代表患者一级亲属的发病率，P 代表一般群体发病率。例如，唇裂在我国人群中的发病率为 0.17%，其遗传率为 76%，患者一级亲属的发病率（f）$=\sqrt{0.17\%}\approx 4\%$。如果遗传率高于或低于此范围，患者一级亲属的发病率也高于或低于群体发病率的平方根。例如，原发性高血压的群体发病率约为 6%，遗传率为 62%，患者一级亲属的发病率从图中可以看出为 16%，如果按公式 $f=\sqrt{P}$，患者一级亲属的发病率应为 24.5%，这时该公式就不再适用。一个家庭中的患病人数越多时，再发风险越高。例如，当一对夫妇生出了一个唇裂患儿后，第二胎再生唇裂患儿的风险上升为 4%。如果他们第二胎又生了一个患儿，第三胎再生患儿的风险就上升到 10%。这种情况表明，患儿的双亲虽未发病，却带有较多的易患性基因，其易患性更接近阈值。

### （二）病情严重程度与发病风险的关系

多基因遗传病患者的病情越严重，亲属中再发风险就越高。例如，患儿单侧唇裂，其同胞的发病风险为 2.46%；患儿为单侧唇裂 + 腭裂，同胞发病风险为 4.2%；患儿为双侧唇裂 + 腭裂，同胞发病风险为 5.6%。患儿的病情越严重，就表明双亲带有越多的易患性基因。

### （三）性别与发病风险的关系

某些多基因遗传病的发病率存在着性别差异，发病率低的性别患者一级亲属的发病风险高于发病率高的性别患者一级亲属的发病风险。因为在这种情况下，两种性别的发病阈值是不同的，发病率低的性别必须携带较多的易患性基因，才能达到阈值而发病。如果已经发病，表明其一定携带更多的易患性基因，其后代的发病风险将会相应增高。例如，就先天性幽门狭窄而言，人群中男性发病率为 0.5%，女性发病率为 0.1%，男性发病率是女性的 5 倍，即男性发病阈值低于女性。男性患者的儿子发病风险是 5.5%，女儿的发病风险是 14%；而女性患者儿子的发病风险为 19.4%，女儿的发病风险为 7.3%。

# 第四节　染色体病

人类体细胞染色体有23对（46条），其中常染色体22对（44条），性染色体1对（2条），女性为XX，男性为XY。染色体通常是稳定的，但受某些因素影响也会发生改变，即染色体畸变。染色体畸变是指染色体数目和形态结构的改变，可用细胞学方法检查出来，尤其显带技术的进展及电镜的应用，使有关染色体的研究日益精进。染色体畸变的种类很多，主要有以下两类。

（1）形态结构和排列顺序上的改变：因染色体断裂，断裂后重新组合，出现各种染色体结构异常，如重复（dup）、缺失（del）、倒位（inv）、易位（t）、环形染色体（r）等。

（2）数量上的改变：正常人体细胞有染色体46条，它们成对存在，共23对，称2倍体（2n）。如果染色体数目成倍增加，就称3倍体（3n）、4倍体（4n）；如果染色体数目增加1条或几条，称非整倍体，少于46条者称为亚2倍体（如先天性卵巢发育不全症核型为45，XO），多于46条者称为超2倍体[如先天愚型核型为47，XX（XY），+21]，非整倍体的产生是因生殖细胞染色体减数分裂时发生不分离或丢失所致。目前已发现染色体病400余种，由于环境中各种致畸因素的影响及显带技术的进步，新的染色体畸变性疾病还在不断被发现。

## 一、染色体畸变

染色体畸变（chromosomal aberration）是指体细胞或生殖细胞内染色体发生异常的改变。畸变的类型和可能引起的后果在细胞的不同周期和个体发育的不同阶段不尽相同。染色体畸变可分为数目畸变和结构畸变两大类。其中，染色体的数目畸变又可分为整倍性改变和非整倍性改变两种。结构畸变主要有缺失、重复、插入、易位和倒位等。当一个个体细胞有两种或两种以上的不同核型的细胞系时，这个个体就被称为嵌合体。无论是数目畸变，还是结构畸变，其实质都是涉及染色体上基因群的增减或位置的转移，使遗传物质发生改变，从而导致染色体异常综合征或染色体病。

导致染色体畸变的因素有多种，归纳起来可以分为以下几种：化学因素、物理因素、生物因素和母亲年龄。

### （一）化学因素

许多化学物质，如一些化学药品、农药、毒物和抗代谢药等，都可引起染色体畸变。据调查，某些化工厂的工人由于长期接触苯、甲苯等，出现染色体数目异常和发生染色体断裂的频率远高于一般人群。农药中的除草剂和杀虫的砷制剂等都是染色体畸变的诱变剂。

#### 1. 药物

某些药物特别是一些抗肿瘤药物、保胎及预防妊娠反应的药物，均可引起人类染色体畸变或产生畸胎。已有研究证实，环磷酰胺、氮芥、白消安（马利兰）、氨甲蝶呤、阿糖胞苷等抗癌药物均可导致染色体畸变。抗痉挛药物苯妥英钠可引起人体淋巴细胞多倍体细胞数增高。

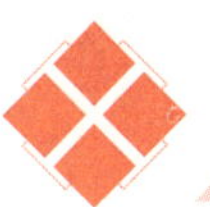

2. 农药

许多化学合成的农药可以引起人类细胞染色体畸变。某些有机磷农药也可使染色体畸变率增高，如美曲磷脂（敌百虫）类农药。

3. 工业毒物

工业毒物如苯、甲苯、铝、砷、二硫化碳、氯丁一烯、氯乙烯单体等，都可以导致染色体畸变。长期接触这些有害毒物的工人，其染色体的畸变率增高。

4. 食品添加剂

某些食品的防腐剂和色素等添加剂中所含的化学物质也可以引起人类染色体发生畸变，如硝基呋喃基糖酰胺 AF-2、环己基糖精等。

### （二）物理因素

在自然空间存在的各种各样的射线都可对人体产生一定的影响，但其剂量极微，故影响不大。大量的电离辐射对人类具有极大的潜在危险。例如，放射线物质爆炸后散落的放射性尘埃、医疗上所用的放射线等，对人体都有一定的损害。工业放射性物质的污染也可引起细胞染色体的改变。细胞受到电离辐射后，可引起细胞内染色体发生异常。畸变率随射线累积剂量当量的增高而增高。最常见的畸变类型有断裂、缺失、双着丝粒染色体、易位、核内复制、不分离等，这些畸变都可使个体的性状出现异常。射线的作用包括对体细胞和生殖细胞两方面，如果一次照射大剂量的射线，可在短期内引起造血障碍而死亡。长期接受射线治疗或从事放射工业的人员，由于微小剂量的射线不断积累，会引起体细胞或生殖细胞染色体畸变。有实验证明，受照射卵细胞中染色体不分离的频率明显高于未受照射组。同时还发现，这一现象在年龄较大的小鼠中更为明显。还有报道说，受到过电离辐射的母亲生育先天愚型（一种染色体异常所导致的疾病）患儿的风险明显增高。

### （三）生物因素

导致染色体畸变的生物因素包括两个方面。一是由生物体产生的生物类毒素，二是某些生物体如病毒本身可引起染色体畸变。真菌毒素具有一定的致癌作用，同时也可引起细胞内染色体畸变。病毒也可引起宿主细胞染色体畸变，尤其是那些致癌病毒，其原因主要是影响宿主的 DNA 代谢。当人体感染某些病毒，如风疹病毒、乙肝病毒、麻疹病毒和巨细胞病毒时，就有可能引发染色体的畸变。如果用病毒感染离体培养细胞，将会出现各种类型的染色体异常。

### （四）母亲年龄

当母亲年龄增大时，所生子女的体细胞中某一序号染色体有三条的情况要多于一般人群。母亲年龄越大（大于 35 岁），生育先天愚型患儿的危险性就越高。这与生殖细胞老化及合子早期所处的宫内环境有关。一般认为，生殖细胞在母体内停留的时间越长，受到各种因素影响的机会越多，在以后的减数分裂过程中，容易产生染色体不分离而导致染色体数目异常。

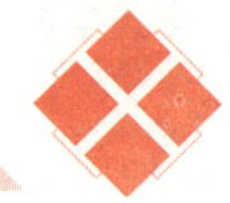



## 二、常见染色体病

### （一）常染色体畸变性疾病

#### 1. 21 三体综合征

（1）定义与核型

21 三体综合征（21-Trisomy）又称先天愚型或 Down' s Syndrome，是儿科中最常见的染色体病。本病按染色体改变不同，可分为如下 4 种类型。

① 21 三体型。此型最多，占全部先天愚型的 90% ～ 95%，核型为 47，XX（XY），+21，多了一条 21 号染色体。母亲年龄超过 35 岁时再生育，其发病率远远超过群体发病率。本病的发生多由于母亲的配子（卵细胞）在减数分裂时第 21 号染色体不分离，当一对（2 条）21 号同源染色体分配于一个成熟卵细胞时，这个卵细胞被正常精子受精后，受精卵中就含有 3 条 21 号染色体，发育成个体后即出现 21 三体综合征。

② 14/21 易位型。此型患儿较少，占先天愚型的 3% ～ 4%，核型为 46，XX（XY），-14，+t（14q21q）。核型中少了一条 D 组的 14 号染色体，而多了一条易位染色体（t），这条易位染色体由 14 号及 21 号染色体长臂通过着丝粒融合（罗式易位）而成。14q21q 易位中 55% 是新发生的，45% 是由于双亲之一为平衡易位携带者，核型为 45，XX（XY），-14，-21，+t（14q21q）。t（14q21q）最常见，约占全部易位的 54.2%。其次是 t（21qGq），发生率为 40.9%，且其中 96% 是新发生的。

③嵌合型。此型少见，约占全部 21 三体病例的 2.7%。患儿体内有两种不同核型的细胞系，核型为 46，XX（XY）/47，XX（XY），+21，因受精卵在初期卵裂时第 21 号染色体发生不分离性畸变所致。临床表现轻重取决于三体型细胞系所占比例的高低。本病无特征性病理改变，主要变化是脑小，尤其是大脑额叶、皮质变薄，小脑及脑干发育异常。

（2）临床表现

①智力及运动机能发育显著延迟。本病主要特征是智力低下，智商在 25 ～ 50，至学龄期只能理解简单日常用语，只能发单音及 2 个字的简单词，记忆力极差，学会的话也常常忘掉。运动机能发育显著落后，表现为肌肉张力低下，关节松弛，1 周岁不能坐，2 周岁不能独立，4 周岁后才能走路，至学龄期双手精细动作仍很笨拙。

②特殊面容。生后不久即可发现特殊面容：头稍短小，可有第三囟门；圆平脸，两眼间距过宽，眼裂向外上倾斜，斜视；鼻根部低平，鼻梁塌；耳稍小，上耳轮皱褶过长；口角下垂，口半张，舌常伸出口外，流涎；颈宽而短，常有蹼颈。

③皮肤纹理学改变。先天愚型患儿尽管在核型上有所不同，但在皮肤纹理上有共同的特征性改变：一侧或两侧通贯手，大约 50% 的患儿有此特征（对照人群中只有 1%）；掌纹 A、B、C、D 线有特殊走行主向，轴三叉点 t 不在腕关节处，而向掌心移位呈 t′；80% 以上先天愚型患儿 ATD 角大于 57°，在 60° ～ 70° 之间，而正常儿的 ATD 角 <45°；小指多只有两个指节，一条指褶，跖纹理比正常儿粗大，拇趾球区无涡状纹或蹄状纹，只有一束平行的胫侧弓状纹。这种皮肤纹理改变与染色体畸变密切相关，因此，

在不能进行染色体分析时，可根据皮纹改变与临床特点，做出较为准确的诊断。

④其他畸形骨成熟延迟。手宽而短胖，手指短，小指向内弯曲。足宽而平，趾短，第一、二趾的间距宽，呈草鞋样脚。约 50% 的患儿伴有先天性心脏病，常伴有脐疝及幽门狭窄、十二指肠狭窄、肛门闭锁、巨结肠、直肠脱垂等消化道畸形。男性偶有隐睾症、阴囊阴茎小，无生育能力。

（3）诊断

①根据患儿智力、运动机能发育迟缓、特殊面容及皮肤纹理改变，出生后不久即可诊断。

②诊断有困难时可做染色体检查确诊。

（4）遗传咨询

①随着母亲年龄的增长，娩出先天愚型患儿的风险逐渐增高。因此，35 岁以上的高龄孕妇应做产前诊断。

②第一胎生了先天愚型患儿时，应同时做患儿及其父母的染色体检查，如患儿为 21 三体型而父母染色体正常时，可以再生第二胎，因第二胎再发风险同一般群体，不必强调做产前诊断。

③患儿为易位型先天愚型时，大约 1/2 的病例是新发生的，另 1/2 是由于双亲之一为平衡易位携带者。例如，母亲为 14/21 平衡易位携带者时，再生育时，理论上每胎有 1/4 机会生 21 三体型患儿，多流产、死产或患儿出生后不久即死亡，有 1/4 机会生 14/21 易位型先天愚型患儿，有 1/4 机会生正常儿，有 1/4 机会生 14/21 平衡易位携带者。就再发风险率而言，母亲为 14/21 平衡易位携带者时为 10% ～ 15%，父亲是平衡易位携带者时只为 5%。因此，双亲之一为平衡易位携带者时，孕后必须做产前诊断。

④男性先天愚型患者无生育能力。女性先天愚型患者可以生育，子代中各有 1/2 的机会出现 21 号染色体二体性与三体性，孕后必须做产前诊断、病胎流产。

⑤患者的平均寿命只有 16.2 岁，50% 的患儿因合并严重的先天性心脏病及消化管畸形，多于 5 岁前死亡。只有 8% 的患者活过 40 岁，2.6% 的患者可活过 50 岁。

⑥本病无特殊治疗方法，长期耐心细致的教育及训练是提高智商、改善运动机能最有效的措施。据有关报道，口服叶酸 10 ～ 30mg/ 次，3 次 / 天，可促进智力发育。

### 2. 13 三体综合征

（1）定义及核型

本病于 1960 年首先由 Patau 报道，染色体总数 47 条，多了一条 13 号染色体，核型为 47，XX（XY），+13，因此称为 13 三体综合征，又称 Patau 综合征。在本病的全部病例中，约 80% 的病例为三体型，另外还有嵌合型，核型为 46，XX（XY）/47，XX（XY），+13，以及 13/14 易位型，核型为 46，XX（XY），−14，+t（13q14q），多了一条 13 号染色体长臂。

（2）临床表现

本病的畸形及其临床表现比 21 三体综合征严重。其畸形及临床表现为：头小，前额后缩，前脑发育缺陷，严重者有全裂额；面中部发育异常，鼻宽而扁平，2/3 的病例

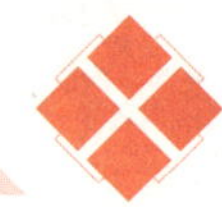



有上唇裂，常伴腭裂；小眼球及眼畸形低位耳，常伴耳轮畸形；6 指（趾），足掌中凸，足跟后突，呈“摇椅底”样足，手指相盖叠；男性常有隐睾及阴囊畸形，女性可有双角子宫、阴蒂肥大及双阴道；80% 的病例有先天性心脏病，30% ～ 60% 的病例有多囊肾、肾盂积水；皮肤纹理异常，通贯手，轴三叉点很高，呈 t″ 或 t，手指弓形纹及桡箕发生率很高，总嵴纹计数（total finger ridge count，TFRC）低，拇趾球区多为腓侧弓形纹。本病患儿头面部严重畸形，常伴有先天性心脏病，生活能力低下，常因心功衰竭死亡。约 1/2 的患儿在出生后 1 个月内死亡，2/3 以上的患儿在 6 个月内死亡，能存活 3 年者极少，估计平均寿命 130 天。全部患儿严重智力低下。

（3）遗传咨询

①本病无特殊治疗方法，预后极差。

②第一胎为本病患儿时，应同时做双亲染色体检查，如双亲染色体正常，因再发风险较低，可以再生育。

③第一胎为 13/14 易位型患儿时，双亲之一（主要是母亲）如为易位携带者，第二胎孕后（大部分流产或死亡）必须做产前诊断，进行选择性流产；双亲染色体正常时，说明该染色体畸变是新发生的，再发风险较低，可以再生育。双亲之一为 13q13q 易位携带者时，流产率高达 100%。

### 3. 18 三体综合征

（1）定义及核型

本病于 1960 年首先由 Edward 等报道，染色体总数 47 条，因多了一条 18 号染色体，核型为 47，XX（XY），+18，故称 18 三体综合征或 Edward 综合征。本病在新生儿中的发生率为 1/8000 ～ 1/3500。本病因患儿头面部及心血管系统严重畸形，多于生后不久即死亡。

（2）临床表现

①母亲怀孕时胎动感觉微弱。患儿出生时体重低，体态弱小，头围小，运动机能及智力发育显著迟缓，肌张力高，皮肤多毛，枕部突出，耳畸形，有低位耳，腭弓高而窄，可见小下颌、蹼颈，乳头间距远离，胸骨短，骨盆小。患儿手足严重畸形，手指屈曲重叠，成重叠紧握拳状，强迫手指伸直时，1、2 指斜向桡侧，3、4、5 指斜向尺侧，成“V”字形分开；拇趾短而背屈，常有马蹄内翻足。95% 的患儿有先天性心脏病。男性患儿常有隐睾，女性患儿常见阴蒂及大阴唇发育不良。

②患儿皮肤纹理改变，指纹中弓形纹较多，因此嵴纹计数时 TRC 低，甚至为零；通贯手，轴三叉点 t 移向掌心，呈 t″ 或 t，ATD 角在 80° 左右；第 1 指大多为反箕，第 5 指大多只有一条指褶纹。

（3）诊断

①根据患儿临床表现，如头面部及手足特征性畸形、皮肤纹理特点，有严重先天性心脏病，可以做出疑似诊断。

②确诊必须做患儿染色体检查。

（4）遗传咨询

①本病预后极差，据 Weber（1964）报道，共统计 101 例患儿，其中，1 个月内死亡的占 30%，50% 在 2 个月内死亡，2/3 在 3 个月内死亡，90% 在 1 岁内死亡，仅有 1% ～ 2% 可活至 10 岁。存活时间长短可能与性别、先天性心脏病的程度、照顾是否精细等有关。无或轻先心病的女性患儿，一般存活时间较长。存活时间超过 1 周岁的患儿，几乎均是女孩。

②约 80% 的病例为 18 三体型，核型为 47，XX（XY）+18；10% 的病例为嵌合型，核型为 46，XX（XY）/47，XX（XY），+18；其余 10% 为较复杂的核型。第一胎是患儿时，可以再生育。

### 4. 5p- 综合征（猫叫综合征）

（1）定义及核型

本病于 1963 年首先由 Lejeune 报道，染色体总数 46 条，而第 5 号染色体短臂缺失，核型为 46，XX（XY），del（5p-），故称 5p- 综合征（5p-syndrome）。因患儿出生后啼哭声高调悲哀，如小猫叫声，因此本病又被称为猫叫综合征。此病较少见，新生儿中的发生率约为 1/50000。

（2）临床表现

病儿由于喉部发育不良，出生后就有特殊的高调而悲哀的啼哭声，与小猫叫声相似，这种哭声至幼儿时逐渐消失，但有些患者在儿童及成人期仍有近似猫叫的特殊哭声。病儿头小而圆，满月脸，两眼间距过宽，小下颌，双眼内眦赘皮，眼裂稍向外下倾斜，随年龄增长，脸变得稍长，内眦赘皮变轻。患儿鼻梁宽而扁平，耳小而低位，可有脑积水、白内障及视神经萎缩。1/3 的病例有先天性心脏病。病儿运动机能及智力发育迟滞，四肢肌张力低，随年龄增长肌张力增强，深反射亢进，行走时出现痉挛性步态，2 岁才会坐，4 岁才能走，严重病例可有脑瘫。病儿语言发育严重障碍，不能说话，只能发单音，显著智力低下，智商只有 20 左右。患儿皮肤纹理改变，手掌远侧横褶线终止于第 2 指间区垂直处，轴三叉点移向掌心，呈 t′，手指螺形纹多。

（3）诊断

①根据本综合征特殊的猫叫样啼哭声、头小、满月脸、小下颌等较有特征的临床表现，可以做出疑似诊断。

②确定诊断必须做染色体检查。

（4）遗传咨询

① 5p- 断裂点常在 5P13，这种缺失多数是新发生的；有 10% ～ 15% 的病例，其丢失的染色体片段易位至 3、4 号或 C、D、E 组染色体上；少数病例为嵌合型，亦多是新发生的，双亲染色体多正常，可以再生育。少数病例是由平衡易位携带者的亲代遗传来的，再生育时应做产前诊断。

②病儿如无严重心血管畸形，多数可以活到成人，但因重度智力低下，多发畸形及体格发育落后，不宜结婚。

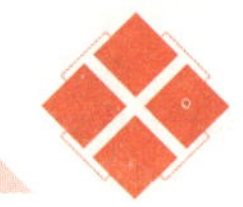



### （二）性染色体畸变性疾病

男性与女性核型中的性染色体不同，男性为 XY，女性为 XX，这种特点称为染色体性别。XX 的存在是女性生殖器官正常发育和具有女性特征所必需的条件；Y 的存在是睾丸正常发育的条件，XY 的存在是男性生殖器官正常发育与具有男性特征所必需的条件。性染色体异常使性腺发育障碍，从而导致内、外生殖器和副性征发育失常或两性畸形。

#### 1. 先天性睾丸发育不全症

（1）定义与核型

本病于 1942 年首先由 Klinefelter 报道，因此又称为克利费脱氏综合征。其核型为 47，XXY，产生原因可能是生殖细胞在减数分裂时，卵子的性染色体 XX 不分离，含 2 条 X 染色体的卵子与一个含 Y 染色体的精子相结合，或精子的性染色体 XY 不分离，卵子正常，从而结合成 XXY 受精卵。本病发病率较高，占男性活产新生儿的 1‰ 左右。绝大部分病例染色体核型为标准核型 47，XXY。少数病例染色体核型为：48，XXXY；48，XXYY；49，XXXXY；49，XXXYY；50，XXXXYY；46，XY/47，XXY 嵌合体。

（2）临床表现

本病在儿童期无任何症状，不易发现。青春期后患儿才出现临床症状，表现为身材细高，外表男性，但乳房较肥大，至成人约 40% 的患者乳房女性化，睾丸微小，体毛稀少，无须或须毛稀短，喉结小，有不同程度的无睾（去势）征象，青春期发育多延迟，性机能减退。在青春期后做睾丸活组织检查，可见精细管玻璃样变性，睾丸间质细胞（Leydig 氏细胞）增加，多无精子发生，一般不能生育（少部分可以生育）。约 25% 的患儿有中度智力低下，因此对智力低下儿童做常规颊黏膜细胞的 X 染色质小体检查时，X 染色质阳性，Y 染色质阳性，易发现患儿。部分病例精神性格异常，孤僻、胆小或存在异常的攻击行为。

（3）诊断

①根据青春期后外表男性，身材细高，去势征象，睾丸小及性机能减退可做初步诊断。

②确诊需做染色体检查。

（4）遗传咨询

①本病性染色体畸变为新发生的散发病例，第二胎再发风险与群体发病率相近。

②患者经治疗可以结婚，可以有正常性生活，但多不能生育。部分 46，XY/47，XXY 嵌合体患者可能生育，但孕后应做产前诊断。

（5）治疗

应自 11 ～ 12 岁开始治疗，治疗方法通常采用以下两种。

①雄性激素补充替代疗法：予丙酸睾酮（testosterone propionate），5 ～ 25mg/ 次，每周 1 ～ 3 次，环戊丙酸睾丸酮作用同丙酸睾酮，但作用维持较久，通常每 3 ～ 4 周肌注 1 次，开始每次肌注 50mg，每 3 周 1 次，每隔 6 ～ 9 个月增加剂量 50mg，直至达到成人剂量（第 3 周 250mg）。

②予绒毛膜促性腺素 2000 ～ 4000U/ 次，3 次 / 周，可促进性器官发育。

### 2. 先天性卵巢发育不全症

（1）定义与核型

本病于1938年首先由Turner报道，因此又称吐纳氏综合征。其核型为45，XO，缺少1条性染色体。本病的发生是因生殖细胞在减数分裂时，卵子或精子性染色体发生不分离，使一无性染色体的卵子与带1条X染色体的精子结合或一个正常卵细胞与一个无性染色体的精子结合。嵌合型45，XO/46，XX，是因受精卵在前几次有丝分裂时发生不分离或丢失造成的。此外，本综合征还见另外的核型，如XXp-、XXq-、XXr、XO/XY、XO/XXY、XXX/XX/XO等。在嵌合体中XX/XO出现率最高。本病发生率约占女性出生儿的1/10000，在女性群体中患病率为1/2500～1/4000。

（2）临床表现

本病临床特征较多，但并非全部体征发生在一个人身上，每个病例可能只有一部分体征。本病在出生时即可诊断。患儿出生后身材矮小，发育缓慢，身高在同年龄均值的3～4个标准差以下。新生儿期即可见颈后皮肤过度折叠松垂，颈短有蹼，手背、足背发生水肿。患者外观女性，原发闭经，子宫小，外生殖器女性，但呈幼儿状；乳腺不发育，无或少阴毛，无腋毛，缺乏女性第二性征；头面部畸形，表现为上颌狭窄、下颌后缩，眼裂稍向外下倾斜，双内眦赘皮，耳位低，后颈部发际十分低下并可延伸到肩上部；胸宽呈盾状，乳头间距宽，肘外翻，指甲发育不良并过凸。随着年龄的增长，患者皮肤见色素痣。约35%的病例有心血管畸形，以主动脉缩窄为多见。近来有报道称，根据超声心动图检查，34%的病例有主动脉瓣二叶型，而无狭窄。部分病例有隐性脊柱裂及脊椎侧凸，内生殖器女性，但多萎缩，性腺呈索条状，只有卵巢基质而无滤泡，多无生育能力。

（3）诊断

①根据临床表现即可做出比较准确的诊断。

②检查体细胞核的性染色质，阴性时可诊断本病。

③明确诊断应进一步查性染色体，确定吐纳氏综合征的核型。

（4）遗传咨询

①本病染色体畸变是新发生的，第一胎生了吐纳氏综合征患儿，第二胎再发风险与群体发生率相近，因此不过分限制再生育。

②吐纳氏综合征患者可以结婚但多无生育能力。

（5）治疗

用雌激素行补充替代疗法，一般从13～15岁开始治疗，促进患者第二性征的发育。予已烯雌酚0.5～1mg/d，连服3～9个月。予炔雌醇，0.01～0.02mg/d，最大剂量可增加至0.05mg/d，可促进乳房发育，还可与孕酮联合应用使患者发生人工周期。

### 3. 脆性X染色体综合征

脆性X染色体综合征（fragile X syndrome，Fra X），1967年首先由Lubs报道，是一种X连锁智力低下遗传性疾病。此病患者外周血淋巴细胞在低叶酸培养条件下，可以见到一条X染色体长臂2区7带（Xq27.3）处有一脆性部位。该带远侧表现为不着色的缩窄或裂隙，致使长臂末端的q28形如随体样。脆性部位易产生断裂，从而导致缺失和无着丝粒断片。

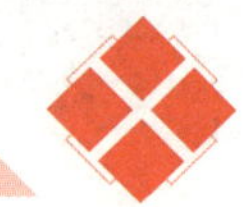



（1）临床表现

本病最突出的特征是智力呈中、重度低下，大耳朵，青春期发育成大睾丸症。一些病例还有下颌大而突出、前额凸出、高腭弓、厚唇及面中部发育不良症状。患者运动机能发育落后，动作多笨拙。女性携带者中（杂合子）约 1/3 有轻度智力低下。现估计女性携带者约占女性人群的 0.05%。

（2）诊断

①根据中、重度智力低下，大耳朵、大睾丸等临床表现可诊断。

②外周血低叶酸或添加诱导剂培养检出脆性 X 染色体。

（3）遗传咨询

①脆性位点与其他染色体病不同，它只见于一部分细胞，患者具有脆性部位的淋巴细胞通常在 10% 左右，有的高达 30% ～ 60%。

②脆性 X 染色体综合征与基因病不同，它无纯合状态，但脆性部位均在 Xq27.3 同一部位，并以孟德尔方式遗传。

③脆性 X 染色体综合征在男性中的发病率为 0.92‰，在全部男性智力低下中占 10% ～ 20%。

④母亲为脆性 X 染色体携带者时，孕后应做产前诊断。

（4）治疗

①本病应积极进行早期诊断、早期治疗，在婴幼儿期即应用叶酸治疗，每次口服 10 ～ 20mg，3 次 / 天，可促进智力发育。

②加强教育及训练。

## 思考与训练

### 一、名词解释

1. 遗传病　　2. 染色体异常　　3. 多基因遗传病

### 二、选择题

1. 下列疾病中不属于遗传病的是（　　）。

A. 先天性唇裂　　B. 先天性愚型　　C. 艾滋病　　D. 白化病

2. 我国《婚姻法》禁止近亲结婚，原因是（　　）。

A. 近亲结婚后代必患遗传病

B. 近亲结婚后代身体抵抗力差，易得病

C. 近亲血缘关系近，后代易得遗传病

D. 近亲结婚，不符合社会伦理道德

3. 下列说法中你认为正确的是（　　）。

A. 先天性疾病一定是遗传病

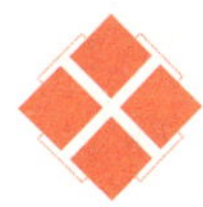

B. 优生优育就是选择胎儿性别

C. 基因疗法目前已能治疗致病基因引起的遗传病

D. 遗传咨询的目的是避免遗传病患儿的降生

4. 在我国西部的偏远地区有一个“傻子村”。该村子傻子特别多，而距离该村不远的另一个村子就没有这种现象。你认为造成“傻子村”的原因是（　　）。

A. 生活水平低　　B. 该地区水土不养人

C. 教育水平落后　　D. 多是近亲结婚引起的

5. 近亲结婚有危害的根本原因是（　　）。

A. 携带正常基因较多　　B. 孩子不易长大

C. 夫妻不会长寿　　D. 携带相同致病基因的可能性大

6. 下列选项不符合优生优育原则的是（　　）。

A. 禁止近亲结婚　　B. 将生下的患病儿童送人

C. 提倡遗传咨询　　D. 进行产前诊断

7. 下列关于遗传病的说法正确的是（　　）。

A. 遗传病一般是由外界环境改变而引起的

B. 遗传病一般是由遗传物质发生改变引起的

C. 遗传病目前可以得到根治

D. 遗传病一般是由非致病基因引起的

8. 下列亲缘关系中，不属于近亲的是（　　）。

A. 堂兄弟姐妹　　B. 姑表兄弟姐妹

C. 爷爷与孙子　　D. 自己与舅妈的弟弟

9. 你认为下列措施中在妊娠早期就能够将有严重遗传病或严重畸形的胎儿及时检查出的是（　　）。

A. 产前诊断　　B. 禁止近亲结婚

C. 遗传咨询　　D. 以上答案都不对

10. 不能有效降低遗传病发病率的措施是（　　）。

A. 积极锻炼身体　　B. 禁止近亲结婚

C. 遗传咨询　　D. 产前诊断

## 三、简答题

1. 什么叫近亲结婚？近亲结婚有哪些危害？

2. 简述预防遗传病的有效措施。

# 第三章 影响优生的非遗传因素

## 学习目标

1. 了解理化因素对优生的影响。
2. 掌握生物因素、药物因素对优生的影响。
3. 熟悉营养因素、不良嗜好、心理因素对优生的影响。
4. 能够分析各种非遗传因素对优生的影响。

## 预习案例

三鹿奶粉事件：

食用三鹿集团生产的奶粉的婴儿被发现患有肾结石。2008年9月21日，因使用婴幼儿奶粉而接受门诊治疗咨询且已康复的婴幼儿累计39965人，正在住院的有12892人，此前已治愈出院1579人，死亡4人。

思考

食品添加剂对于婴幼儿的成长有何影响？如何防止此类事件的发生？

为适应国际社会人类发展的基本要求，提高人口出生素质成为全人类共同关注的问题，也是我国计划生育政策的重要问题，遗传咨询和产前诊断是提高出生人口素质的重要手段。

随着科学技术和工业的不断发展，环境污染已日趋严重，生态平衡遭受破坏，加之滥用化学药物，农业普遍应用有机磷、菊酯类和呋喃类杀虫剂等，导致基因突变或染色体畸变，从而引起先天性缺陷儿的出生、致癌因素越来越多。虽然单纯的环境因素导致的先天性缺陷仅占总数的 10% 左右，但环境因素在诱发疾病中起着相当重要的作用。内因是变化的根据，外因是变化的条件，外因通过内因而起作用，遗传因素和环境因素共同作用引起先天性畸形则占 65%，这还不包括先天性代谢病和分子病等，影响优生的环境因素又分为物理因素、化学因素、生物因素。所以，要实现优生，必须在计划怀孕前就注意这两方面的保健：一方面是做好遗传咨询，尽可能控制遗传因素对胎儿的不良影响；另一方面是要注重环境保护包括母体所处的大环境和胎儿在母体生长的小环境，尽可能避免不良环境因素的影响。

## 第一节 理化因素

### 一、物理因素

#### 1. 电离辐射

放射线包括 X 线，α、β、γ 射线以及电子、中子等粒子的放射线，当这些射线具有足够能量引起物质电离作用时，称为电辐射。长期小剂量电辐射可引起基因突变，大剂量可引起染色体畸变。小剂量放射线照射卵巢，妇女出现月经周期延长，若 3000 伦以上剂量照射可造成不能恢复的损伤，导致不孕。放射线可影响妊娠，引起胚胎死亡或出生缺陷。通过对日本广岛原子弹爆炸时受照射孕妇妊娠结局及子代发育情况调查，人们发现其子代大多患小头症伴有精神发育迟缓，特别是母亲受到高剂量照射时，胎龄未满 18 周者伴智力迟钝的小头症尤多。胎儿及 6 岁以下受到爆炸辐射的儿童末梢血淋巴细胞染色体异常，身高及体重增长减缓。

治疗剂量的放射线照射是否对胚胎发育造成影响主要取决于受照射的剂量、受照射时胎龄及个体对辐射的敏感性。受照射剂量在 250～300 伦之间，妊娠 4～11 周接受照射，子代均出现严重畸形，中枢神经系统最易受损，最常见的异常为小头症和脑积水。

#### 2. 噪声

在生产环境中，物体的冲撞、机器的转动、高压气流的运动，都可产生噪声，噪声越大，频率越高，对人体危害越大。噪声对中枢神经系统有强烈的刺激，可致妇女内分泌功能紊乱，出现月经周期异常。噪声能使妇女内分泌腺功能紊乱，使子宫强烈收缩，影响胎儿正常发育。有人认为，长期受噪声困扰，造成孕妇精神紧张，内分泌失调，可能是影响胎儿发育的原因。

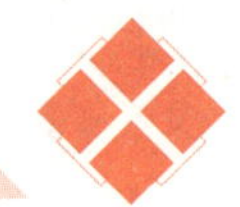



3. 微波与超声波

无线电通信、电视、无线电广播以及操作雷达时可接触微波。微波对生殖机能及胚胎发育的影响很大，其热效应可使机体内温度升高，损害生精上皮而抑制精子的发生。国内有人观察微波作业对女工生殖功能方面的影响，结果表明小剂量、长时间接触微波可导致死胎、畸胎、流产和先天性缺陷。

4. 高温

动物实验证实，妊娠动物置于高温下可引起中枢神经系统畸形。一些流行病学调查也提出，妊娠期发生高热与新生儿脑发育缺陷有明显相关关系。此外，流产、死产发生率增加，出生后智力低下。因此，孕期不宜热水浴时间过长。

5. 视屏显示终端（video display terminals， VDT）

近年来，VDT 操作以一种新型作业方式广泛应用于各个领域。视屏显示终端包括计算机的显示装置、电视机、游戏机等，现已广泛应用于各种工作场所及其他社会生活领域。随着电视及计算机技术的广泛普及，人们接触电视屏和终端显示屏的机会日益增多，全世界每天观看电视的人数已近 8 亿人次，而在工作中视屏显示终端的使用量平均超过每天 3000 万人次。VDT 对操作者健康的影响已被公认，操作者可出现眼、手、肩、足、腰部疲劳，已称之为 VDT 症候群。对 VDT 产生的电磁辐射是否对女性生育功能产生不利影响，是否增加出生缺陷的危险，存在不同观点。1983 年加拿大劳工协会对 VDT 操作妇女的大规模流行病学调查显示，其自然流产率明显高于对照组。20 世纪 90 年代以来，国内的调查结果发现 VDT 作业女性月经周期延长、经期延长及经量增多的频率显著高于对照组；自然流产发生率高于对照组；月经紊乱、痛经、经前紧张的发生率随作业时间延长而增加。另有报道，VDT 产生的电磁辐射可能引起作业妇女子代胚胎组织 DNA 损害。VDT 产生的电磁辐射强度，操作者与辐射中心之间的距离，以及接触电磁辐射时胚胎发育的阶段等因素与其产生影响大小存在密切关系。除电磁场可能造成不良影响外，疲劳或忧虑也是 VDT 作业中的有害因素。VDT 作业能否导致生殖损害目前尚无定论，应谨慎对 VDT 作业妇女的孕期保健，限制孕妇长时间 VDT 操作（每周不得超过 15 ～ 20h），妊娠最初 3 个月，最好不要参加 VDT 作业。

## 二、化学因素

1. 化学工业物质

（1）铅及其化合物

工业生产中铅及其化合物主要用于电缆、蓄电池、铸字、放射防护材料，以及汽油中作抗爆剂加入。铅对环境的污染十分普遍，如工厂排放的废气、汽车尾气、含铅材料装修的房间、涂有含铅釉料的容器、劣质化妆品及含铅的松花蛋等，人们可能自呼吸、饮水、进食、皮肤接触等多种途径摄入铅。铅可在体内蓄积而对人体造成伤害。

动物实验和人群流行病学调查均证实铅可通过胎盘进入胎儿体内，胎儿脐血中铅含量与母血中铅含量局部相关。铅具有生殖毒性、胚胎毒性和致畸作用。铅作业男性工人，若防护不当，可致精子活动无力，精子数目减少，畸形精子百分率高于对照组。铅作业

女工或男工的妻子可造成不孕、自然流产、死产、早产及婴儿死亡率增高，以及婴儿发育迟缓、智力低下、出生体重低等。低水平铅接触孕妇，血铅水平超过正常值，导致胎膜早破、早产、妊高症、流产、贫血发病率上升。

脑组织是铅毒作用的重要靶器官，由于胎儿期血脑屏障发育不成熟，铅经胎盘转运至胎儿，影响胎儿脑组织的形成和发育。铅主要作用于星形胶质细胞并且影响神经递质的释放过程，从而损害胎儿的神经发育。从铅的分布看，控制学习和记忆的重要中枢海马回铅含量最高，可部分解释为何受铅毒作用的胎儿日后可能出现行为及学习能力缺陷。

（2）汞及其化合物

汞在工业上的用途十分广泛，各种塑料、化工生产中用汞作催化剂，仪表、仪器用汞作填充剂，无机汞和有机汞化合物还用作杀虫剂、防腐剂和选种剂。环境中汞污染主要源于工业污染，随着工业的发展，汞进入环境的机会增加，可能污染作物和粮食。汞及其化合物主要通过呼吸道进入人体。有机汞多由于食用被其污染的食品经口侵入。汞与体内酶蛋白及细胞膜中巯基结合，可抑制多种含巯基酶的活性而影响细胞的正常功能。在汞的化合物中，甲基汞不仅最易于通过胎盘，而且可以通过血脑屏障，进入脑组织和脊髓，因此对胚胎的毒性作用最大。20 世纪 50 年代，日本水俣市发生了以神经系统症状为主的疾病流行。一家氮肥厂将含甲基汞的废水排入水俣湾，人们食入被甲基汞污染的鱼而引起中毒。1995 年据 Aarada 报道，64 例患儿出生 3 个月先后出现严重精神迟钝，协调障碍，共济失调，步行困难，语言、咀嚼、咽下困难及生长发育不良等各种症状。而这些患儿的母亲在妊娠期均食用过甲基汞污染的鱼、贝。这种疾病被诊断为先天性水俣病。

（3）二硫化碳

二硫化碳主要用于橡胶、粘胶纤维、赛璐玢及其他化工生产中，长期暴露于二硫化碳的男性工人可出现性机能障碍，精子数目减少，精子活动无力及精子畸形率升高。二硫化碳作业的女工及男工妻子自然流产及子代先天缺陷的发生率明显高于对照组。二硫化碳的代谢产物二硫代氨基甲酸酯能络合铜离子而抑制单胺氧化酶等含铜酶类，从而干扰体内生物胺代谢，对生殖细胞及胚胎产生毒性作用。

（4）汽油

汽油是工业及生活中用途极广的溶剂和燃料。汽油在体内主要作用于中枢神经系统，引起神经细胞内脂代谢障碍。它可以通过胎盘进入胎儿体内，并在胎儿组织中蓄积。孕妇应避免经常暴露于高浓度的汽油环境中。

（5）多氯联苯

多氯联苯在工业上应用广泛，可用作塑料和橡胶的软化剂，油漆的添加剂和电器设备的绝缘油与热载体。1968 年，在日本发生多氯联苯直接污染米糠油而引起 1000 多人中毒的严重公害事件。在中毒的 13 名孕妇中，2 例发生死产；活产的 11 例中，有 10 名新生儿表现出体重不足、皮肤色素沉着、眼睑红肿、眼球突出等症状。

（6）有机溶剂

苯、甲苯和二甲苯作为溶剂和化工原料广泛应用于橡胶、油漆、喷漆、制药、制笔、染料和合成纤维等行业中，据估计，我国接触苯系化合物工人有 50 余万人。苯系化合

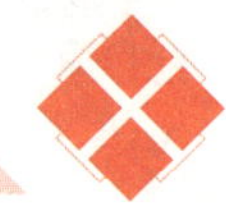



物对接触者及实验动物的生殖毒性主要有染色体畸变、月经失调、受孕率下降、自然流产、出生畸形及子代智力低下等。孕妇低浓度的混苯化合物暴露可导致低孕周和低出生体重儿。另有报告，干洗业接触四氯乙烯、氯代烃，制鞋业接触甲苯、正已烷、丙酮，金属工业接触氯代烃、芳香烃及脂肪烃等均使接触女工受孕率下降。

（7）甲醛

甲醛广泛用于农药、皮革、造纸、橡胶、制药和建筑材料等行业中。汽车尾气、吸烟及含甲醛的建材均可造成甲醛对环境的污染。流行病学调查显示接触甲醛女工妊娠期贫血、先兆流产、胎儿宫内窒息、分娩低体重儿及难产发生率均高于对照组。此外，作为制造塑料原料的氯乙烯、苯乙烯以及用于橡胶工业的氯丁二烯均可能对生殖及胚胎产生毒性作用。

2. 化学农药

化学农药已被广泛应用，除生产和使用过程中人暴露于农药中外，食品中的农药残留也会对机体产生影响。化学农药可以通过胎盘屏障，对发育中的胚胎和胎儿产生影响。目前已发现 30 余种农药对实验动物有胚胎毒性作用。

（1）有机磷农药

有机磷农药大多为磷酸酯或硫代磷酸酯类化合物，是农业上广为使用的杀虫剂，目前占我国农药使用量的 80% 以上。常用的有敌百虫和敌敌畏等品种，其毒性作用主要为抑制胆碱酯酶活性而引起神经功能紊乱。目前认为，在神经系统发育关键时期抑制胆碱酯酶活性，会影响细胞生长、分化和脑的正常功能。动物实验证实，有机磷制剂可影响精子生成，并引起妊娠机能障碍。小鼠孕期吸入低浓度敌百虫，其胎鼠出现骨骼缺陷及内脏畸形。有机磷制剂对胚胎的毒性可能是通过胎盘，直接作用于胎儿或抑制胎盘中酯酶活性进而影响胎儿的营养。

（2）有机氯农药

有机氯农药是一种广谱、高效且廉价的杀虫剂，其中二氯二苯三氯乙烷（DDT）和六氯环已烷（六六六）等制剂曾在我国广泛应用。但因其性质稳定，不易分解，故可长期残存在土壤或人畜体内，污染环境，危害人体健康，目前我国、欧美、日本等已禁用。有机氯农药可经胎盘进入胎儿体内。有报告表明，在乳汁中检出 DDT 的妇女，其胎儿窒息发生率为对照组的 3 倍，早产、低体重儿及出生缺陷儿发生率升高。

（3）三氯苯氧乙酸（2, 4, 5–T）与四氯二苯二英（TCDD）

2, 4, 5–T 是一种除草剂，美国国立肿瘤研究所动物实验表明，2, 4, 5–T 可致动物畸形。越战中，美军从 1961 年开始曾以超过国内使用量 13 倍的 2, 4, 5–T 在越南自空中撒布，1966 年后越南先天性腭裂、脊柱裂患儿剧增；撒药多的省份，死产率为越南全国平均死产率的 2 倍。1979 年，澳大利亚新南威尔士州报告神经管畸形的逐年发生率与前一年 2, 4, 5–T 的使用量相关。TCDD 是生产化学农药 2, 4, 5–T 和三氯酚及五氯酚的副产品，往往混入产品中。动物试验证实，含 30X10–6 的 TCDD 的 2, 4, 5–T，可引起动物囊肿肾及腭裂等畸形。

（4）二溴氯丙烷（DBCP）

DBCP 为土壤熏蒸剂和杀线虫剂，我国花生产区使用较多。人及动物实验均证实

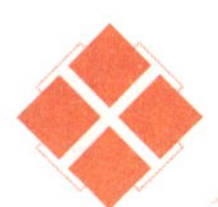

DBCP 对精子生成有影响。DBCP 中毒的男工精子数目异常低下，出现不育症。鉴于多种农药均有致畸和致突变倾向，妇女于妊娠期及哺乳期应避免接触农药。

## 第二节　生物因素

巨细胞病毒感染

### 一、巨细胞病毒

巨细胞病毒（human cytomegalovirus，HCMV）是引起宫内胎儿感染的最常见病原体之一，据报道，我国 HCMV 的先天性感染率可高达 3.7%，严重影响着我国人口素质的提高。

#### 1. HCMV 病原体及传染途径

HCMV 病原体 HCMV 属疱疹 B 组病毒，1956—1957 年分离成功，结构为双链 DNA，人是 HCMV 的唯一宿主，呈世界性分布。据流行病学调查，我国 HCMV 阳性率，北京地区为 4.9%，济南地区为 4%。

HCMV 传染途径：

HCMV 感染被认为是性传递性疾病，妊娠期和非妊娠期均可感染。（1）垂直感染：①宫内感染，经胎盘感染；②分娩时感染，经产道感染；③新生儿感染，经母乳感染。（2）水平感染：①婴幼儿期感染，经唾液、尿、粪便、泪液等感染；②成人期感染，经唾液、黏液、性交等感染。（3）医源性感染：输血、人工透析、脏器移植等感染。

#### 2. HCMV 感染的检测

由于 HCMV 感染无明显特异性临床症状，故诊断比较困难，必须通过实验室检查才能确诊。目前 HCMV 感染的检测方法如下。

（1）细胞学检查妊娠期感染从阴道分泌物、尿液、宫颈黏液涂片中寻找巨大的胞核和胞浆中含有包涵体的所谓鹰眼状细胞，检出率较低。

（2）病毒培养 HCMV 感染可经血液、尿液、唾液、宫颈分泌物、乳汁中排出病毒，故可以作病毒培养。

（3）血清学试验包括直接凝集试验、补体结合试验、中和试验、间接凝集试验，可适用于人群普查和流行病学调查及治疗学随访。

（4）聚合酶链反应（PCR）可检测早、中期孕妇血和羊水 HCMV-DNA，探讨早期快速诊断胎儿 HCMV 感染的可能性。

（5）酶联免疫吸附试验（ELISA）通过检测血清中 HCMV 特异性抗体，IgG、IgA、IgM 来判断是否感染了 HCMV。IgG 阳性一般仅代表既往曾感染 HCMV，IgM 阳性代表近期内活动性感染，IgA 阳性代表伴有胎儿 HCMV 宫内感染和未婚而孕的妇女。目前多采用此方法来检测 HCMV 感染。

#### 3. 感染 HCMV 的症状

HCMV 感染十分普遍，多无明显特异性症状和体征，部分病人表现为单核细胞增多症，如发烧、乏力、咽痛、淋巴结肿大、关节肌肉疼痛、多发性神经炎等。妊娠期HCMV感染最大危害是引起胎儿宫内感染，可导致死胎、流产、早产和各种畸形等。据报道，HCMV感染是引起胎儿精神痴呆最重要的疾病（Hanshan，1973），HCMV感染较少引起胎儿宫内发育迟缓。临床所见HCMV宫内感染引起的症状包括：黄疸、瘀斑、肝脾肿大、脉络视网膜炎、小脑畸形、精神呆滞、脑积水、脑回少、脑软化、脑室周围软化、视力障碍、白内障、HCMV肺炎、先天聋哑、唇裂、腭裂、腹股沟疝等。有些受感染胎儿在出生时虽无症状，但在学龄前也可出现智力低下、神经和精神运动并发症，严重地会危害婴幼儿的身体健康和优生优育工作的开展。青岛医学院微生物研究室调查研究表明，我国育龄妇女和孕妇HCMV感染率分别为98%和99%，孕妇活动性HCMV感染率和胎儿先天性感染率分别为20.95%和9.14%，孕妇活动性HCMV感染传播给胎儿的危险度达36.96%。

#### 4. HCMV的防治

关于HCMV感染的防治，目前尚无特效药物，临床多采用转移因子、干扰素以及抗病毒化学药物进行治疗。为了防止先天性巨细胞包涵体病，临床已有疫苗用于预防。

HCMV感染一般不引起明显的特异性症状和体征，易被漏诊。随着计划生育工作的深入开展，对优生优育工作重视程度的提高，发现孕妇感染HCMV可引起胎儿先天发育不良、畸形、死胎、早产、智力低下等严重后果，严重影响着出生人口的素质，对开展优生优育极为不利。王德智认为对妊娠早期感染HCMV者不必立即终止妊娠，可待20～24孕周，抽羊水或脐静脉血测HCMV-IgM抗体进行产前诊断，查明有无先天性感染，如证明胎儿已感染HCMV者应适时终止妊娠，以实现优生。笔者认为现阶段对孕妇进行HCMV检测，并用B-转移因子对感染活动期者进行治疗，对于胎儿已感染HCMV者终止妊娠，是当前提高出生人口素质的有效方法，可在全国推广，有利于全民族人口素质的提高。

### 二、风疹病毒

风疹病毒属披膜病毒科，具单股正链RNA，直径为60nm，仅有一个血清型。风疹是由风疹病毒引起的，对儿童来说，是一种症状较轻的出疹性疾病。孕妇若在妊娠头3个月内感染风疹病毒，经胎盘垂直传播感染胎儿，可引起先天性风疹综合征，引起胎儿畸形，因此，对早期怀孕妇女进行风疹病毒特异性IgM、IgG抗体监测有重要意义。

风疹病毒是如何对人体造成伤害的

临床意义：风疹病毒易感人群为1～5岁的儿童和孕妇。据统计，孕妇感染风疹者多在怀孕1～6周时（>50%），除可致流产、死胎、死产、早产外，若胎儿存活出生，所生婴儿则可能发生先天性风疹综合征，表现为先天性白内障、先天性心脏病、神经性耳聋、失明、小头畸形和智力障碍等。风疹病毒IgM抗体阳性，提示有近期感染，必要时应终止妊娠。风疹病毒IgG抗体阳性，表示机体已受过风疹病毒感染，具有免疫力。风疹病毒能通过胎盘感染胎儿，引起宫内胎儿生长迟缓、小头畸形、脑炎、视网膜脉络

膜炎、黄疸、肝脾肿大、溶血性贫血等，新生儿死亡率很高。

## 三、单纯疱疹病毒

HSV 属疱疹病毒科，病毒颗粒直径为 150–200nm，具双链 DNA，根据其限制内切酶切点不同，分 HSV– Ⅰ和 HSV– Ⅱ两型。HSV 原发感染后，机体最先出现 IgM，随后出现 IgA 及 IgG，抗体能防止病毒散播，但不能阻止复发。检出特异性 IgM 阳性或双份血液特异性 IgG 抗体效价上升 4 倍或 4 倍以上，提示 HSV 近期感染。

临床意义：HSV 主要引起疱疹性口腔炎、疱疹性角膜结膜炎、疱疹性脑膜炎、疱疹性外阴阴道炎、湿疹性疱疹、新生儿疱疹等。生殖器官以外部位的 HSV 感染多由 HSV– Ⅰ型引起（占 95%），而生殖器官的 HSV 感染主要由 HSV– Ⅱ型引起（占 78%）。IgM 抗体阳性提示近期有 HSV 感染。孕早期感染 HSV 者能破坏胚芽而导致流产，妊娠中、晚期感染者虽少发畸胎，但可引起胎儿和新生儿发病。

## 四、弓形虫

弓形虫病的预防

弓形虫感染是一种人畜共患疾病，广泛分布于世界各地。由猫与其他宠物传染人的可能性较大。人体后天感染后轻型者常无症状，但血清中可查到抗体；当机体免疫功能低下时，重型者可引起各种症状，如高热、肌肉、关节疼痛、淋巴结肿大等。孕妇急性弓形虫感染时，弓形虫可通过胎盘感染胎儿，直接威胁胎儿健康。弓形虫通过胎盘引起宫内感染者，可引起死胎、早产，出生后可表现一系列中枢神经系统症状以及眼及内脏的先天损害。妊娠期出现感染者，弓形虫可通过胎盘感染胎儿；妊娠早期感染者可发生流产或畸形胎儿；妊娠中晚期感染者，可发生宫内胎儿生长迟缓，神经系统损害等。临床上常用 IFT、ELISA 法等检测弓形虫特异性 IgM 抗体来进行早期诊断。

临床意义：妊娠期初次感染者，弓形虫可通过胎盘感染胎儿，孕早期感染者可引起流产、死胎、胚胎发育障碍；妊娠中、晚期感染者，可引起宫内胎儿生长迟缓和一系列中枢神经系统损害（如无脑儿、脑积水、小头畸形、智力障碍等）、眼损害（如无眼、单眼、小眼等）以及内脏的先天损害（如食管闭锁）等，严重威胁胎儿健康。

## 五、人类免疫缺陷病毒

HIV 属逆转录病毒科慢病毒属，包括 HIV–1 和 HIV–2 两型。两型的核酸序列相差超过 40%。通常所说的艾滋病病毒指 HIV–1，HIV–2 仅在西非呈地区性流行。HIV 病毒体呈球形，直径 80 ～ 120nm，最外层有包膜，是来自宿主细胞的脂质双分子层。包膜上有外膜蛋白（gp120）和穿膜蛋白（gp41）。病毒内部有一圆锥状核心，内含病毒 RNA、逆转录酶、整合酶和蛋白酶等。两个相同的正链 RNA 模板中储存着遗传信息，在 5’端通过氢键相互连接形成二聚体，如图 3–1 所示。

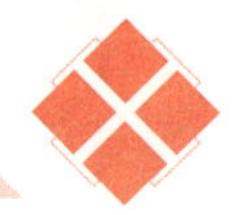



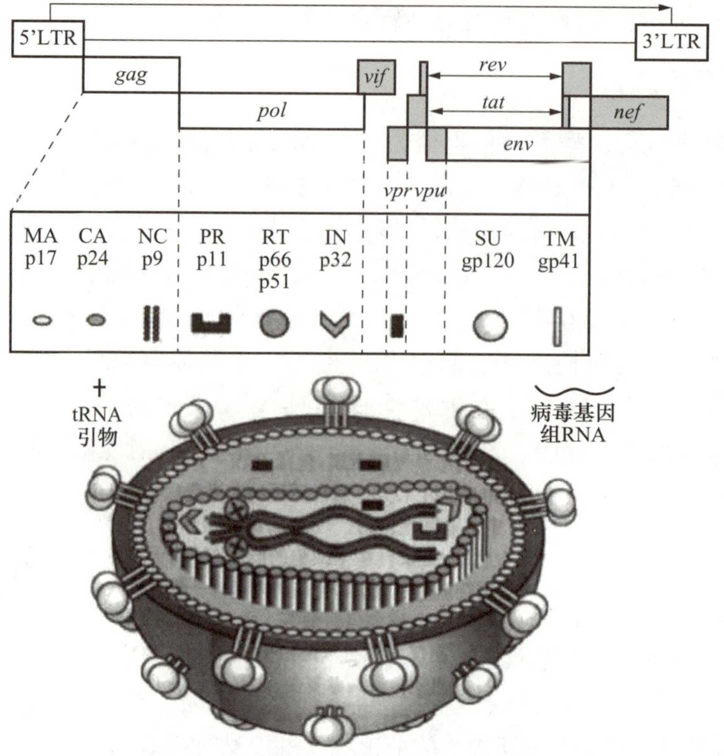


图 3–1　HIV 基因组和病毒结构图

## （一）HIV 感染的流行病学

2007 年 7 月在悉尼举行的第四届国际艾滋病学会艾滋病发病机制和防治大会上，联合国发言人指出，全球已有近 0.4 亿人口感染 HIV，艾滋病的治疗人数也已经从 2001 年的 24 万人扩大到 2005 年的 130 万人，预计在 2015 年以前会有 6 亿人感染艾滋病。

自从 HIV 流行以来，全球已有 510 万儿童感染，每年有约 60 万儿童感染 HIV，90% 来自非洲。仅 2004 年，大约 64 万儿童感染 HIV，至少 50 万死于 AIDS。母婴传播（垂直传播）是儿童感染的重要原因之一。每年 2700 万妊娠妇女中 HIV 阳性者占 0.3%，其中有约 10 万最终分娩活婴，3 万婴儿因此获得感染。调查显示在南非情况尤其严重，于医院就诊孕妇中有 27.9% 的孕妇感染 HIV，垂直传播率为 19% ～ 36%。我国艾滋病疫情监测报告初步统计显示：截至 2005 年底，我国报告艾滋病病例中有 1888 名为儿童。

HIV 存在于艾滋病患者及 HIV 携带者的血液、精液、阴道分泌物、眼泪、尿液、母乳等体液中，通过唾液传播很少，但不能排除。脑、皮肤、淋巴腺、骨髓等组织内也存在 HIV。传染性最强的是临床无症状而血清 HIV 抗体阳性的感染者。

传播方式包括：①性传播：AIDS 的本质是一种性病，此前全球 70% ～ 80% 的感染者是通过性接触传染，其中异性间性传播占 70% 以上，而男性同性恋接触传播占 5% ～ 10%。②血液传播：通过输入带 HIV 的血液或血制品、器官移植或骨髓移植、人工授精、静脉药瘾者共用污染的注射器及针头。③母婴传播：包括经胎盘、产道和母乳

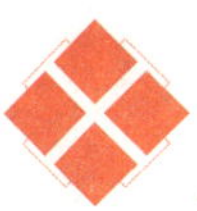

喂养。大部分的临床研究认为约 50% 的 HIV 对婴儿传播发生在分娩前几天，特别是胎盘剥离时；约 30% 发生在分娩时，推测可能与婴儿暴露在母血和产道中有关；而妊娠 3 个月时发生的可能性小于 4%，妊娠 9 个月时发生的可能性小于 20%。

### （二）HIV 的损伤机制

在人体中，HIV 以 CD4 分子作为受体，主要靶细胞是 CD4+T 淋巴细胞和单核 – 巨噬细胞，皮肤 Langerhans 细胞、淋巴结滤泡的树突状细胞、脑小胶质细胞等也能被感染。HIV 通过 gp120、gp41 与靶细胞受体 CD4 及辅助受体 CCR5（或 CXCR4）结合进入细胞。以病毒 RNA 为模板，利用自身逆转录酶进行逆转录，合成双链 DNA（cDNA）。cDNA 在环化酶的作用下形成共价或非共价的双链环状 DNA 分子。共价结合的环状 DNA 保留在细胞质内，没有转录作用，但有致病理化作用，抗病毒药对此形式病毒有效，可使病毒载量下降。非共价键结合的环状 DNA 整合到宿主染色体上，成为潜伏状态的前病毒 DNA，可以免受宿主免疫系统攻击，抗病毒药亦对此无效。被感染细胞及其子代细胞终身携带。经过 2 ～ 10 年的潜伏感染，只有当前病毒被活化进行自身转录，形成病毒 mRNA 和病毒的子代基因组 RNA，进而产生子代病毒。大量的 CD4+T 淋巴细胞被 HIV 攻击后，细胞功能被损害是 AIDS 患者免疫功能缺陷的原因。

HIV 感染后一般首先出现 CD4+T 淋巴细胞轻度至中度降低，该细胞总数可持续数年不变，反映病毒为免疫应答所抑制。历经一段时间后，CD4+T 细胞逐渐进行性下降，表明病毒逐渐逃脱了免疫应答的控制。当 CD4+T 淋巴细胞下降至 $0.2 \times 10^9$/L（200 个细胞 /μl）或更低时，则可出现机会性感染。

### （三）HIV 感染的临床症状

未经治疗的典型 HIV 感染通常经过原发感染期、无症状潜伏期、AIDS 相关综合征期和 AIDS 期。

AIDS 期的典型症状包括如下几点。

1. 机会感染。①原虫感染，如刚地弓形虫、隐孢子虫等；②真菌感染，如白假丝酵母菌、卡氏肺孢菌；③细菌，如鸟 – 胞内分枝杆菌复合群、结核分枝杆菌等；④病毒，如巨细胞病毒、人类疱疹病毒 –8 型、EB 病毒、乙肝病毒、丙肝病毒等。

2. 恶性肿瘤。包括 Kaposi 肉瘤、非霍奇金淋巴瘤、肛门癌、宫颈癌及霍奇金淋巴瘤（Hodgkin’s Lymphoma）等。其中 Kaposi 肉瘤与人类疱疹病毒 –8 型感染相关，肛门癌和宫颈癌与人乳头瘤病毒感染相关。

3. 神经系统异常。包括 HIV 脑病、外周神经病变、AIDS 痴呆综合征等。

自感染起全过程大约持续 10 年，一般在发生典型临床症状后 2 年死亡。由于潜伏期长，很多感染妇女是在做产前检查时才发现携带病毒，所以预防艾滋病母婴传播（prevention of mother–to–child transmission of HIV，PMTCT）是全球面临的重大难题。

### （四）HIV 感染对妊娠妇女的影响

HIV 血清学阳性妇女的生育能力明显下降，包括受孕概率的下降和流产及死产的增加。美国的调查结果显示，相同年龄段，HIV 血清学阳性妇女受孕率为 7.4%，而 HIV 阴性妇女为 15.2%。非洲乌干达的研究表明，从感染 HIV 到发展为 AIDS 的演进过程中，其生育能力呈进行性下降。在感染一期，怀孕概率是 HIV 阴性妇女的 0.58，二期时为 0.47，三期时为 0.43，四期时降至 0.14。相应地，流产和死产率也增高。到病情发展的后期，关于怀孕的报道罕见。

## 第三节　营养因素

影响优生的营养因素

### 一、能量

人体消耗的能量用于以下几方面：基础代谢、体力活动和食物的特殊动力作用。对于生长发育中的儿童，还包括生长发育和身体各种组织增长和更新所需要的能量。

#### （一）基础代谢

基础代谢（basal metabolism）是维持生命最基本活动的代谢状态，即身体完全安静松弛，无体力脑力负担，无胃肠消化活动，清醒静卧于室温 18℃舒适条件下的代谢状态。基础代谢消耗的能量是维持生命活动最起码的能量需要，受诸多因素的影响，体型、性别、年龄和生理状态都对基础代谢的高低有影响。一般来说，男性比女性高，儿童和青少年比成年人高，寒冷气候下比温热气候下高。

#### （二）体力活动

能量消耗指人体在进行各种活动或劳动时所消耗的能量。与下列因素有关：①肌肉越发达者，活动时消耗的热能越多；②体重越重者，做相同运动所消耗的能量也越多；③活动强度越大、时间越长，消耗的能量越多。

#### （三）食物特殊动力作用

人体由于摄入食物而引起的额外能量消耗被称作食物的特殊动力作用（specific dynamic action）。它是由于食物在消化、转运、代谢及储存的过程需要消耗的能量。各种营养素的特殊动力作用强弱不同，蛋白质最强，其次是碳水化合物，脂肪最弱。一般混合膳食的特殊动力作用所消耗的能量约为每日消耗能量总数的 10%。

#### （四）生长发育

儿童和青少年的生长发育（growth and development）需要能量来合成新的组织。每增加 1g 新组织约需要消耗 20.9kJ 能量。同样，孕妇体内胎儿的生长发育和自身生殖器官的增生也需要消耗相应的能量。能量摄入必须与生长速度相适应，否则生长便会减慢甚至停止。食物中的碳水化合物、脂肪和蛋白质是能量的来源。这三种营养素在代谢中可以互相转化但彼此不能完全替代，它们在膳食中应保持恰当的比例。根据我国人民膳食习惯在摄入的总能量中碳水化合物提供的能量应占 60% ～ 70%，脂肪提供的能量应

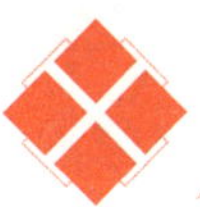

占 20% ～ 25%，蛋白质提供的能量应占 10% ～ 15%。

合理摄取能量是成功妊娠的基础。与非孕相比，孕妇的能量消耗还包括母体生殖器官及胎儿的生长发育，以及母体产后泌乳的脂肪储备。《中国居民膳食营养素参考摄入量》推荐孕中后期能量 RNI 在非孕的基础上增加 200kcal，每日保证适宜能量摄入的最佳途径：尽量选择摄入营养素密度高的食物，尽量控制能量密度高的食物，而最为简单的方法是密切监测和控制孕期每周体重的增长。

## 二、蛋白质

蛋白质的生理作用

蛋白质是构成细胞和生物体的基本物质，占细胞干重的一半，生物膜中蛋白质的含量占 60% ～ 70%，蛋白质在原生质的有机成分中占 80%。所有蛋白质的元素组成都很近似，都含有 C、H、O、N 四种元素，其中平均含氮量约占 16%，这是蛋白质在元素组成上的一个特点。蛋白质是一类极为复杂的含氮高分子化合物，其基本组成单位是氨基酸。

蛋白质的生理功能如下。

（一）构造人的身体：蛋白质是一切生命的物质基础，是肌体细胞的重要组成部分，是人体组织更新和修补的主要原料。人体的每个组织，如毛发、皮肤、肌肉、骨骼、内脏、大脑、血液、神经、内分泌腺等都是由蛋白质组成的，所以说饮食造就人本身。蛋白质对人的生长发育非常重要。比如大脑发育的特点是一次性完成细胞增殖，人的大脑细胞的增长有两个高峰期。一个是胎儿三个月的时候；另一个是出生后到一岁，特别是 0 ～ 6 个月的婴儿时期是大脑细胞猛烈增长的时期。到 1 岁大脑细胞增殖基本完成，其数量已达成人的 9/10。所以 0 ～ 1 岁儿童对蛋白质的摄入要求很有特色，对儿童的智力发展尤为重要。

（二）修补人体组织：人的身体由百兆亿个细胞组成，细胞可以说是生命的最小单位，它们处于永不停息的衰老、死亡、新生的新陈代谢过程中。例如，年轻人的表皮 28 天更新一次，而胃黏膜两三天就要全部更新。所以如果一个人蛋白质的摄入、吸收、利用都很好，那么皮肤就是光泽而又有弹性的。反之，人则经常处于亚健康状态。组织受损后，包括外伤，不能得到及时和高质量的修补，便会加速机体衰退。

（三）维持肌体正常的新陈代谢和各类物质在体内的输送。载体蛋白对维持人体的正常生命活动是至关重要的，可以在体内运载各种物质。比如血红蛋白输送氧（红细胞更新速率为 250 万 / 秒），脂蛋白输送脂肪等。

（四）白蛋白：维持机体内的渗透压的平衡及体液平衡。

（五）维持体液的酸碱平衡。

（六）免疫细胞和免疫蛋白：有白细胞、淋巴细胞、巨噬细胞、抗体（免疫球蛋白）、补体、干扰素等。七天更新一次。当蛋白质充足时，这个部队就很强，在需要时，数小时内可以增加 100 倍。

（七）构成人体必需的催化和调节功能的各种酶。我们身体有数千种酶，每一种只

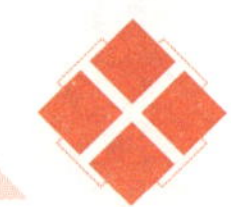



能参与一种生化反应。人体细胞里每分钟要进行一百多次生化反应。酶有促进食物的消化、吸收、利用的作用。相应的酶充足，反应就会顺利、快捷地进行，我们就会精力充沛，不易生病。否则，反应就变慢或者被阻断。

（八）激素的主要原料。可调节体内各器官的生理活性。胰岛素由 51 个氨基酸分子合成。生长素由 191 个氨基酸分子合成。

（九）提供热能。蛋白质能供给能量，这不是蛋白质的主要功能，我们不能拿“肉”当“柴”烧。但在能量缺乏时，蛋白质也必须用于产生能量。另外，从食物中摄取的蛋白质，有些不符合人体需要，或者摄取数量过多，也会被氧化分解，释放能量。

妊娠期间，胎儿、胎盘、羊水、血容量增加及母体子宫乳房等组织的生长发育约需 925g 蛋白质，其中胎儿体内约 440g，胎盘 100g，日增加量分别为 1g，4g，6g。由于胎儿早期肝脏尚未发育成熟，而缺乏合成氨基酸的酶，所有氨基酸均是胎儿的必需氨基酸，都需要由母体提供，建议孕早、中、晚期，膳食蛋白质 RNI 增加值分别为 5g、15g、20g。

## 三、脂类

由脂肪酸和醇作用生成的酯及其衍生物统称为脂类，这是一类一般不溶于水而溶于脂溶性溶剂的化合物，包括脂肪和类脂。脂肪是由 1 分子甘油和 3 分子脂肪酸结合成的甘油三酯类脂，包括磷脂、糖脂和固醇类。

脂肪酸是指一端含有一个羧基的长的脂肪族碳氢链，是有机物，直链饱和脂肪酸的通式是 $C_nH_{(2n+1)}COOH$，低级的脂肪酸是无色液体，有刺激性气味，高级的脂肪酸是蜡状固体，无可明显嗅到的气味。脂肪酸是一种最简单的脂，它是许多更复杂的脂的组成成分。脂肪酸在有充足氧供给的情况下，可氧化分解为 $CO_2$ 和 $H_2O$，释放大量能量，因此，脂肪酸是机体主要能量来源之一。脂肪酸根据碳氢链饱和与不饱和的不同可分为 3 类，即：饱和脂肪酸（saturated fatty acids，SFA），碳氢上没有不饱和键；单不饱和脂肪酸（monounsaturated fatty acids，MUFA），其碳氢链有一个不饱和键；多不饱和脂肪酸（polyunsaturated fatty acids，PUFA），其碳氢链有两个或两个以上的不饱和键。富含单不饱和脂肪酸和多不饱和脂肪酸的脂肪在室温下呈液态，大多为植物油，如花生油、玉米油、豆油、坚果油（即阿甘油）、菜籽油等。以饱和脂肪酸为主组成的脂肪在室温下呈固态，多为动物脂肪，如牛油、羊油、猪油等。但也有例外，如深海鱼油虽然是动物脂肪，但它富含多不饱和脂肪酸，如二十碳五烯酸（EPA）和二十二碳六烯酸（DHA），因而在室温下呈液态。

### （一）脂类的生理功能

#### 1. 供给能量

一般合理膳食的总能量有 20% ～ 30% 由脂肪提供。储存脂肪常处于分解（供能）与合成（储能）的动态平衡中。哺乳类动物一般含有两种脂肪组织，一种是含储存脂肪较多的白色脂肪组织，另一种是含线粒体、细胞色素较多的褐色脂肪组织，后者较前者更容易分解供能。初生婴儿上躯干和颈部含褐色脂肪组织较多，故呈褐色。由于婴儿体

表面积与体脂之比值较高，体温散失较快，褐色脂肪组织即可及时分解生热以补偿体温的散失。在体脂逐渐增加后，白色脂肪组织也随之增多。1g 脂肪在体内氧化可产能 37.56kJ，相当于 9kcal 的能量。

2. 构成身体成分

中等身材正常人按体重计算含脂类 14% ～ 19%，胖人约含 32%，过胖人可高达 60% 左右。绝大部分是以甘油三酯形式储存于脂肪组织内。脂肪组织所含脂肪细胞，多分布于腹腔、皮下、肌纤维间。这一部分脂肪常称为储存脂肪（stored fat），可因受营养状况和机体活动的影响而增减，故又称之为可变脂。一般储脂在正常体温下多为液态或半液态。

3. 供给必需脂肪酸

必需脂肪酸是磷脂的重要成分，而磷脂又是细胞膜的主要结构成分，所以必需氨基酸与细胞的结构和功能密切相关；亚油酸是合成前列腺素的前体，前列腺素在体内有多种生理功能; 必需脂肪酸还与胆固醇代谢有密切关系。必需脂肪酸缺乏，可引起生长迟缓、生殖障碍、皮肤受损（出现皮疹）等；另外，还可引起肝脏、肾脏、神经和视觉等的多种疾病。

4. 其他功能

脂肪还可提供脂溶性维生素并促进脂溶性维生素的吸收；保护脏器和维持体温；节约蛋白质；脂肪还可增加膳食的美味和增加饱腹感；脂肪具有内分泌作用，构成参与某些内分泌激素。

### （二）脂肪的供给量及食物来源

脂肪无供给量标准。不同地区由于经济发展水平和饮食习惯的差异，脂肪的实际摄入量有很大差异。我国营养学会建议膳食脂肪供给量不宜超过总能量的 30%，其中饱和、单不饱和、多不饱和脂肪酸的比例应为 1 ∶ 1 ∶ 1。亚油酸提供的能量能达到总能量的 1% ～ 2% 即可满足人体对必需脂肪酸的需要。脂肪的主要来源是烹调用油脂和食物本身所含的油脂。果仁、各种肉类中含有一定的脂肪。米、面、蔬菜、水果中脂肪含量很少。

孕期需 3 ～ 4kg 的脂肪累积以备产后泌乳，此外膳食脂肪中的磷脂及长链多不饱和脂肪酸，对人类生命早期脑神经系统和视网膜等的发育有重要的作用，孕期对脂肪以及多种脂肪酸有特殊的需要。孕期 20 周开始，胎儿脑细胞分裂加速，作为脑细胞结构和功能成分的磷脂是增加脑细胞分裂加速的前提，而长链多不饱和脂肪酸如花生四烯酸（ARA），二十二碳六烯酸（DHA）为脑磷脂合成所必需的。相当数量的 ARA 和 DHA 是在胎儿期和出生后数月的时间里迅速积累在胎儿和婴儿脑中的，而这些必须由母体提供。

## 四、无机盐与微量元素

无机盐也称矿物质。存在于人体的各种元素除碳、氢、氧和氮主要以有机化合物的形式存在外，其余绝大多数以无机盐的形式存在。根据它们在人体中的含量和人体对它的需要量，分为常量元素和微量元素两大类。其中占人体重量 1/10000 以上，每人每日

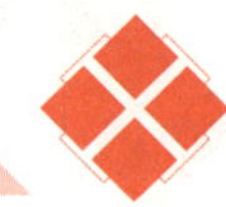



需要量在100mg以上者称为常量元素，常量元素包括钙、镁、钠、磷、硫、氯等7种元素；占人体重量1/10000以下，每人每日需要量在100mg以下者称为微量元素，有碘、铁、铜、锌、硒、氟、钴、铬、锰、钼、镍、钒、锡、硅等14种，随着研究的深入，这个数量将不断增加。

孕期由于胎儿生长发育以及母体贮备的需要，孕妇对各种矿物质的需要量增加。孕妇膳食中可能缺乏的矿物质主要是钙、铁和锌。居住在一些内陆山区的孕妇，如果膳食中缺乏海产品还会造成碘的缺乏。

1. 钙

钙是孕期营养中一个十分重要的物质，是构成胎儿骨骼和牙齿的主要成分。新生儿体内约含钙25～30g，这些钙大部分是在孕晚期由孕妇体内转移到胎儿体内的，若母体钙摄入不足，则会动用母体的钙贮备；若母体钙贮备耗尽，则动用母体骨钙。孕期缺钙会增加妊娠中毒的发生率，还会对孕妇的骨密度产生终生影响，增加日后发生骨质疏松、软骨症等的危险。孕妇钙缺乏的主要表现有小腿抽筋、腰腿酸痛、骨关节痛等。孕中期和孕后期钙每日的参考摄入量分别为1000mg和1200mg。

2. 铁

孕期母体对铁的需要量增加，除胎儿本身造血和构建肌肉组织需要外，肝脏还要贮备一部分，供出生后头几个月内消耗。母乳中铁含量极少，而足月产的婴儿6个月以内一般不会出现贫血，就是有赖于出生前体内的铁贮备。母体也要贮备一些铁，以备分娩时消耗。孕妇及胎儿在妊娠期和分娩时总共需铁约1000mg，其中350mg满足胎儿及胎盘的需要，450mg为孕期红细胞增加的需要，其余部分于分娩时失血丢失。孕妇肠道的铁吸收作用增强2～3倍，是一个重要的生理性调节作用，以满足孕妇铁吸收的需要。由于中国人膳食中铁的来源主要为植物性食物，铁的吸收率低，因此孕妇膳食中铁的摄入量应适当增加，每日膳食中铁的适宜摄入量在孕早期、孕中期和孕后期应分别为20mg、25mg和35mg。

3. 锌

锌对胎儿器官的形成及生长发育十分重要，孕妇锌营养不良会导致胎儿低出生体重的危险性增加。孕期在胎儿、胎盘、羊水、子宫、乳房组织和母血中总的锌量估计为100mg，孕中、晚期每日需额外增加5mg的膳食锌，因此，孕中期和孕后期孕妇膳食中锌的参考摄入量为每日16.5mg。

4. 碘

碘是合成甲状腺激素所必需的营养素，而甲状腺素可促进蛋白质的合成和胎儿的生长发育，对于大脑的正常发育和成熟非常重要。孕妇缺碘可致胎儿甲状腺功能低下，从而引起以严重智力发育迟缓和生长发育迟缓为主要表现的呆小症（克汀病）。克汀病的其他特征表现（如聋哑、身材矮小和痉挛）取决于甲状腺功能低下发生的阶段，在妊娠的头3个月，通过纠正母亲的碘缺乏可预防克汀病。世界卫生组织估计，全世界有2000万人患有由于母亲碘缺乏所致的大脑损害，这些都可通过补碘来预防。饮水和食物中缺碘地区的孕妇最好多食海产品，以防克汀病的发生。孕期每日膳食中碘的

参考摄入量为 200μg。中国碘盐的推广食用对预防缺碘引起的地方性甲状腺肿和呆小症起到了重要作用。

## 五、维生素

维生素（vitamin）的种类很多，化学结构各不相同，在生理上既不是构成各种组织的主要原料，也不是体内的能量来源，但它在能量产生的反应中以及机体物质代谢过程中起着十分重要的作用。根据维生素的溶解性将其分为脂溶性维生素和水溶性维生素。脂溶性维生素是指不溶于水而溶于脂肪及有机溶剂中的维生素，包括维生素 A、D、E、K。水溶性维生素是指可溶于水的维生素，包括 B 族维生素（$B_1$、$B_2$、PP、$B_6$、叶酸、$B_{12}$，泛酸、生物素等）和维生素 C。

维生素是生命活动不可缺少的营养素，常以酶或辅基的形式参与机体的重要生理过程。维生素缺乏常见的原因有摄入量不足、吸收利用率低、需要量增加及烹调不合理造成的破坏等。

母体维生素可经胎盘进入胎儿体内，母体食物中缺少脂溶性维生素时，可由肝脏释出供给胎儿；如母体摄入过多，可致胎儿中毒，因此孕妇尤其在怀孕头 3 个月不宜食用维生素制剂，而提倡由食物补充维生素。水溶性维生素体内无贮存，必须经常供给。孕期对各种维生素的需要量增加，因此必须保证充足的食物供给。孕期特别需要维生素 A、D、C 及 B 族维生素的补充。

### 1. 维生素 A

摄入足够的维生素 A 可维持母体健康和胎儿的正常生长，并可保证肝脏中有一定的贮存。在母亲与胎儿之间有明显的维生素 A 胎盘转运，母亲的维生素 A 营养状况低下与贫困人群中的早产、宫内发育迟缓及低出生体重有关。孕早期维生素补充剂或药用的维生素 A 类似物异维 A 酸（用于治疗严重的囊性痤疮）摄入过量，可导致自发性流产和多种先天性缺陷。孕妇所需的维生素 A 最好来源于食物。孕早期每日膳食中维生素 A 的推荐摄入量为 800μg 视黄醇当量，孕中期及后期每日中膳食维生素 A 的推荐摄入量为 900μg 视黄醇当量。

### 2. 维生素 D

孕期维生素 D 缺乏可影响胎儿的骨骼发育，也会导致新生儿低钙血症、婴儿牙齿发育缺陷，以及母亲骨质软化症。由于过量摄入维生素 D 可引起中毒，故孕妇不可盲目补充维生素 D 制剂。孕中期和孕后期每日膳食中维生素 D 的推荐摄入量为 10μg。

### 3. 维生素 $B_1$

由于维生素的主要功能是参与碳水化合物的代谢，且不能在体内长期贮存，因此孕期保证充足的维生素片摄入十分重要。孕妇缺乏维生素 $B_1$ 时母体可能没有明显的临床表现，但可致胎儿出现先天性脚气病。孕期膳食中维生素 $B_1$ 推荐摄入量为 1.5mg。

### 4. 维生素 $B_2$

孕期对维生素的需要量增加，若摄入不足，孕妇可发生维生素压缺乏。充足的维生素压有利于铁的吸收，孕妇每日膳食中维生素的推荐摄入量为 1.7mg。

5. 烟酸

烟酸是维持孕妇健康和保证胎儿生长发育必需的营养素之一。孕妇每日膳食中烟酸的推荐摄入量为 15mg。

6. 维生素 $B_6$

维生素 $B_6$ 对核酸及蛋白质的合成十分重要，因此孕期对维生素的需要量增加。孕妇每日膳食中维生素适宜摄入量为 1.9mg。

7. 叶酸

叶酸对胎儿和孕妇的健康均很重要。由于胎儿的快速生长、DNA 的合成、胎盘及母体组织和红细胞的增加，孕妇对叶酸的需要量大大增加。叶酸摄入不足或营养状况不良的孕妇伴有多种不良妊娠结局，包括低出生体重儿、胎盘早期剥离和胎儿神经管畸形。在发展中国家常见的妊娠期巨细胞性贫血，主要是因为孕期血容量增加，血浆及红细胞叶酸水平下降所致。孕妇叶酸的参考摄入量为 600μg/d。孕前和孕早期补充叶酸可预防大多数神经管畸形的发生，由于畸形的发生是在妊娠的头 28 天，而此时多数妇女并未意识到自己已经怀孕，因此推荐所有可能怀孕的妇女都补充 400μg/d 叶酸，以降低胎儿发生神经管畸形的危险。

8. 维生素 C

孕期对维生素 C 的需要量会增加，以满足胎儿和母体的需要。孕中期和孕后期每日膳食中维生素 C 的推荐摄入量为 130mg。

## 第四节　药物因素

### 一、药物作用的途径

#### （一）药物作用的方式和类型

药物作用（drug action）指药物对机体的初始影响，是动因。药理效应（pharmacological effect）指药物作用的结果。二者意义接近，习惯用法并不区分。但严格地说，二者是有区别的。如阿托品对眼的作用是阻断虹膜环状肌上的 M 受体，而其效应则是环状肌松弛及瞳孔扩大。

药物的作用方式有以下两种。

（1）局部作用（local action）：指药物无须吸收而在用药部位发挥的直接作用。如口服硫酸镁在肠道不易吸收而产生导泻作用。

（2）吸收作用（absorptive action）：也称全身作用（general action）或系统作用（systemic action），是指药物被吸收入血后分布到机体各部位而产生的作用，如口服地高辛，吸收后产生的强心作用。

### （二）对因治疗和对症治疗

妊娠各时期药物对胎儿的影响，表现为胎龄越小，危害越大，妊娠 12 周内是药物致畸最敏感的时期。

受精后 1 ～ 2 周：药物对胚胎的影响是"全或无"，即要么没有影响，要么有影响导致流产，一般不会导致胎儿畸形，因此在不知道是否怀孕的孕前或早孕时期服用药物，一般不会对胎儿有太大影响，不必过分担心，也不必因此做人工流产。

受精后 3 ～ 8 周（即停经 5 ～ 10 周）：称为致畸敏感期，是胚胎各器官分化形成时期，极易受药物等外界因素影响而导致胎儿畸形，此时期不必用药时果断不用，包括一般保健品、滋补药。如必须用药，一定要在医生指导下谨慎安全用药。如有服药史，可在怀孕 16 ～ 20 周进行产前诊断（包括 B 超），进一步了解胎儿生长发育情况及排除胎儿畸形。

孕中晚期：这一时期是胎儿的器官基本分化完成，并继续生长时期。这段时间药物致畸的可能性大大下降，但是有些药物仍可能影响胎儿的正常发育。

分娩前：孕妇最后 1 周用药应非常慎重，因为胎儿成为新生婴儿时，体内的代谢系统不完善，还不能迅速而有效地处理和消除药物，药物可能在婴儿体内蓄积并产生药物过量的表现。例如痢特灵会抑制新生儿的造血功能、造成黄疸、溶血性贫血等，还有的能使新生儿产生低血糖，甚至有的还会导致胎儿死亡。

## 二、致畸药物的种类及致畸表现

孕妇可以吃头孢吗

### （一）定义

致畸剂被定义为一种当暴露在其中时，能导致胎儿结构和功能异常的物质。

### （二）可能致畸的药物

1. 反应停（沙利度胺，thalidomide）。它是控制麻风反应的有效药物，近年来发现本品有免疫抑制作用。反应停事件之后，药物对胎儿的影响引起人们的极大关注，各国药品管理法规都增加了相应的法律条文，新药研制中要求必须把致畸实验作为基础研究项目，未作该项目研究或该项目不符合标准者均不批准生产。

2. 抗癌药物。药品不良反应监察证实，抗癌药中的甲氨蝶呤、6- 巯基嘌呤、环磷酰胺、苯甲酸氮芥和白消安，激素中的睾酮、孕酮和己烯雌酚等药物肯定有致畸作用。

3. 其他致畸药物。口服避孕药及抗癫痫药苯妥英钠、痫酮等可能有致畸作用，而氯氮卓、地西泮、阿司匹林、水杨酸钠，减肥药左旋苯丙胺、止咳药、吸入麻醉药，巴比妥类药物，磺胺类药物等也与致畸的发生有关。

### （三）药物致器质和功能性病变

有些药物不致畸形，但可使器官产生器质性和功能性病变。抗生素类药物，分子量较小，有些脂溶性较高，极易透过胎盘屏障，产生中毒反应，如链霉素、庆大霉素等可对胎儿造成严重的内耳损伤。在妊娠末期使用四环素等，易致胎儿牙齿变色及牙釉质发

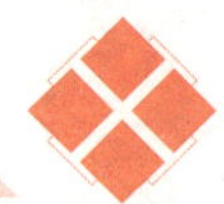



育不良。

### （四）药物对新生一代病变

孕妇如服用较大剂量己烯雌酚可使娩出的女婴在成长过程中发生阴道和宫颈癌。有人对初孕 3 个月中服用过雌激素的 1000 名母亲的女儿作了 19 年的随访发现，其中 9 例发生腺瘤。

### （五）药物对不同孕期胎儿的影响

从受孕到分娩的全过程中（人类发育的几个关键时期），药物对胎儿都可以产生影响。

胚胎前期阶段（受孕后 0 ～ 14 天）。此期暴露在致畸剂下可能引起“全或无”效应，如果全部或大部分的孕体细胞损伤，会导致死亡。仅损伤少数细胞则出现代偿并正常发展到下一阶段。

胚胎期（受孕后 3 ～ 8 周）。早期，中枢神经系统开始发展，可能对致畸药物更敏感。在第 8 周，主要的器官已经建立。

胎儿期（受孕后第 9 周到出生）。在此期给予致畸药物会延缓生长或干扰特异的组织功能。如己烯雌酚能导致男性和女性生殖道的微妙改变，在子宫内长期暴露于这些药物下，会增加女性婴儿今后患阴道癌的风险。足月前短期给药可能对分娩后的新生儿有副作用。

## 三、孕期用药安全与基本原则

#### 1. 妊娠期的药物使用原则

妊娠期用药时，大多药物都能通过胎盘，由于胎儿处于生长发育过程，其生理情况有异于成人，如孕妇用药不当，可能对胎儿和新生儿造成不良影响，包括致死、致畸，或致胎儿脏器损伤和功能异常。然而，若不加分析，对患病的孕妇一概不用药，也可能因此直接或间接影响胎儿，所以要提倡合理用药。现将妊娠期的药物使用原则介绍如下。

（1）妊娠期要避免不必要的用药，包括保健药品。

（2）根据孕周大小即胎儿所需的发育时期考虑用药，如怀孕 3 个月以内是胎儿器官发育重要时期，用药要特别慎重，可以推迟治疗的尽量推迟到这时期以后。

（3）根据药物可能对胎儿影响程度的不同，从选择对胎儿影响最小的药物起用，如妊娠合并甲亢，选用先后程序可为：镇静剂（安定）、β-受体阻滞剂（可替洛贝）、抗甲状腺代谢药（丙硫氧嘧啶）。

（4）新药和老药同时有效时，应用效果肯定的老药，避免使用尚未确定对胎儿有不良影响的新药，能用小剂量药物就避免用大剂量药物。

（5）孕妇出现紧急情况必须用药时，也应该尽量选用确经临床多年验证无致畸作用的 A、B 类药物。美国的食品药品监督管理局将孕期用药安全性分为 5 级。A 级药物对孕妇安全，对胚胎、胎儿无危害，如适量维生素 A、$B_1$、$B_2$、C、D、E 等；B 级药物对孕妇比较安全，对胎儿基本无危害，如青霉素、红霉素、地高辛、胰岛素等；C 级药

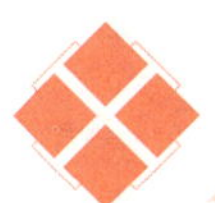

物仅在动物实验研究时证明对胎儿致畸或可杀死胚胎，未在人类研究证实，孕妇用药须权衡利弊，确认利大于弊方能应用；D级药物对胎儿危害有确切证据，除非孕妇用药后有绝对效果，否则不考虑应用；X级药物可使胎儿异常，在妊娠期间禁止使用。

（6）为防止药物诱发胎儿畸形，在妊娠前3个月，不宜用C、D类药物（动物C和人体D有危害的证据）。

（7）孕妇在抢救等特殊情况下使用C、D类药时，应给予真实、确切的说明。如血清制品引起的过敏性休克，给予葡萄糖酸钙（A类）、扑尔敏（B类）无效时，只好使用氟丙嗪（C类）、地塞米松（D类）等药物，这样才能有效控制病情。

（8）如遇妊娠合并癫痫，鉴于如孕期癫痫频繁发作，本身对母婴损害很大，所以为控制癫痫发作治疗用药（D类），使用药物剂量要调节至控制病情发作的最小剂量。孕期患者接受氨基糖苷类（D类）、万古霉素、氯霉素、磺胺药、氟胞嘧啶（C类）治疗时必须进行血药浓度监测，以减少药物不良反应。在妊娠着床后的20天之内用药，对胚胎没有影响或直接杀死胚胎。器官发育阶段（孕3～8周）是胎儿的主要致畸阶段，药物特别是有害药物在此期进入胚胎，可能造成不可估量的影响或可致流产，产生致死的或永久性的真畸形。器官形成期之后的孕中、后期给药，一般不会致畸，但是却可改变胎儿器官和组织的生长和功能。药物弥散或通过胎盘进入胎儿体内，孕妇服药后脐静脉中药物浓度高于动脉血中的药物浓度，且母体血液与胎儿组织之间的平衡至少需40分钟，因此，分娩前数小时可通过胎盘的药物（分娩时通常应用局麻药）应小心使用，避免胎儿中毒，因为断脐以后新生儿因代谢和分泌功能未成熟，其肝或肾清除药物的速度相当慢。

2. 妊娠期用药安全

（1）抗肿瘤药物。由于胚胎组织类似肿瘤组织，对抗肿瘤药很敏感，许多抗代谢药和烷化剂（包括甲氨蝶呤、氨基嘌呤、环磷酰胺、瘤可宁和白清安）可致胎儿异常，如胎儿宫内发育迟缓、下颌增生、腭裂、颅骨发育不全、耳缺损、足畸形等。已证明秋水仙素、长春花碱、长春新碱和放线菌素D在动物中有致畸的作用，但没有证据表明其在人类中有致畸的作用。秋水仙素可使子代发生唐氏综合征的危险性大大增高。

（2）性激素。12周前服用雄激素和合成孕激素可使女婴的外阴男性化；整个孕期服用己烯雌酚可引起女性子代青春期阴道腺病，并有致阴道及宫颈透明细胞癌的危险，使生殖道畸形的发生率增高，男性子代睾丸及阴茎可能发育异常，精液异常发生率亦增高，可使围产儿死亡率增高，故孕期不能应用。

（3）疫苗。孕妇应避免使用活的病毒疫苗。风疹病毒疫苗通过胎盘可引起胎盘及胎儿的感染。孕期有传染病风险者可以使用霍乱、甲肝、乙肝、风疹、流感、鼠疫、脊髓灰质炎、狂犬病、破伤风、伤寒症和黄热病的疫苗。

（4）甲状腺药。硫脲类是主要用来治疗甲状腺功能亢进的药物，分为硫氧嘧啶及咪唑类，前者包括甲基硫氧嘧啶和丙基硫氧嘧啶，后者包括甲硫基咪唑、他巴唑及甲亢平等。妊娠期首选丙基硫氧嘧啶，对胎儿无致畸作用，但剂量宜小。孕10周前用药，胎儿甲状腺尚未发育，影响不大；孕10周后用药量过大，可致胎儿甲状腺功能低下。

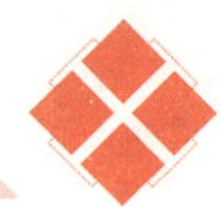



治疗甲状腺疾病的放射性碘 131I 可通过胎盘并破坏胎儿的甲状腺或造成严重甲减，三碘甲状腺苷酸、丙基硫氧嘧啶和他巴唑也可通过胎盘造成甲亢，同时影响脑和骨骼发育。

（5）麻醉药和止痛药。水杨酸盐和麻醉药可以通过胎盘进入胎儿体内；新生儿麻醉药成瘾性可在出生后 6 小时～ 8 天好转；水杨酸盐与胆红素相似，都有蛋白结合键，可引起新生儿核黄疸；大剂量阿司匹林可延迟分娩的发动并可导致胎儿动脉导管关闭不全，在分娩期或产后母体出现出血或新生儿出血。

（6）抗生素。孕妇长期应用氨基糖苷类药物可致胎儿第 8 对脑神经及肾脏损害，其病毒性作用依次为链霉素 > 卡那霉素 > 丁氨卡那 > 庆大霉素。四环素可透过胎盘与钙结合并聚集沉积在胎儿的骨骼和牙齿，孕早期用药可引起四肢畸形，孕 16 周后用药可致骨生长障碍、牙釉质发育不全，可致牙齿永久黄染，以后易发生龋齿。因此，孕期应尽量避免使用四环素，但在治疗危重病时，如对青霉素和头孢菌素耐药，则以抢救生命为主，次要再考虑其耳毒性。尽管新生儿不能完全排除氯霉素，但它对胎儿没有毒性，甚至孕妇大剂量应用时也是如此。然而，胎儿的血氯素水平高能导致灰婴综合征，青霉素则安全得多。磺胺药具有高蛋白结合键，可以结合键处替代胆红素而通过胎盘。在孕 34 周前服用，胎盘能排泄胆红素，从而减少对胎儿的危险性，临近分娩时使用，新生儿可有黄疸，如不及时治疗可发展为胆红素脑病。硫氮磺吡啶除外，它的活性代谢产物——磺胺吡啶的胆红素替代活性较弱，因此对胎儿影响较少。关于先锋霉素类抗生素的研究很多，虽然对于人类没有明确的有害证据，然而孕期使用也应有明确的指征。孕期服用喹诺酮类抗生素最近受到质疑，因为有资料显示诺氟沙星和环丙沙星对骨和软骨有很强的亲和力，有潜在可能致新生儿关节痛，但是一次最新的研究认为，喹诺酮类抗生素与畸形和骨骼肌肉缺损无关。

（7）抗凝药。胎儿对香豆素很敏感，孕期前 3 个月服用华法林，出现胎儿华法林综合征的可能性近 25%，其症状包括发育不良、骨点彩（X 线上的表现）、双侧视觉萎缩和不同程度的智力发育异常；孕中后期服用华法林可致胎儿视觉萎缩、白内障、智力发育异常、小头和小眼的畸形。尽管如此，也有报道称它对胎儿无害，所以孕期是否有害尚未公认。

（8）治疗妊高征及高血压药。硫酸镁是治疗妊高征最有效的药物，正常用量对胎儿无害。甲基多巴兴奋血管运动中枢的真体，从而抑制外周炎感神经，产生降压效果；肼苯达嗪扩张周围小血管，使外周阻力降低，从而降低血压，并增加血搏出量，增加肾及子宫胎盘血流量；硝苯地平为钙离子拮抗剂，使血管平滑肌松弛，扩张全身小动脉，降低外周血管阻力，从而降低血压。上述降压药均未见胎儿致畸的报道。

（9）镇静药。安定具有镇静、松弛肌肉及抗惊厥的作用，孕晚期用药剂量大于 30 g 时产生蓄积作用，致新生儿肌张力低下及吸吮困难。哌替啶有明显的止痛镇静作用，常规用量对胎儿无不良影响，对新生儿的呼吸抑制作用与分娩前用药时间及剂量有关，药物作用的高峰期为用药后 2 ～ 3 小时。异丙嗪对胎儿无不良影响，氯丙嗪为中枢多巴胺受体阻断剂，具有镇静、镇吐、降压及降温作用，药物不致畸，近预产期或产程中用药，产妇会发生低血压，致胎盘血流量降低，对胎儿不利。

（10）心血管药物。孕妇服用治疗高血压的药物，可通过胎盘影响新生儿。神经节阻滞剂可产生低血压、肠麻痹。孕期应避免应用噻嗪类利尿药，因为它们可降低母体血浆容量及减少胎儿的氧合作用和营养，还可造成新生儿低钠血症、低钾血症、血小板减少症。转化酶抑制剂如开博通和依那林，在孕期前 6 个月可致胎儿肾衰竭、羊水过少、头面部畸形、肢体缩短和胎肺发育不良。孕后前 3 个月服用没有致畸的报道。

（11）分娩时常用药。可通过胎盘的局部麻醉剂（卡波卡因、利多卡因、丙胺卡因）经过许多部位吸收（外阴、宫颈周围），可致胎儿中枢抑制和心动过缓；静脉给予缩宫素以增强宫缩或引产是安全的，但有时可造成子宫过度收缩，影响胎儿；麻醉剂、氯胺酮、巴比妥、东莨菪碱可通过胎盘；硫喷妥钠是在剖宫产时常用的催眠剂，积聚在胎儿肝脏，保护了中枢神经系统。分娩前给予孕妇大剂量地西泮可致新生儿肌张力减退、低热、Apgar 评分低，减弱对冷应激的反应，神经系统受抑制。静注硫酸镁常用于抑制早产或避免子痫惊厥，但可导致新生儿昏睡、肌张力低、短暂呼吸抑制。严重的新生儿并发症并不常见，且谨慎地应用硫酸镁的积极作用超过其危害。

3. 其他处方药物

维生素 A、C、D、E 及 B 族维生素和叶酸孕期均可应用。服用维生素 A>10000 u/d 时，有胎儿骨骼发育异常或先天性白内障的危险。维生素 D 应用过量可使胎儿血钙过高、智力发育障碍，给 Vit $K_3$ 过量可引起新生儿肝损害、高胆红素血症和核黄疸。口服降糖药可能难以控制孕期糖尿病，并造成新生儿重度低血糖。因为胰岛素不能通过胎盘，并可更好地控制糖尿病，故是孕期首选药。在孕期口服和局部应用阿昔洛韦可能是安全的，现在没有危险的报道。

总之，孕期用药问题复杂，目前研究尚不深入，临床报道尚有不一致之处，需进一步加强孕期临床药物学的研究。孕期必须用药时应慎重权衡，正确选择，合理用药。

## 第五节　不良嗜好

### 一、吸烟

烟草中含有多种有害物质，除了已广为人知的尼古丁外，还有氢氰酸、氨、一氧化碳、二氧化碳、吡啶、芳香族化合物及烟焦油等。如果妇女嗜烟，会引起月经失调，并减少受孕的可能性。烟草毒素作用于怀孕的母体后，可通过胎盘直接危及发育中的胚胎，使胎儿体细胞染色体畸变率增加。尤其是在胚胎发育早期这一敏感时期内，烟草毒素不仅增加染色体畸变率，而且可通过影响基因调控，影响代谢过程而干扰胎儿发育。胎儿染色体畸变与流产、死胎、多发畸形、先天性疾病有着密切关系。与不吸烟妇女相比，吸烟妇女易早产、流产，其新生儿的死亡率较高。烟草毒素对胎儿发育的干扰主要表现为会使胎儿的“宫内发育迟缓”发生率升高，生出小于胎龄儿的可能性大大增加。怀孕的吸烟妇女更易患贫血，其产后母乳不足的情况也更为常见。通过研究还发现，吸烟妇

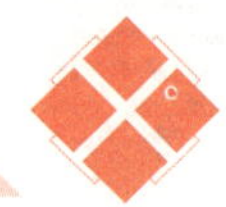



女生下的婴儿易患呼吸道疾病和皮肤病，易呕吐、腹泻。吸烟妇女的孩子在 11 岁以前在身体和智力上的发育都比其他孩子差。

若丈夫抽烟，母亲和胎儿就被迫跟着吸“二手烟”。男子吸烟可使精子对酸性诱变剂的敏感性增高，精子 DNA 链的断裂增加，导致畸形精子增多。近年来研究还发现，吸烟对精子的活动力有较大影响。如果精子畸形、活动力弱或精子在成熟过程中受损都会影响受孕，造成死胎、流产或胎儿畸形。

## 二、酗酒

酒的主要成分为乙醇。研究证实，乙醇为致畸物质之一，对个体的全身各个系统及生殖都有一定的危害，可使精子结构发生变化，使卵巢发生脂肪变性或排出不成熟卵子，乙醇能使受精卵的质量下降，婴儿出生时的身高、体重、头围都比正常儿小，出生后发育迟缓、中枢神经系统发育障碍、智力低下，甚至有面部畸形、心脏畸形、四肢畸形等。酒精的毒害与饮酒的时间和酒量有关，越在妊娠早期，喝得越多，其致畸作用也就愈加明显。

酒精更是人类优生的一大天敌，是肯定的人类致畸物质，能引起多种胎儿畸形。具体来说，其不良影响主要包括以下方面。

（1）对卵巢功能的影响。饮酒对卵巢功能的影响表现为两个方面：其一是对内分泌的影响，酒精对卵巢可能有直接毒性作用；其二是对排卵的影响。

（2）管性不孕。输卵管阻塞是不孕的主要原因之一，但饮酒并不直接引起输卵管感染。因此有专家认为，这可能与有饮酒习惯的人常有其他具危险性的社会生活习惯有关。

（3）盆腔子宫内膜异位症（内异症）。Gridstein（1990）认为，饮酒者发生内异症的危险性比不饮酒者约增加 50%。

（4）男性性功能障碍。酒精直接作用于脊髓反射中枢，抑制阴茎勃起。酒精是一种性腺毒素，过量或长期饮酒者可引起性腺中毒，表现为血清睾酮水平降低，出现性欲减退。另外，肝功能受损后，对雌激素的灭活能力下降，体内雌激素增高，也会影响性功能。据报道，每天平均饮烈酒 250mL 以上者，若持续饮烈酒 2～5 年，可导致严重阳痿。

（5）对精子的生成、成熟及活性的影响。有关研究表明，饮酒的确影响精子的产生及形态，其机制可能是乙醇的直接毒性作用，也可能与性激素代谢紊乱有关。

（6）脓性精液。Pyosperrrua 在对 164 位来自不孕夫妇的男性精液检查中发现，饮酒者精液中的白细胞数明显增加。

（7）流产及胎儿异常。1980 年 Harlap 研究发现，孕期饮酒的妇女妊娠 4～6 个月间发生自然流产的危险性上升。每天饮酒 1～2 次者的危险性为不饮酒者的 2 倍，每天饮酒 3 次者为 3.5 倍。孕期饮酒还可导致胎儿发育异常，最严重的是并发胎儿酒精综合征（fetal alcohol syndrome，FAS）。

（8）营养不良。每克纯酒（乙醇）产生 30kJ（7.1kcal）热量，因此酒是一种高热量但无营养成分的化合物。长期饮酒将造成营养要素的缺乏，蛋白质和脂代谢紊乱。另外，嗜酒是导致维生素吸收障碍和体内维生素缺乏的主要原因。

（9）其他。长期嗜酒不但可能造成某些家庭的经济问题，也可能影响夫妻关系，对家庭的稳定性起破坏作用。美国有一份报告指出，约 50% 的家庭纠纷与饮酒有关。嗜酒家庭的离婚率高达 40%。

## 三、吸毒

吸毒对人体全身的各个系统都有损害，具体表现为：

（1）毒品对中枢神经系统和周围神经系统都有很大的损害，可产生异常的兴奋、抑制等作用，出现一系列神经、精神症状，如失眠、烦躁、惊厥、麻痹、记忆力下降、主动性降低、性格孤僻、意志消沉、周围神经炎等。

（2）吸毒对心血管系统的损害：吸毒特别是静脉注射时，毒品中的杂质及不洁注射器常会引起多种心血管系统疾病，如感染性心内膜炎、心律失常、血栓性静脉炎、血管栓塞、坏死性血管炎等。

（3）吸毒对呼吸系统的损害：采用烤吸方式吸毒时，毒品与呼吸道黏膜发生接触，静脉注射毒品时，毒品通过肺部细血管床，因此极易发生呼吸系统疾病，如支气管炎、咽炎、肺感染、栓塞、肺水肿等。

（4）吸毒对消化系统的损害：吸毒者普遍会出现食欲减退、恶心、呕吐、腹泻、便秘等症状，肝脏也会受到严重损害，如肝炎、肝硬化、肝脓肿等。因此，有关专家指出，只要是确定的吸毒者，一定会合并患上肝炎。

（5）吸毒对生殖系统的损害：长期吸用毒品，可造成性功能减退，甚至完全丧失性功能。男性会出现性低能或性无能；女性会出现月经失调，造成不孕、闭经，孕妇会出现早产、流产、死胎，血液中的毒品通过胎盘进入胎儿体内，会导致胎儿海洛因依赖。

## 四、摄入含咖啡因的饮品

美国相关研究人员通过对 104 位希望怀孕的女性进行研究得出结论：咖啡对受孕有直接的不良影响。在这些女性中，每天喝一杯以上咖啡的女性，怀孕的可能性是不喝此种饮料者的一半。因此，他们提出，女性如果打算怀孕，就应该少饮咖啡。

据悉，《英国药理学杂志》确实曾刊登过美国一项研究，称每天 4 杯咖啡可使怀孕概率降低 25%。其原因在于过多的咖啡因会导致输卵管内壁特种引导细胞失去活力，抑制输卵管正常收缩，从而影响卵子顺利进入子宫。但很多人忽视了一个问题，这个实验的研究对象是老鼠，不是人，人的受孕概率与摄入过量咖啡因之间是否也有类似关系值得商榷。

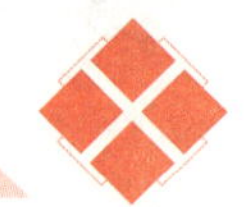



## 第六节　心理因素

### 一、古代优生心理观

人类优生的思想、实践与人类的历史同样悠久。在漫长的原始社会中，原始部落的人们把生下来就有严重残疾的婴儿处死或遗弃山谷。后来，人类由原始社会的群婚制进化到专一婚配制，并逐渐确立了直系血亲不准通婚的习俗。

在原始社会，生产力极为低下，人们将严重残疾儿遗弃或处死的民俗实际上是一种不自觉的优生意识，它起到了限制疾病基因扩散和遗传性疾病蔓延的作用。另一个相似的例证是在古希腊城邦斯巴达中，人们会把生来有残疾的婴儿以及身体衰弱者处死。

到了氏族社会和封建社会，逐渐形成了排除直系血亲之间婚配的风俗，而限制与禁止近亲通婚的习俗也早已出现。罗马皇帝狄奥多西一世就严令禁止表亲结婚，违者判罪，甚至处死。犹太人在宗教律令中禁止 43 种亲属结婚，在《犹太教法典》中又增加了 26 种。这都是古代优生实践的历史事实。

古希腊哲学家柏拉图主张对婚姻关系加以控制和调节，以生育优秀的儿女，一方面倡议将衰弱、有病和低能的个体处死，另一方面提议让那些优秀的男女作“暂时的和通”以繁衍杰出的儿童。柏拉图还曾指出择偶和生育年龄对后代的影响，认为父 50 岁、母 40 岁以上生的子女都不能留。古希腊哲学家亚里士多德也主张政府应用干涉婚姻制度之权，并极力反对早婚，认为早婚生育的婴儿发育不良。他还强调孕期保健，认为妇女怀孕时，必须注意她们身体的健康，不可过怠惰的生活，也不可食淡泊食物。古犹太人法典中就有对多种亲属关系的男女不准结婚的记载，从而逐渐消除了直系血亲间的婚配。公元前 9 世纪，斯巴达国家的立法者主张国家的公民应该由精心挑选出来的最优秀的人来生产。

我国古代社会极度鄙视父女、母子、舅甥女、叔侄女间的婚配，并称之为“乱伦”。同时，习惯上也不允许同胞兄弟姐妹及堂兄弟姐妹间通婚。在春秋战国时代的典籍《左传》中就有“男女同姓，其生不蕃”的记载，这里的同姓应理解为血缘关系较近，表明我们的祖先对近亲婚配的危害已有所认识。《礼记·内则》中指出：“娶妻不娶同姓”，表明对近亲通婚的危害已经有所认识和总结（在古代，同姓的往往有一定的亲缘关系）。《大戴礼·本命》中说“五不娶”，就有“世有恶疾不娶”的说法。汉朝文献中又有“有女不嫁消渴病（现在的糖尿病）”的记载，这说明祖先对遗传病患者不宜结婚和生育的道理有所认识。《后汉书·冯勤传》中说“冯勤，曾祖父扬，有八子，兄弟形皆伟壮，唯冯勤祖父偃长不满七尺，常自耻短陋，恐子孙之似也，乃为子伉取长妻，伉生勤，长八尺三寸”。这表明古人对选择性婚配可以优生已有认识。古代的优生实践和优生思想证明了优生不是某个人、某几个人偶然心血来潮的产物，而是人类文明进步的一个必要环节，具有积极的生物学意义和社会学意义。

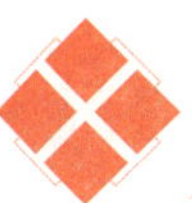

## 二、现代优生心理思想

人类漫长的、不自觉的优生实践和零碎的优生思想对近代优生学的形成是具有积极作用的。20世纪初，一些学者把研究重点放在人种改良上。可是，这一倾向却被希特勒歪曲并利用，成为他推行种族主义政策的理论依据。纳粹分子将优生学淹没在法西斯暴行的凶涛恶浪之中，使优生学蒙受了巨大的耻辱。后来，苏联发动了对细胞遗传学的粗暴围剿，优生学也受到毁灭性的批判。20世纪50年代，我国照搬苏联的生育理论，优生学也被打入冷宫，成了禁区。

但是，优生学并没有因此而止步不前。遗传学家和优生学家利用客观的研究成果，正确地评价并发展了现代优生学。优生学这一门造福于人类子孙后代的科学，逐渐被各国人民所接受，并取得了较大的进展。特别是近二三十年间，已得到全世界各国的普遍重视，有关专家竞相研究这门学问。例如，日本及欧美许多国家都先后颁布了《优生法》。我国《婚姻法》中的某些条文也具有优生意义。

19世纪80年代到20世纪40年代，进化论与遗传学成为优生学赖以建立的学科基础。1900年，伦敦大学成立了第一个优生学研究所；1905年德国的勃洛志（A. Ploetz）主持建立了“国际民族卫生学会”，即第一个国际性优生学组织；1907年美国9个州颁布优生法，使优生优育法律化；1910年美国纽约优生学纪念馆成立，并成了全世界优生学研究中心；1912年第一次国际优生学大会在伦敦召开，成立了“国际永久性优生委员会”；1928年优生学传入中国；1935年，许多国家制定了绝育法。当时，美国在数十所学院和大学开设了优生学课程，使优生学很快进入发展、繁荣时期。但由于早期优生学理论既具有社会性、前瞻性，又具有种族性、主动性和模糊性，使优生学在19世纪80年代到20世纪40年代既有科学成分，也有非科学成分。

由于Galton本人及早期西方优生学家的历史局限性和缺乏遗传学的知识，过分地强调了人类智能的遗传。他们宣传种族有优劣之分，把阶级差别与遗传学等同起来，认为犯罪、酗酒、暴力行为和漂泊习性等均属于孟德尔遗传范围，从而使优生学走上歧途，其研究不自觉地陷入了种族和阶级的旋涡。强迫绝育法和种族主义清洗是优生学发展史中抹不掉的阴影，也是对优生学的歪曲和亵渎。他们认为白种人中的北欧金发的雅利安人是世界上最高等的种族，德国日耳曼种族的贵族是雅利安人的后裔；同一种族内部，统治者、贵族是高等种族，下层劳动人民是劣等种族。

从19世纪80年代到20世纪40年代，优生学的科学成分使优生学充满生命力并不断发展，在优生科学和技术方面的进展主要有：①逐步搞清了近亲结婚的危害；②绝育术出现并作为一种重要的优生措施；③优生与计划生育结合；④人工授精出现并作为一种可能的积极优生措施加以研究；⑤人工流产术可用于消除一些有问题的胚胎，也是一种重要的优生手段。

第二次世界大战后，优生学重受重视。在世界范围内掀起对种族主义伪科学的批判，加之分子生物学、细胞遗传学、发育遗传学、畸形学、围生医学和环境医学特别是产前诊断技术和遗传咨询的发展，使优生学重新又获得了生机并得到了迅速发展，使许多优

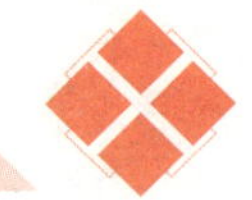



生学家、社会学家、医学家都认识到不同阶级、不同种族间婚配，不仅不会使纯种变劣，相反更有益于后代中遗传素质的提高，从而使优生学走上正轨。

孕育于20世纪50年代、开发于60年代、发展于70年代的产前诊断技术和遗传咨询使得优生目标不仅可以通过社会措施在社会群体水平上实现，而且可以通过医疗措施在社会群体水平上实现，使得父母可以借助于医学知识与技术选择自身后代的遗传品质和先天品质，也使得人口的优生在技术上更为准确有力，以致人们把遗传咨询、产前诊断和选择性流产三者的结合称为“新优生学”，其出现表明优生学在技术上获得了全新的发展。

100多年来，优生学所走过的道路是曲折的，而且仍有许多问题亟待解决，但是，我们相信，随着优生学的进一步普及与发展，实现优生以提高全民族的人口素质，将日益被广大青年和新婚夫妇所接受。

## 思考与训练

### 一、名词解释

1. 药物作用　　2. 致畸剂　　3. 必需脂肪酸

### 二、选择题

1. 下列有关优生的叙述正确的是（　　）。
   A. 专家调查是遗传咨询的重要步骤
   B. 近亲结婚会提高显性遗传病的发病率
   C. 优生学强调不同种族的遗传素质有高低差别
   D. 不同年龄的母亲所生子女患遗传病的概率不同
2. 下列对优生理解不正确的是（　　）。
   A. 优生有利于提高我国人口素质
   B. 优生有利于避免生出具有遗传疾病的孩子
   C. 优生是指孕妇多吃营养物质，使胎儿长得白胖
   D. 优生可以通过婚前检查、孕妇定期检查和科学分娩等措施来实现
3. 影响优生优育的因素包括（　　）。
   A. 遗传物质　　B. 环境因素
   C. 遗传物质和环境因素的共同作用　　D. 以上三项都不对
4. 下列选项不属于先天性氟中毒对胎儿的影响的是（　　）。
   A. 影响牙胚的形成　　B. 影响骨骼的发育
   C. 影响脑的发育　　D. 影响感觉器官的发育
5. 美国食品药品管理局对于妊娠期用药分为A、B、C、D、X五类，四环素属于(　　)。
   A. A类　　B. B类　　C. C类　　D. D类或X类

6. 下列措施不符合优生优育的原则的是（　　）。

A. 有感情就可以结婚　　B. 提倡遗传咨询

C. 产前进行诊断　　D. 选择性流产

7. 下列因素不会对生育有影响的是（　　）。

A. 吸烟　　B. 酗酒　　C. 吸毒　　D. 喝茶

8. 影响生育的生物因素有（　　）。

A. 巨细胞病毒　　B. 风疹病毒

C. 单纯疱疹病毒　　D. 弓形虫

E. 以上都是

9. 下列不属于理化因素导致不孕的是（　　）。

A. 电离辐射　　B. 噪声

C. 微波与超声波　　D. 高温

E. 久坐

10. 影响胎儿骨骼发育的因素是（　　）。

A. 维生素 A　　B. 维生素 D

C. 维生素 C　　D. 维生素 E

## 三、简答题

1. 从影响优生的非遗传因素出发，论述如何创造一个最佳的优生环境。

2. 简述酒精综合征胎儿形成的原因及表型特点。

# 第四章
# 遗传咨询与产前诊断

## 学习目标

1. 掌握遗传咨询的对象、内容、分类及过程。

2. 认识出生缺陷的种类和危害，了解出生缺陷“三级预防”策略。

3. 掌握产前诊断的具体方法。

## 预习案例

某男，38 岁，结婚两次，第一任妻妊娠 8 次均于妊娠 2 个月左右流产，故离婚；与第二任妻婚后，女方受孕后也在 3 个月内流产。从询问病史中得知，其第一任妻与其离异后再婚生育正常。对夫妇双方进行细胞遗传学检查，结果为：该男性核型为 45，XY，-13，-13，+ rob（13q；13q），其妻核型为 46，XX。

思考

1. 其妻几次流产的原因是什么？
2. 该男与妻子能否再妊娠？

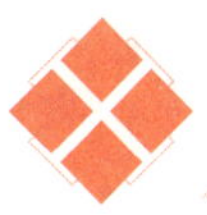

为适应国际社会人类发展的基本要求，提高人口出生素质成为全人类共同关注的问题，而遗传咨询和产前诊断是提高出生人口素质的重要手段。

# 第一节 遗传咨询

## 一、遗传咨询概述

遗传咨询是应用遗传学和临床医学的基本原理与技术，确诊并解答遗传病患者及其亲属和有关的社会服务人员所提出的关于遗传学方面的问题，并在权衡现在与未来、个人与家庭、社会利弊的基础上，给予婚姻、生育、防治、预后、教育、就业等方面的医学指导，从而降低遗传病患儿的出生率，促进家庭幸福、社会安定，提高民族素质。也就是说，孟德尔的分离、自由组合定律，摩尔根的连锁、交换定律，遗传病的群体调查与临床遗传学研究是遗传咨询的理论基础，遗传咨询必须建立在综合采用染色体、基因和临床检测技术对疾病做出诊断的前提下，由遗传学专家、临床医学专家及实验技术专家组成的群体共同完成。

广义的遗传咨询包含的内容较多，既有遗传学方面的内容（包括遗传病的检查诊断、遗传方式和家系分析、发病和复发风险推算等），也有医学内容（包括疾病的临床诊断、产前诊断、预后和防治等）。

遗传咨询的作用是使咨询者在咨询过程中了解如下问题：

①待诊的病例是不是遗传病；

②提示为遗传病的根据；

③诊断的方式、方法；

④该遗传病在家系中发生、遗传传递的过程；

⑤发病或复发风险的概率；

⑥可以采取的对策；

⑦如何选择出最佳的优生措施。

遗传咨询的目的是广泛采取现代医学技术以降低遗传病的发病率，减少家庭和社会的压力与负担，不断提高人口素质。因此，在采取优生措施的过程中，必然涉及本人、患者双亲和社会三方面的关系及利益。如何使患者或其双亲了解遗传病的严重危害性并协调、解决三者的利益关系，是一个复杂而困难的问题，但最终必须依据法律、社会观念、伦理规范等原则切实解决、落实。因此，遗传咨询的目的应包括下述 3 个方面。

（1）对于患者本人

①了解所患遗传病的发病根源，使患者理智地面对现实，以减轻患者心理和精神上的痛苦与压力。

②提供病情、发展趋势和预后的信息。

③提供可能的治疗信息。

④提供遗传风险情报和可采取的措施，以利于患者在知情同意原则下，自主做出符合他自身最佳利益的选择。

（2）对于双亲或夫妇

①提供遗传情报，减轻内疚和不安。

②确定携带者，并提供有关婚姻、生育的医学指导。

③协助制订生育计划。

④在有发病风险的家系中，对有血缘关系的夫妇提供可行的医学意见。

⑤对有高风险的夫妇，提供忠告和协助制订可行措施，以供他们自主选择。

⑥对有遗传病、先天畸形儿的父母，提供对患儿的教养方法和意见。

（3）社会目的

①让全民认识遗传病的严重危害性，提高优生意识。

②降低遗传负荷，减少遗传病的发生率和发病率，不断提高人口素质。

## 二、遗传咨询的对象及内容

### （一）遗传咨询的对象

遗传咨询的对象

（1）有某种已确认的遗传病家族史夫妻。

（2）原因不明的不育不孕夫妻。

（3）有不明原因的习惯性流产、死胎、死产的夫妻。

（4）已生过一个畸形儿的夫妻及亲属。

（5）原发性闭经的患者及亲属或不明原因的继发性闭经者。

（6）性器官发育异常者及亲属。

（7）孕期有致畸因素接触史者（如电离辐射、放射线、农药，以及病毒感染尤其是 TORCH 感染等）。

（8）智力低下患者及亲属。

（9）生育过母儿血型不合引起核黄疸致新生儿死亡者。

（10）近亲婚配者及近亲结婚的后代。

### （二）遗传咨询的内容

#### 1. 婚前咨询

婚前咨询的内容包括：男女双方中一方或亲友中有某种遗传病患者，能否结婚，后代是否患病；男女双方有一定亲属关系，是否属于禁止结婚的范围；如果不在婚姻法规定的禁止范围，婚育对后代的不利影响；等等。

#### 2. 生育咨询

生育咨询的范围包括：夫妻双方之一或亲友中有某种遗传病患者，生育患儿的风险；曾经生育过遗传病患儿，或生育过智能低下或残疾儿，再生育患儿的风险；遗传病携带者如何生育；产前筛查发现胎儿异常风险性增高，如何处理；产前诊断确诊胎儿异常如何抉择；习惯性流产者是否有必要保胎；双方有致畸因子接触史是否会影响胎儿；等等。

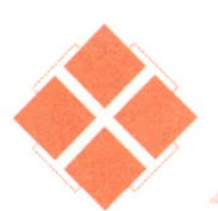

3. 一般咨询

一般咨询是指针对遗传学中的一般问题进行咨询。例如，本人或者亲属所患的疾病是否是遗传病，是否累及后代；某些畸形是否与遗传有关；已经诊断的遗传病如何治疗；等等。

4. 社会咨询

社会咨询是指咨询者为卫生、人口与计生、司法等行政部门，在制定和执行有关优生政策时给予遗传性指导，解答与遗传病有关的法律纠纷，帮助计划生育部门审批再生育指标等。

## 三、遗传咨询分类

遗传咨询通常分为婚前咨询、孕前咨询、产前咨询和一般性遗传咨询。

### （一）婚前咨询

婚前咨询是指通过询问病史、家系调查、家谱分析，再借助全面的医学检查，确诊遗传缺陷，并根据遗传规律，推算出影响下一代优生的风险度，提出对结婚、生育的具体指导意见，从而减少甚至可以避免遗传病儿的出生。

### （二）孕前咨询

我国新的《婚姻法》取消了强制性婚前检查，孕前咨询为此提供了新的选择。不仅婚前检查的项目均可在孕前得到检查，同时还可以检查各种婚后新发生的疾病，如性传播疾病等。

### （三）产前咨询

产前咨询的主要问题有：①夫妻一方或者家属曾有遗传病儿或者先天畸形儿，下一代患病概率有多大；②已生育过患儿，再生育是否仍为患儿；③妊娠期间，尤其是在妊娠前 3 个月接触过放射线、化学物质，服用过药物或感染过风疹、弓形虫等病原体，是否会导致畸形。

### （四）一般性咨询

一般性咨询的主要问题为：①夫妇一方有遗传病家族史，该病是否累及本人及其子女；②生育过畸形儿是否为遗传性疾病患者，是否影响下一代；③夫妻多年不孕或者习惯性流产，希望得到生育指导；④夫妻一方已确诊为遗传病患者，咨询治疗方法及疗效。⑤夫妻一方受放射线、化学物质或有害生物因素影响，是否会影响下一代。

## 四、遗传咨询过程

对于遗传咨询师和咨询者来说，遗传咨询是一个双向互动的过程。这个过程包括以下 6 个方面。

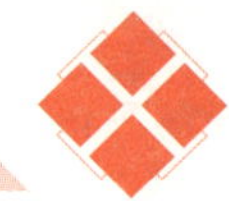



## （一）咨询会谈的准备

1. 咨询者来到遗传咨询门诊时，遗传咨询医师或专家首先要对患者做必要的询问和检查，弄清疾病的性质。例如，对一些非常罕见的单基因遗传病，根据患者的主要临床表现、发病年龄和进展情况以及遗传方式等，做出相应的诊断；而一些先天性代谢病则应先进行必要的生化分析，以确定其特定酶的活性或其代谢产物含量再做出诊断；对一些有多发畸形和智力低下、体格发育迟缓、性特征异常等的染色体病，则应先进行核型分析，确定染色体的畸变类型，必要时还应检查患儿父母的核型，才能明确诊断。即使对一些常见的畸形和疾病，也要考虑遗传异质性问题，做出病型的鉴别。例如，智力低下是常见的一种症状，但智力损伤是轻度、中度还是重度，是环境因素还是遗传因素所致，则需要鉴别。如果是遗传所致，那又要分析是染色体异常还是单基因、多基因异常所致。其次，要收集先证者的家系发病情况，绘制好系谱并做出正确的分析。有时，对家系中的某些关键成员还要做一些补充的检查。对家系中发病情况资料的收集要细致、耐心，并需注意患者家属的心理状态以及理解、表达的能力等情况。

2. 遗传咨询医师和专家应抱着高度负责和高度同情的态度，诚恳地向患者家属说明家庭中各成员的发病情况及病情资料，对分析诊断、预后以及制订防治方法上的重要意义，指出如果有意或无意提供的某些不真实的信息会造成绘制系谱的错误，可能导致对疾病遗传方式的判断错误，并影响对再发风险估计和婚育优生指导的准确性，甚至造成婚育的指导错误。应该注意，即使弄清了疾病的遗传方式，也还要考虑患者的遗传病究竟是遗传来的，还是新的突变产生的。如果在这一点上判断错误，必将导致对再发风险估计和婚育优生指导上的错误。此外，为了使“咨询会谈”能收到预期效果，还应注意咨询者的心理状态，如果咨询者心情过于抑郁、焦虑，甚至对遗传咨询抱有恐惧或有反感（注意，咨询医师某些语言、语气不当是引起咨询者反感的主要原因），都将影响他们准确、全面地接受遗传咨询医师和专家的解说。有的咨询者则由于某种主观的期望，思想上不愿知道或不愿相信遗传咨询医师和专家提出的再发风险。这时，即使开始“咨询会谈”，也难以收到预期的效果。因此，遗传咨询医师和专家必须先针对他们存在的各种思想问题，进行耐心的解释、开导，创造一种相互关心、依赖的气氛，这对成功地进行咨询会谈是非常重要的。

## （二）初次咨询会谈

有了上述的准备工作以后，即可开始咨询会谈。在进行初次咨询会谈时，遗传咨询医师和专家应明确以下几点。

1. 咨询会谈的目的是帮助咨询者弄清疾病的性质，讨论该遗传病的各有关问题，提出可供选择的各种对策，以供咨询者选择。

2. 遗传咨询医师和专家应理解咨询者对遗传的有关问题了解有限，所以他们对会谈中所提到的大量信息往往会感到茫然或难以理解。这时，可用试探性提问来了解他们的理解程度。同时，要有多次会谈才能解决全部问题的思想准备。特别是提出对策时，要留给咨询者进行一段认识、思考的时间，然后约定时间再进行会谈决定。不能采取“省事”

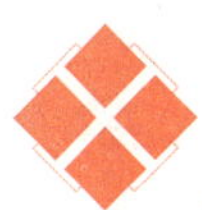

的办法，只通过一次会谈就匆忙了结完事。要允许他们思想上有反复。

3. 每次咨询会谈都应做扼要的文字记录，整理后复制一份交给或寄给咨询者，以使他们有机会阅读并深入了解这些资料，加强采取对策的决心。

4. 咨询会谈中，咨询医师和专家要用简单、通俗、非专业性的语言与咨询者交谈、讨论。在说明问题时，要一步一步地进行，中间可以有停顿，让咨询者有机会提出一些问题，也可由咨询医师和专家提出一些问题，由咨询者来回答，借以了解其理解程度。只有相互交谈，而不是片面讲解，咨询者才能更准确地理解、接受信息。

5. 为了易于说明问题，遗传咨询医师和专家应事前准备一些图解、照片等资料，用以辅助解释，这对加深理解是一种很好的辅助方法。

（1）阐明疾病的性质。由于一般家庭对其成员所患的疾病只有部分了解或完全不了解，因此，首先要使咨询者及其家属了解这种疾病的性质。至于解说的范围、深度，应根据咨询者的文化水平、医学遗传知识和临床医学知识、经验的多少而有所不同。例如，一对夫妇生了一个常染色体隐性遗传病苯丙酮尿症（PKU）患儿，当他们听说 PKU 是一种遗传病以后，问为什么他们二人以及全家其他成员都无这种病，它是怎么遗传的，是谁的问题，等等。经遗传咨询医生和专家初步解说，夫妇二人知道自己都是携带者后，更担心以后再生孩子是否也会患同样的疾病。这时，遗传咨询医师和专家就这种 AR 遗传病传递的一般规律、再发风险等进行解说。同时，还应说明这种病的患儿如果早期筛查、尽早治疗，患儿脑细胞可不受损害或损害较小而具有正常智力水平，所以应尽力做好早发现、早治疗的准备。又如，一位女性的弟弟患 Duchenne 型肌营养不良症（DMD，又称假肥大型肌营养不良），她已知这是一种 XR 隐性遗传病，因而担心自己将来婚后所生的孩子也患同样的疾病。这时，遗传咨询医师和专家应就 XR 连锁隐性遗传病传递的一般规律，女性携带者的儿子发病风险等情况进行解说。同时，可检测她的肌酸磷酸激酶（CPK）水平，如果她的 CPK 活性增高，证明她肯定是携带者，她的儿子患 DMD 的风险为 50%，女儿有 50% 为携带者；如果她的 CPK 活性不增高，她就不是携带者，她的儿子将无 DMD 发病风险，女儿也不会是携带者。再如，一位女性有蓝色巩膜、耳聋，并曾有 2 次骨折病史，婚后担心所生孩子也会患此病。经过仔细询问，整个家庭中只有她一人患病，她出生时父亲已 40 岁。这时，遗传咨询医师和专家应该说明，她患的是 I 型成骨不全症，是一种常染色体显性（AD）遗传病，她的发病是基因新突变产生的，所以，家系中只有她是患者。这时，咨询医师和专家应进一步说明突变的概念和 AD 遗传传递规律，说明她将来所生子女将有 50% 的发病风险，一般不宜生育。

（2）简明介绍相关遗传规律。在咨询会谈中，遗传咨询医师和专家应该耐心地向咨询者解说有关遗传的规律，以了解自己的病因及自己在遗传病传递中所起的作用。一般人认为，既然是遗传病，就应该有阳性家族史，如果一个家系中只有一个孩子患病而无阳性家族史，他们就认为不是遗传病了。其实，在不少情况下，遗传病是无阳性家族史的散发病例。例如，染色体病中，只有一小部分家族性易位或倒位才表现出家族性，其他的染色体病则大多数来源于新发生的畸变。所以，染色体病往往无家族性发病特点，当然，其再发风险也较低。对常染色隐性遗传病来说，除了同胞中可能有另外的患者外，

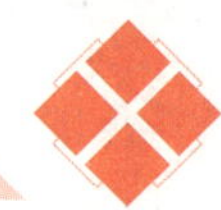



也很少看到家族性发病的现象。然而，这种病的患儿双亲（都是隐性致病基因携带者）再次生育时，再发风险是 25%。即使是常染色体显性遗传病，如软骨发育不全、成骨不全症、Marfan 综合征等，也往往（约 1/5）是新发生的基因突变所致，因此导致原来没有此遗传病的家系出现了遗传病。在这种情况下，除突变个体的子女有 50% 的发病风险外，其同胞的再发风险就很低了（相当于该基因的突变频率）。X 连锁隐性遗传病，如血友病 A、DMD 等，常常可以看到阳性家族史，但是，也可遇到散发的新突变病例。在多基因遗传病患者的家庭中，往往也无阳性家族史。例如，一对表型正常的夫妇生出了一个房间隔缺损的患儿，他们二人的家庭中也无其他的同类患者。在这种情况下，复发风险不超过 5%。总之，由于缺少阳性家族史，常会使咨询者对所患疾病的遗传性产生怀疑，如果不耐心解说，咨询者的疑虑不会消除，并对咨询医师和专家说法的依赖程度有所降低。一旦咨询者认识到他们的孩子患的是遗传病后，遗传咨询医师和专家即可将有关的遗传方式、传递问题等做一简要说明，这时，最好采用如耳垂的有无、红绿色盲等遗传方式进行解说，以获得初步印象，缓解一下他们的不安情绪。当他们理解了遗传咨询的一般规律后，再类推到实际的病种做详尽说明。

（3）用概率的术语说明风险。一般人由于对概率的术语不太理解，所以常常对提供的信息有错误的认识。例如，告诉患儿父母他们的孩子所患疾病是常染色体隐性遗传病，并说明常染色体隐性遗传病的再发风险为 1/4（25%）时，他们可能会理解为他们已生了 1 个患儿，那以后再生 3 个孩子都应该是正常的了。这时，遗传咨询医师和专家应该用掷镍币为例说明“概率是无记忆的”。即每一次投掷镍币时，正面、反面都有 1/2 的概率出现。对常染色体显性遗传病患者来说，所生子女的患病风险每次都是 1/2，就是说，不论既往所生子女的患病情况如何，每生育一次都有 1/2 子女发病的风险。如果同时掷 2 个镍币，2 个正面都朝上的概率是（1/2）×（1/2）=1/4；1 个是正面朝上，1 个是反面朝上的概率是（1/2）×（1/2）=1/4。当第 1 次掷出 2 个正面朝上以后，第 2 次投掷时，仍有 1/4 概率出现两个正面朝上。所以，对常染色体隐性遗传病来说，如果夫妇俩生出 1 个患儿后，再次生育时，再发风险仍是 1/4（25%），具体情况是：1/4 正常（AA）；1/2 为杂合携带者（Aa）；1/4 为患者（aa），这与同时掷两个镍币的概率相似。因此，1/4（25%）的概率是积累多次观察所得的结果，而不是理论推算。

对多基因遗传病的复发风险，应该怎样说明呢？例如，根据统计资料，在 100 对生有 1 个患先天性房间隔缺损孩子的夫妇中，在生第 2 个孩子后，又有 4 个孩子有房间隔缺损，因此其再发风险是 4%。咨询会谈时，咨询医师和专家应当注意的是对再发风险的提法。因为不同的提示方法对咨询者的心理影响作用可以不同，可直接影响他们对对策的选择。例如，就先天性房间隔缺损来说，一般群体的发病率只有 1/1000。一对夫妻生出 1 个房间隔缺损的患儿后，再发风险是 4%。这时，一种说法是：一般人群中生出正常（即正常心房间隔）孩子的概率是 99.9%，你们生过 1 个房间隔缺损的患儿，再生育时生出正常孩子的概率是 96%。这种提法往往使咨询者看不出发病风险的显著增高。另一种说法是：一般人群中生出此病患儿的频率不高，只有 1/1000，而你们已生过 1 个房间隔缺损的患儿，再生孩子患这种病的概率要比一般人高 40 倍。显然，这两种说法

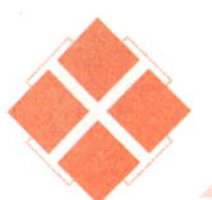

会给咨询者留下不同的印象，对他们将来各种对策选择会有不同的作用。国内已有数例因风险推算问题而引起的法律纠纷，所以咨询时应该特别注意。

### （三）第 2 次咨询会谈

第 2 次会谈开始时，应首先回顾一下初次咨询会谈的资料，看看咨询者对咨询内容是否有了全面、准确的理解，看看他们接受了那些信息后情绪有什么波动，当确认他们的紧张、抑郁情绪已基本消除以后，咨询医师和专家再提出可供他们选择的各种对策。这时，咨询者面临的问题是有关婚姻、生育或产前诊断等问题，并在知情同意的原则下做出选择和决定。遗传咨询医师和专家应该把所有的对策（包括有利和不利的）都摆出来，供他们选择。这些对策包括如下几点。

1. 不再生孩子。这是再次生育时再发风险高，病情严重而又不能进行产前诊断时常做的选择。不再要孩子可以采取避孕和绝育两种形式，这样当然可以避免再生有病的孩子，不过，这也意味着这对夫妇或家庭将没有健康的孩子。

2. 产前诊断。对一些能做产前诊断的遗传病或畸形（如染色体病、某种形态改变明显的先天畸形、一些先天性代谢病和某些基因病）来说，即使有较高的再发风险，也可应用产前诊断这一措施生出一个无病的孩子。当然，如果是病胎，就要考虑是否进行选择性人工流产，这时，将会再次引起孕妇及家属情绪上的波动，故应注意和给予指导。

3. 碰碰运气。对一些病情不太严重而又是中度风险（4% ～ 6%）的遗传病来说，咨询者可能面临这种选择，即是否决心冒着生病孩的风险再次怀孕、生育。这时，遗传咨询医师和专家只能做出友善的忠告，如何选择应完全由咨询者及其家属决定。

4. 认领他人的孩子。这是对病情严重，再发风险高而不宜生育或再生育的夫妇来说可采取的对策。

5. 人工授精。当丈夫是常染色体显性遗传病患者或是染色体平衡易位携带者，或夫妇均为严重的隐性遗传病致病基因携带者（Aa）时，可采用这一措施，即用精子库冻存的他人精子给妻子进行人工授精，以生出无病的孩子。一般文化水平较高的人群易于接受这种措施。人工授精须在有经验的研究中心进行，所以遗传咨询医师和专家应为咨询者做好联系和安排。

6. 借用卵子体外受精与移植。当妻子是常染色体显性遗传病患者或是染色体平衡易位携带者时，可采用这种措施，即由供卵者提供的卵子与丈夫的精子体外受精后，植入妻子的子宫内继续发育，以便生出一个无病的孩子。采用这种措施时需要有志愿供卵者，而且要在有经验的妇产科研究室或病房进行，所以，也需要遗传咨询医师和专家为咨询者做好联系与安排。因这一技术涉及伦理、技术等方面的问题较多，故一般难以采用。

7. 代理母亲（surrogate mother）。如果妻子是常染色体显性遗传病患者或染色体平衡易位携带者，或者是卵巢、子宫发育差不能受孕、怀胎者，可采用这种措施，即用丈夫的精子为另一自愿怀孕的妇女人工授精，通过“借腹生子”以期生出一个无病的孩子。这一技术当然也涉及伦理等问题，但在国外已被采用。

8. 离婚。年轻的夫妇尚无健康的孩子，在遗传学上，未来的妊娠有较高的风险但又

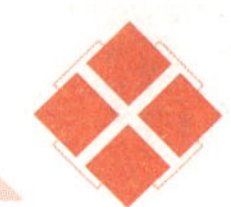



不愿做绝育手术，且拒绝采用或无条件采用上述措施时，离婚可能是他们的选择方式之一。此时，应完全根据他们的意愿来做出决定，咨询医师和专家不应做任何鼓励和暗示。

9. 终止恋爱和婚约。在近亲之间恋爱或已有婚约，但如果认识到婚后将面临生出常染色体隐性遗传病患儿的风险，或者相恋或有婚约的一方是染色体平衡易位携带者时，终止恋爱或婚约，从预防遗传病发生的角度来说是一个明智的选择。这时，咨询医师和专家应多做思想工作和提出善意的忠告，然后由他们自主决定。

在第 2 次咨询会谈中，夫妇双方应该一同参加，以便他们可以相互协商，就有关对策做出选择和决定。这时，遗传咨询医师和专家可能被问及这样的问题："你看我们该怎么办？"或是"如果你是我这样的情况，会怎么办？"等。在回答这些问题时，总的原则是应该采取协助的态度，而不能代替做决定。目前，根据认识的不同，可将遗传咨询分为两类：指令性遗传咨询（directive genetic counseling）和非指令性遗传咨询（non-directive genetic counseling）。

非指令性遗传咨询主张遗传咨询医师和专家的责任是提供全面信息，不应干涉咨询者的任何选择自由，一切对策的选择应由他们自行决定。如果咨询者对某些细节未弄清楚，可与遗传咨询医师和专家进一步讨论。如果咨询者对对策的选择犹豫不决，遗传咨询医师和专家可以建议他们回家与亲属进一步商议后再做决定，并约定再次咨询会谈的时间，由他们做出决定。

指令性遗传咨询则主张在咨询者选择对策出现问题和困难时，应从优生角度提出医学意见，给予适当的指导，在知情同意的原则下采取相应措施，这可能更符合咨询者乃至全社会的利益。

此外，目前尚存在一种"强制性遗传咨询"（compulsory genetic counseling），即在一定情况下，咨询者的选择将受到一定限制。这在一定程度上限制了咨询者个人选择的自由，但符合全社会的利益，实际上也有益于个人和家庭的幸福。例如，目前在我国"控制人口数量，提高人口素质"的国策指导下，《母婴保健法》中规定，对已生育了严重遗传病且又再发风险高的夫妇，在不能进行产前诊断的情况下，建议不要再次生育。这既有利于家庭，又有利于国家、社会。因此，遗传咨询医师和专家有责任善意地提出医学意见和指导，使他们认识潜在的危害性，在知情同意的原则下自觉、自愿地选择可行的最佳对策。

### （四）第 3 次咨询会谈

在这次会谈中，咨询者一般都能就各种对策做出选择性决定。在咨询者对对策做出选择后，遗传咨询医师和专家还必须对对策的落实给予大力协助。例如，如果他们选择产前诊断，就应为他们联系好有关科室，约定时间进行超声波扫描和绒毛、羊水或脐带血细胞的取样与检查，直到进行选择性人工流产或正常妊娠结束，并核实原来诊断与最后结果是否相符后，工作才算完成。有时，对某些病种还要进行出生后的早期诊断和治疗（如苯丙酮尿症、甲状腺功能低下等）。如果他们决定绝育，那就帮助他们预约手术时间；如果他们选择人工授精等对策，那就应与有关科室进行联系，做出具体安排。总之，

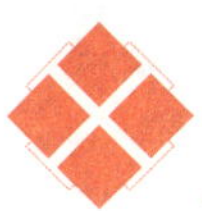

遗传咨询不仅要提出正确的对策，而且要积极协助咨询者落实对策的实施，核实所做诊断与产前诊断以及所生子女的情况是否符合等。

### （五）随访

有时，咨询者可能因涉及隐私等问题，感觉到咨询门诊来进行遗传咨询不能进行详尽、自由的讨论，难以达到他们的愿望，因此认为随访可能更合适时，遗传咨询医师和专家应考虑这种要求，进行必要的随访。此外，对一些发病风险高、危害严重的遗传病家系，也应有计划地进行随访。一般来说，不论初次咨询会谈如何顺利，只靠一次咨询会谈，咨询者不太可能确切地理解遗传咨询医师和专家提供的全面信息，也难以就此对各种对策做出恰当的选择。这是因为在初次会谈中，家庭成员最关心的是患者的治疗、预后问题，甚至根本未考虑今后的生育计划和家系中其他成员的风险问题。所以，他们不能认真全面地考虑有关信息。再者，由于是初次到医院进行遗传咨询和家系中第一次被确定有遗传病等，他们难免精神紧张、顾虑重重和注意力分散等，因而很难准确地接受遗传咨询医师和专家所提供的信息。因此，常常需要第 2 次、第 3 次会谈加以强化，甚至还需要随访，以检查一下咨询会谈效果，及时采取相应对策。在第 2 次、第 3 次会谈或随访时，最好先询问他们一下，了解他们对遗传咨询中的关键问题理解如何，是否对对策做出了选择和决定，存在什么问题，有何疑问和困难等。此时，要听取和记录他们的讲述，然后一一给予相应的解答。有时，一些咨询者对遗传咨询提供的信息不能确切理解，对生育计划也无明确的决定，这在应该采取的对策与他们个人愿望有矛盾时尤其常见。咨询会谈只有夫妇的一方参加时，常会发生夫妇意见不能统一，无法做出决定的情况，甚至会做出一些违反《母婴保健法》条例的事。由此可见，有效的遗传咨询是一个长期、复杂的过程，有时随访是必不可少的。在随访中更应利用患者家系有较多成员在场的有利条件，继续做好解说、指导的工作。

### （六）扩大的家庭遗传咨询

一旦在某家庭中确定出遗传病患者，除了要为该患者诊治，对小家庭做好咨询、宣传和落实优生对策外，还应在扩大的家系成员中进行广泛的遗传咨询，只有这样才能更有效地预防遗传病的发生。由于常染色体显性遗传病、X 连锁隐性遗传病和染色体易位倒位等可导致在一个家系中出现几个患者，所以，进行扩大的家庭遗传咨询更为重要。就晚发型的常染色体显性遗传病如 Huntington 舞蹈症而言，当确认了一个先证者后，可能在该家系中的几代人都处于患此病的高风险中。遗传性小脑性运动失调（Marie 型）等也是如此。因此，对这一类型病例必须特别注意和加强指导。就 X 连锁隐性遗传病，如 DMD 症而言，男性患者母亲的女性亲属中，可能有几个人是携带者。然而，一个妇女生出一个 X 连锁隐性遗传病患儿时，她可能不一定是携带者，因为新的基因突变也可以使她生出此类患儿。如果她的兄弟之一或她的舅父或外甥也患同样的疾病，她就肯定是携带者了。这时，她的姨母、姐妹、表姐妹都可能是携带者。因此，对这样的病例进行扩大的家庭遗传咨询和进行婚育的优生指导是十分必要的。

在染色体病中，易位型患者的几代亲属中都可能有易位携带者。当然，也可能不是

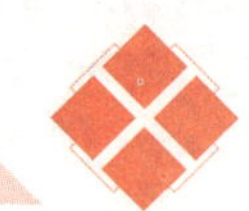



这种情况，即先证者的发病源自新的畸变。要弄清楚这个问题，估计出家庭成员中生出染色体患儿的风险，只有在扩大的家庭咨询中，检查关键成员的核型后才能阐明。在扩大的家庭遗传咨询中，一个重要的问题就是携带者的检出。这对常染色体隐性遗传病、X 连锁隐性遗传病、染色体易位或倒位，以及对常染色体显性遗传病晚发型尚未发病的个体，都是需要的。这时，需要安排一次家庭聚会以说明这种病的遗传特点，以及什么是携带者和检出携带者的重要意义。如果检出了携带者，就需要安排另一次咨询会议，针对他们的婚姻、生育等具体问题进行必要的优生指导。

# 第二节　出生缺陷干预

## 一、出生缺陷概述

### （一）出生缺陷的定义

出生缺陷是指孩子出生前，在孕妇肚子里就已经发生的形态结构、功能代谢、精神、行为等方面的异常。形态结构异常表现为先天畸形，如无脑儿、脊柱裂、兔唇、四肢异常等，生理功能和代谢缺陷常导致先天性智力低下（俗称“呆”“傻”）、聋、哑等异常。形态结构异常是胚胎（胎儿）在发育过程中受到宫内外不良环境因素或遗传因素的作用而导致的，这也可能是上述二者共同作用的结果。在各种导致胚胎（胎儿）形态结构异常的因素中，目前已得到公认的是环境因素约占 10%，遗传因素占 15%（其中基因突变 10%，染色体异常 5%），其余待查明。

### （二）出生缺陷的类型

根据发生情况，出生缺陷可分为三类：①三胚层形成紊乱，多发生在胚胎第 15 ～ 18 天，常见神经管与肠管相通、内脏反位、连体畸胎等三种；②神经管闭合过程紊乱，导致脑、脊髓发育不全，进而引起椎弓、颅骨及邻近皮肤出现异常，常见于无脑畸形、脑膨出、脊柱裂等畸形；③器官系统发生和形成过程中的紊乱种类多，可分为胚体升高过程紊乱、器官原基发生过程紊乱、器官发生过程后期紊乱、性别决定和分化过程中的紊乱等几类。

常见的出生缺陷有以下几种。

1. 神经系统畸形

神经系统畸形主要有无脑畸形、脑膨出、脊柱裂、先天性脑积水、小头畸形、脑性瘫痪。神经管缺陷是由于神经管闭合不全所引起的一类先天畸形，主要表现是脑和脊髓的异常，并常伴有颅骨和脊柱的异常。正常情况下，胚胎第 4 周末神经管应完全闭合。如果失去了脊索的诱导作用或受到环境致畸因子的影响，神经沟就不能正常地闭合为神经管。如果头侧的神经沟未闭合，就会形成无脑畸形（anencephaly）；如果尾侧的神经沟未闭合，就会形成脊髓裂（myeloschisis）。无脑畸形常伴有颅顶骨发育不全，称为露脑（exencephaly）；脊髓裂常伴有相应节段的脊柱裂（spina bifida）。脊柱裂可发

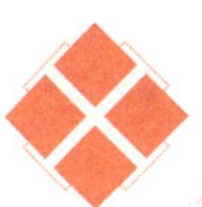

生于脊柱各段，最常见于腰骶部。脊柱裂的发生程度不同，轻者少数几个椎弓未在背侧中线愈合，留有小的裂隙，脊髓、脊膜和神经根均正常，称为隐性脊柱裂（spina bifida occulta）。患者的局部皮肤表面常有一小撮毛发，多无任何症状。严重的脊柱裂可为大范围的椎弓未发育，伴有脊髓裂，表面皮肤裂开，神经组织暴露于外。中度的脊柱裂比较多见，在患处常形成一个大小不等的皮肤囊袋。如果囊袋中只有脊膜和脑脊液，称脊膜膨出（myelomeningocele）；如果囊中既有脊膜和脑脊液，又有脊髓和神经根，则称脊髓脊膜膨出（meningocele）。由于颅骨的发育不全，也可出现脑膜膨出和脑膜脑膨出（meningoencephalocele），多发生于枕部，枕骨鳞未发生，缺口常与枕骨大孔相通连。如果脑室也随之膨出，称积水性脑膜脑膨出。

脑积水（hydrocephalus）是一种比较多见的先天畸形，多由脑室系统发育障碍、脑脊液生成和吸收失去平衡所致，以中脑导水管和室间孔狭窄或闭锁最常见。由于脑脊液不能正常流通循环，致使脑室中积满液体或在蛛网膜下腔中积存大量液体，前者称为脑内脑积水（internal hydrocephalus），后者称为脑外脑积水（external hydrocephalus），其临床特征主要是颅脑增大，颅骨变薄，颅缝变宽。

### 2. 头部器官畸形

头部器官畸形包括先天性白内障、小眼畸形、小耳畸形、副耳及耳凹、小下颌。

先天性白内障是儿童常见的眼病。出生后第一年发生的晶体部分或全部混浊，称为先天性白内障。由于在婴儿出生时已有引起晶体混浊的因素，但还未出现白内障，而晶体的混浊是在一岁内发生，因此先天性白内障又称为婴幼儿白内障。先天性白内障可以是家族性的或是散发的，可以单眼或者双眼发病，可以伴发其他眼部异常。此外，多种遗传病或系统性疾病也可伴发先天性白内障，但最多的还是只表现为白内障的异常。本病有许多种类型，分别有不同的病因。为明确诊断，有时需做必要的实验室检查。由于先天性白内障在早期即可以发生剥夺性弱视，因此其治疗又不同于一般成人白内障。

小眼畸形又称先天小眼症，是一种具有家族遗传性的眼部先天性畸形，多伴有内眦赘皮和上睑下垂，也伴有小眼球或无眼球、内眦向颞侧移位，斜视或半面萎缩等畸形。通常，睑裂狭小综合征的形成是先天的，但不一定和遗传有关。最新研究结果显示，母亲在怀孕期间发生流感或感染细小病毒，将会增加婴儿出生后发生小眼甚至无眼畸形的危险性，但研究也提示这种眼科疾病的危险性仍然是很小的。

先天性小耳畸形（microtia）又称先天性外中耳畸形，表现为重度耳郭发育不全、有外耳道闭锁或狭窄、中耳畸形，而内耳发育多为正常，通过骨传导有一定听力。该先天畸形需要采用全耳郭再造和听功能重建手术来治疗。

### 3. 腹壁缺损及疝

此类出生缺陷是指腹裂畸形、脐膨出、膀胱外翻、膈疝、脐疝、腹股沟斜疝。

脐膨出（acromphalus）是先天性腹壁发育畸形的常见类型，是因先天性腹壁发育不全，在脐带周围形成腹壁缺损，导致腹腔内脏脱出的新生儿畸形。由于本病与染色体异常有关，病儿在患有脐膨出的同时还可能伴有其他器官的畸形，处理不当死亡率很高。绝大部分病儿须生后立即手术，否则由于局部皮肤破溃、坏死、感染，病儿很难继续生存。

少数病例由于囊膜逐渐纤维化形成瘢痕，从而保护了脱出内脏，避免了早期死亡。本病死亡率与治疗时间有关，有条件时应尽早手术。

膀胱外翻（exstrophy of bladder）包括腹壁、脐、耻骨及生殖器畸形，表现为下腹壁和膀胱前壁缺损，膀胱后壁向前外翻，输尿管口显露，可见尿液喷出，这是一种少见的先天异常。Scheuke von Grafenberg（1597）首先描述本病临床所见，1780 年 Chaussier 始用“膀胱外翻”一词（exstrophy of bladder）。Syme（1852）做了首例输尿管乙状结肠移植术，但 9 个月后患者死于肾盂肾炎。Nyman（1885）成功闭合 5 日龄新生儿膀胱外翻。Trendelenberg（1892）试用截骨术使耻骨靠近。Mickuliez（1897）关闭膀胱外翻时用回肠扩大膀胱。Young（1942）及 Micbon（1948）分别报道首例女性及男性膀胱外翻关闭术后能控制排尿。Lepor 及 Jeffs（1983）报道 22 例经手术修复后有 19 例（86%）能控制排尿。

膈疝（diaphragmatic hernia）是指腹内脏器经由膈肌的薄弱孔隙、缺损或创伤裂口进入胸腔所致的疾病状态，临床分为食管裂孔疝、先天性膈疝和创伤性膈疝三大类。

脐疝是由脐环处突出的疝，临床上分为婴儿脐疝和成人脐疝两种。前者远较后者多见。

### 4. 消化系统畸形

消化系统畸形主要包括腭裂、唇裂、食道闭锁、狭窄和气管食管瘘、先天性肥大性幽门狭窄、先天性肠闭锁和先天性肠狭窄、先天性巨结肠、直肠或肛门闭锁。

腭部的形成始于胚胎第 47 天，两侧腭突从前向后发生融合，在胚胎 54 天左右完成。所以腭裂的表现形式轻者仅有悬雍垂裂和软腭裂，重者则软硬腭均有裂开。悬雍垂裂与软腭裂称作不完全性腭裂，在硬腭部分，以鼻中隔作为中线标志，左侧腭突未与鼻中隔相融合者，称为左侧完全性腭裂；反之，称为右侧完全性腭裂；发生在鼻中隔两侧的称双侧腭裂。不完全性腭裂因多表现为两侧腭突未能在鼻中隔后方融合，故一般无左右之分。

唇裂是口腔颌面部常见的先天性畸形，发生率约为 1 ∶ 1000。正常的胎儿在第五周以后开始由一些胚胎突起逐渐互相融合形成面部，如未能正常发育便可发生畸形，其中包括唇裂。

气管食管瘘（tracheoesophageal fistula）是指由于先天性胚胎发育异常而形成气管与食管间由瘘道相连通，约半数患者伴有其他先天性畸形，如心血管、泌尿生殖系统和肺发育不全。该先天性畸形大多数为散发病例，仅少数有家族史。

### 5. 先天性心脏病

先天性心脏病包括心房间隔缺损、室间隔缺损、动脉导管未闭、法洛四联症、完全性大动脉转位、肺动脉狭窄。

先天性心血管病是先天性畸形中最常见的一类。轻者无症状，查体时发现，重者可有活动后呼吸困难、紫绀、晕厥等，年长儿可有生长发育迟缓。症状有无及表现还与疾病类型和有无并发症有关。新生儿心衰被视为一种急症，通常大多数是因为患儿有较严重的心脏缺损，其临床表现是由于肺循环、体循环充血，心输出量减少所致。

### 6. 泌尿生殖系统畸形

泌尿生殖系统畸形是指尿道下裂、先天性肾囊肿、隐睾、外生殖器两性畸形。

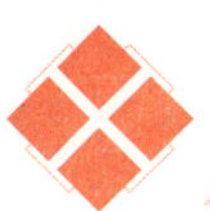

泌尿系统畸形以肾脏和输尿管畸形最常见，常见的症状是血尿、排尿异常、腹痛、腹部包块、并发症与并存症，以尿路感染最常见。生殖器畸形是指男性生殖器先天性畸形、女性生殖器先天性畸形、小儿尿道下裂。

7. 四肢畸形

四肢畸形是指足变形、多指（趾）畸形、并指（趾）畸形、肢体短缺畸形、先天性髋关节脱位。

先天性并指畸形是指两个以上手指部分或全部组织成分先天性病理相连。

8. 皮肤畸形

皮肤畸形包括血管瘤、色素痣。

血管瘤是先天性良性肿瘤或血管畸形，多见于婴儿出生时或出生后不久，它起源于残余的胚胎成血管细胞，活跃的内皮样胚芽向邻近组织侵入，形成内皮样条索，经管化后与遗留下的血管相连而形成血管瘤，瘤内血管自成系统，不与周围血管相连。发生于口腔颌面部的血管瘤占全身血管瘤的 60%，其中大多数发生于颜面皮肤、皮下组织及口腔黏膜，如舌、唇、口底等组织，少数发生于颌骨内或深部组织。

色素痣亦称痣细胞痣（nevocytic nevus）是由痣细胞组成的色素性病变，通常称为痣、黑素细胞痣（melanocytic nevus）或痣黑素细胞痣等，是最常见的皮肤良性肿瘤。色素痣几乎每个人均有，可发生于身体任何部位的皮肤，但以面颈部最为常见，少数可发生于黏膜，如口唇、阴唇、睑结合膜等处。色素痣可先天具有，也可后天获得，多数生长缓慢或多年不变，较少自然消退。它虽属良性病变，但如生长在颜面等暴露部位，尤其是面积较大者，往往有损外观。个别类型的痣存在交界活力，可发生恶变。

9. 遗传代谢病及多发畸形

遗传代谢病及多发畸形主要指 21 三体综合征、苯丙酮尿症、肝糖原累积病、软骨营养障碍。

苯丙酮尿症（phenylketonuria，PKU）又称苯丙氨酸羟化酶缺乏症（phenylalanine hydroxylase deficiency），是氨基酸代谢性疾病中最常见的类型，全球发病率约为 1/1.5 万，随民族和地区而不同。与其他氨基酸尿症不同，该病有特殊的历史意义。

肝糖原累积病（glycogen storage disease，GSD）为一组较少见的婴幼儿先天性隐形遗传性糖原代谢紊乱性疾病，同胞子女发生率明显增加。本病多数是由于糖原代谢酶的缺陷而导致糖原分解或合成障碍，从而产生不同组织器官中糖原或异型糖原的过多累积，主要受累的器官有肝、肾、肌肉、脑和小肠等。肝糖原累积病是糖原累积病中最常见的类型，是因肝内葡萄糖 -6- 磷酸酶缺乏所致，由于不同酶缺陷而分为 1 ～ 6 型。

### （三）出生缺陷的危害

出生缺陷是世界范围内围产儿、婴儿死亡的主要原因，导致大量的小儿患病或残疾，影响人口素质，给社会和家庭带来沉重的经济与精神负担，是各国最为关切的卫生问题，成为影响经济发展和人们正常生活的社会问题。

根据我国卫生部发布的全国出生缺陷监测结果，全国出生缺陷总发生率约为 11‰。我

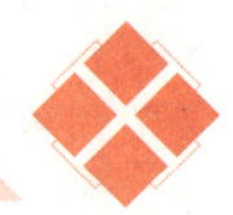



国肉眼可见的出生缺陷有 101 种，每年有 20 万～ 30 万先天畸形儿出生，加上出生数月才显现出来的缺陷，先天残疾儿童高达 80 万～ 120 万人 / 年，约占每年出生人口总数的 4% ～ 6%。

我国每年因出生缺陷造成的经济损失超过 142 亿元，而这些只是医院记录的数据，与人群的实际出生缺陷发生率还有很大差异。先天愚型的治疗费超过 20 亿元，先天性心脏病的治疗费高达 120 亿元。

## 二、出生缺陷干预

出生缺陷干预

明确出生缺陷的影响因素及流行病学意义是有效干预出生缺陷的依据。世界卫生组织在 1999 年提出了出生缺陷的三级预防策略。随着医学研究的深入和医疗技术的进步，三级预防策略的具体内容也逐渐丰富。

### （一）一级预防

1993 年，世界卫生组织将致畸信息服务（TIS）列为出生缺陷的一级预防措施之一，为医学咨询提供了科学依据。预防出生缺陷已得到我国政府和许多研究人员的认可，充分发挥一级预防措施的作用可有效地预防、减少出生缺陷和先天残疾儿童的发生。目前采用孕前 – 围孕期保健的危险因素评估、孕前咨询和健康促进、知情选择和干预行动的新模式，包括婚前检查、遗传咨询、选择最佳的生育年龄、孕期合理营养、预防感染、谨慎用药、戒烟戒酒、避免接触放射线和有毒有害物质等。

#### 1. 孕前 – 围孕期保健的危险因素评估

（1）遗传因素

目前认为遗传因素占出生缺陷风险因素的 20% ～ 30%，有家族遗传史的子代患出生缺陷的风险较高。遗传性疾病分为染色体疾病、单基因病和多基因病。多基因病除了是由多个基因的累加效应所致以外，还与环境因素密切相关。许多常见的先天性畸形、慢性疾病如神经管发育不良、唇腭裂、先天性心脏病、高血压等均为多基因病。

（2）环境因素

出生缺陷除了可由遗传因素导致以外，环境因素的影响也非常重要，约占 10%。环境因素包括物理因素、化学因素与病原体因素。射线特别是增加照射剂量，可以引起胎儿发育畸形、死亡、白血病以及其他恶性肿瘤，越是在妊娠早期，这种危害就越严重。研究表明，铅具有生殖毒性、胚胎毒性和致畸作用，且铅的毒性作用存在剂量—效应关系，妊娠期高水平铅暴露可造成不孕、流产、胎儿畸形，即使是低水平铅暴露仍可影响宫内胎儿的生长发育过程，造成畸形、早产和低出生体重等危害。目前，已确定对人类胚胎有致畸作用的生物因子有风疹病毒、巨细胞病毒、单纯疱疹病毒、水痘病毒、梅毒螺旋体、解脲支原体、弓形虫等。出生缺陷大多数是遗传因素和环境因素相互作用的结果，这两种因素兼并及原因不明占 65%。

#### 2. 婚前、孕前、围孕期保健与咨询

目前，针对全民的优生优育教育包括提倡婚前检查、开展生殖健康和遗传优生咨询、普及优生科学知识。婚前保健是提高出生人口素质的基础保健工作，婚检所发现的疾病

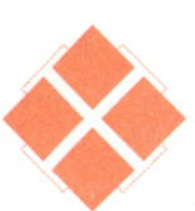

集中为生殖道炎症、内科疾病、法定传染病及少量的严重遗传病和精神病。通过卫生咨询，帮助服务对象转变不利于生殖健康的行为，对患有感染性疾病以及性传播疾病者应积极治疗。对在发病期的精神病患者或在指定传染病的传染期，应劝告其暂缓结婚。通过孕前干预措施，使计划妊娠夫妇了解自己的健康状态及可能引起出生缺陷的因素，劝告其采取良好的生活方式，如戒烟、避免饮酒和饮用浓咖啡，避免在职业中接触对妊娠构成风险的有害物质，补充必要的蛋白质、维生素和微量元素，食用加碘盐等。对于计划妊娠的女性如年龄 >35 岁，应告知其有孕育唐氏综合征出生缺陷患儿的风险，必要时可在孕早期行染色体检查。对于家族中以及本人曾经孕育过出生缺陷患儿的女性提供预防信息，发现、治疗和预防感染，通过控制某些疾病（如糖尿病、癫痫）使女性达到最佳的健康状况，孕前筛查常见的退行性疾病等。特殊的干预措施包括补充叶酸，接种风疹疫苗等。Czeizel 等在队列对照研究中证实，围孕期服用含 800μg 叶酸的多种维生素能显著降低发生神经管发育不良的风险，且对预防心血管先天畸形也有显著效果。1999 年在中国进行的一项研究表明，孕前服用叶酸 0.4mg 直至妊娠第 3 个月的孕妇，神经管发育不良的发生率在北方和南方分别为 1‰ 和 0.6‰；而没有服用叶酸者，两地的神经管发育不良发生率分别为 4.8‰ 和 1.0‰。

### （二）二级预防

二级预防的最核心内容是产前筛查与产前诊断，其目的就是对妊娠女性做到“三早”，即早发现、早诊断、早治疗。产前筛查即开展群体筛查，利用生物检测技术，筛查与出生缺陷发生有关的危险因素并进行相应的治疗，如目前广泛开展的唐氏综合征的筛查与诊断，妊娠期糖尿病的筛查，巨细胞病毒、风疹病毒、弓形体感染的检查等。产前诊断主要通过遗传学检测和影像学检查，对高风险胎儿进行明确诊断，通过对患胎的选择性流产达到胎儿选择的目的。实践证明，由于出生缺陷病因复杂，产前诊断非常重要，它能对一些严重致死畸形早期做出诊断，使患者适时终止妊娠，减少缺陷发生。而超声检查作为一种普及技术，无损伤，可反复操作，初孕妇易于接受，在出生缺陷的产前诊断中有重要的作用。提高产前诊断水平和超声检测水平，尽早发现畸形，及早终止妊娠，对降低出生缺陷具有重要的意义。由于医疗技术的不断进步，产前诊断的方法得到发展，植入前遗传学诊断、核磁共振等方法逐渐被引入到产前诊断中。目前，成熟的产前诊断技术有超声检查、羊膜腔穿刺、绒毛膜活检、脐静脉穿刺。在产前可以筛查和诊断的疾病也越来越多，目前可以实施的项目包括神经管缺陷、心脏畸形、唇腭裂、21 三体综合征、地中海贫血、先天性风疹综合征、ABC 新生儿溶血病等。

### （三）三级预防

三级预防的干预措施主要是新生儿筛查和出生缺陷疾病的治疗。新生儿筛查和产前诊断一样，集中体现了医疗技术的发展，尤其是质谱技术的应用，已经使新生儿筛查的疾病超过 30 种。在治疗方面，除了药物饮食治疗（如苯丙酮尿症的饮食治疗、先天性甲状腺功能低下的激素补充、葡萄糖 -6- 磷酸脱氢酶缺乏症的饮食药物指导）和外科手术治疗（如胎儿尿道梗阻经皮下导管胎儿镜膀胱造口术进行分流、对骶尾部畸胎瘤进行

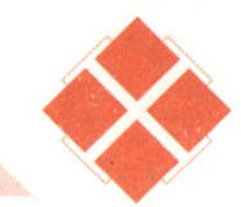



开宫肿瘤切除术、胎儿镜血管闭锁手术、导水管闭锁进行脑室羊膜腔吻合术等）以外，还提倡向残疾儿童提供神经发育方面的治疗，以及对濒死患儿进行姑息治疗等。

总之，出生缺陷是严重影响人口素质的一个重要因素，给人类社会带来沉重的负担，因此应协调相关部门各司其职、各尽其责，配合联动，保障新生儿出生缺陷各项干预措施落到实处。

为什么说产前诊断不能忽视

## 第三节　产前诊断

### 一、产前诊断的概念

产前诊断又称宫内诊断，是指胎儿出生前采用各种方法预测其是否有先天性疾病（包括畸形和遗传性疾病），为能否继续妊娠提供科学依据。产前诊断是一个迅速发展，技术不断完善的新领域，是围产医学的重要组成部分，对提高人口素质，实行优生优育具有重要意义。

除去孕早、中期的流产、胎死宫内以外，约 3% ～ 5% 的出生婴儿存在身体结构或智力缺陷。而在所有围产期死亡中，先天性缺陷占 20% ～ 25%。在既往，那些有基因异常高风险的夫妇，对于孕育健康的后代，往往处于无从选择的被动境地。直到 1966 年，学者研究发现了孕妇高龄与唐氏综合征的相关性，此后，产前诊断得到了迅速发展。

在所有的活产儿染色体异常疾病中，以唐氏综合征（21 三体综合征）最为常见。因此狭义的产前诊断，仅针对胎儿染色体数目或结构异常的疾病，在妊娠期通过有创性诊断方法（绒毛取材术、羊膜腔穿刺术和经皮脐血管穿刺）获取胎儿来源细胞，进行染色体核型检测，发现并确诊，能够于分娩前尽早终止妊娠。

由于这种诊断方法存在流产等取材相关并发症，对于大规模人群，先采用筛查方法，发现高风险人群，进而采取有创性产前诊断，这一策略符合卫生经济学原理。

我国的产前筛查开展相对较晚，直至 1998 年才逐步引进国外数据库及风险值计算软件。2002 年我国正式制定了《产前诊断技术管理办法》后，各地陆续批准成立了产前诊断机构，逐步规范开展孕中期血清学筛查出 21 三体、18 三体、神经管缺陷的高风险人群，进而进行产前诊断。

产前诊断的目的不仅限于在出生前发现异常以便终止妊娠，事实上，产前诊断包括以下目的：使得医生能够在出生前或出生后，把握适当的时机对经过产前诊断的胎儿或新生儿进行药物或手术治疗。父母能够了解本次妊娠状况，进而知情选择。父母知情后，有机会能够从心理、社会、经济、医疗各方面做好准备，面对可能发生的宫内或新生儿期出现的健康问题。

### 二、产前诊断的对象

近 20 年来，由于医学遗传学的进展，诊断和预防遗传性疾病的新技术不断涌现。

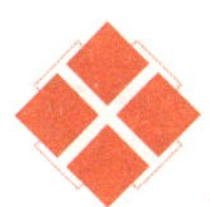

用这些新技术如超声、羊水穿刺等对胎儿期的某些遗传病和先天畸形进行诊断，就叫作产前诊断。由于这种诊断是在胎儿出生前做的，所以也有人称为“出生前诊断”或“子宫内诊断”。产前诊断可以避免一些遗传病儿和畸形儿出生，因此是优生的一项重要措施。各类遗传病的发病原因，以及对子女的影响是不一样的，因此进行产前诊断的技术要求也不相同。例如，要检查染色体疾病，就要做羊膜腔穿刺进行细胞培养；诊断先天性代谢缺陷遗传病，就要用生物化学技术的检查方法。目前国内外应用最广泛的是染色体疾病的产前诊断，它占所有产前诊断病例的 80%。

基于2010年我国卫生部推出的《胎儿染色体异常的细胞遗传学产前诊断技术标准》，仅就细胞遗传学而言，产前诊断的对象包括如下几类。

### （一）高龄产妇如 35 岁以上的孕妇

高龄产妇的胎儿宫内发育迟缓和早产的可能性较大。出生先天愚型儿的机会高于年轻孕妇。

早产儿或足月新生儿的体重低于同孕周龄的正常儿，不明原因的死胎也增多，先天性畸形率也相对增加。因此，应特别注意产前监测和检查。

高龄产妇最容易发生产程延长或难产，这是因为女子到了中年，其坐骨、耻骨、髂骨和骶骨相互结合部基本已经骨化，形成了一个固定的盆腔。因此，当胎儿产出时容易导致生产困难，致使产妇本人发生各类并发症的危险性大为增加；同时也极容易致胎儿滞留宫内引起胎儿窘迫症。这种窘迫症对胎儿的威胁性，轻者影响胎儿心脑缺血缺氧，甚至导致不可逆性脑损伤，重者窒息致命。高龄初产妇的主要并发症为妊娠高血压症，容易影响母胎健康和生命的安危，应及早加以提防。若原有夹杂其他疾病，可导致胎盘功能过早退化，对胎儿更为不利，这些都应引起高度重视。鉴于高龄初产妇可能发生上述症状，因此，高龄初产妇及其家人，切不可麻痹大意，应具有务实的态度，根据自身情况，采取特定的对策，做到防患于未然。

### （二）有分娩染色体异常儿史的孕妇

有分娩染色体异常儿（21 三体）史的孕妇，估计再发率为 1 ： 100。现代医学证实，唐氏综合征是 21 号染色体的异常，有三体、易位及嵌合三种类型，其发生率与母亲怀孕年龄有关。高龄孕妇、卵子老化是染色体不分离的重要原因，可以通过唐筛检测出来。

### （三）有染色体平衡易位携带者的夫妇

夫妇中有染色体平衡易位携带者，其子代出生染色体异常患儿的发生率可高达 1/10 ～ 1/20。平衡易位常有家族性，有家族史的孕妇均应检查。

人类的细胞中有 23 对（46 条）染色体。染色体的数量、结构是相对恒定的，不能随便多一点或少一点，否则就会出变化，有可能降低后代生育率。例如，先天愚型儿就是 21 号染色体上比正常人多了一条。染色体平衡易位患者怀孕的流产率很高，或者说怀孕率很低，解决这个问题的办法就是做第三代试管婴儿，即运用 PGD 技术，对胚胎的染色体进行筛选，挑选健康的胚胎移植。染色体平衡易位患者流产和生畸形儿的可能

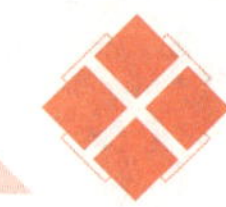


性极高，生出健康儿的比例不足三分之一。

### （四）有性连锁遗传病家族史的孕妇

性连锁遗传病（sex-linked disorder）以隐性遗传病为多见。致病基因在X染色体上，性状是隐性的，女性大多只是携带者，这类女性携带者与正常男性婚配，子代中的男性有1/2的概率患病，女性不发病，但有1/2的概率是携带者。男性患者与正常女性婚配，子代中男性正常，女性都是携带者。因此X连锁隐性遗传病在患病系中常表现为女性携带，男性患病。男性的致病基因只能随着X染色体传给女儿，不能传给儿子，称为交叉遗传。这类常见的疾病有血友病A、假性肥大性肌营养不良症（Duchenne型肌营养不良）、红绿色盲等。其中红绿色盲女性携带者和男性患者婚配，子代中的男性有1/2的概率患病，而女性可有1/2的概率患病及1/2概率为携带者。

X连锁显性遗传病病种较少，有抗维生素D性佝偻病等。这类病女性发病率高，这是由于女性有两条X染色体，获得这一显性致病基因的概率高，但病情比男性轻。男性患者病情重，他的全部女儿都将患病。

Y连锁遗传病的特点是男性传递给儿子，女性不发病。因Y染色体上主要有男性决定因子方面的基因，其他基因很少，故Y连锁遗传病极少见。

### （五）曾分娩过无脑儿、脊柱裂畸形儿的孕妇

无脑儿、脊柱裂是常见的先天畸形，两者统称为开放性神经管缺陷。无脑儿是一种致命性疾病，女性发病率约为男性的1.5倍。这种患儿颅骨与脑组织缺失，偶见脑组织残基，常伴有肾上腺发育不全及羊水过多。约75%的此类患儿在产程中死亡，其他则于产后数小时或数日后死亡。无脑儿双眼突出，鼻大而宽，舌大，没有颈部，像一只蛤蟆。这种畸形在我国发生率较高，尤以北方为重。

那么，无脑畸形是如何形成的呢？在正常情况下，3～4周的胚胎中，由神经外胚层增厚形成的神经板逐渐演变成神经沟，神经沟进而成为头尾开口的神经管，然后两端开口闭合，再进一步演化为脑和脊髓。如因某种原因，神经管头端未闭就产生了无脑畸形。无脑儿可与脊柱裂合并发生。

脊柱裂是指部分椎管未完全闭合，其缺损多在后侧；隐性脊柱裂即腰骶部脊椎管缺损，表面有皮肤覆盖。脊柱裂可以使神经根发育异常，并从裂孔长向外方，可致下半身功能障碍

### （六）有多次流产、死胎，死产、畸形儿史的孕妇

胎儿在正常出生之前，即在母亲子宫内死亡，且一般发生在怀孕20周以后的宫内死亡现象才称为死胎，不足20周一般称为流产。怀孕期间孕妇高血压容易阻碍胎儿氧气以及养分的传输，进而导致胎儿因缺氧或者因营养不良而死亡。由于外部撞击等原因导致胎盘早剥，也是致使死胎的一大常见原因。由于各种原因导致的早期破水容易引起孕妇子宫内发生感染，严重时可致胎儿死亡。女性在怀孕期间出现地中海型贫血等贫血症状时，也极易引起死胎。女性在妊娠期间如果感染弓形体、风疹等病毒，可能导致胎

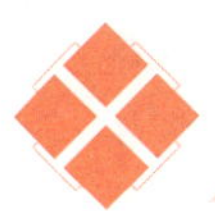

儿在 24 ～ 27 周发生死亡。孕期超过 42 周，也可导致胎儿窘迫，引发死胎。

### （七）妊娠早期接触过化学毒物、X 射线或病毒感染者

在现实生活中，由于工作的需要，有一些从事化工行业的妇女，经常接触某些化学毒物。但是，需要指出的是，这些妇女怀孕以后，不宜再从事化工行业的工作了。研究实验表明，有一些化学毒物会对母婴健康造成严重危害，也极易造成婴儿先天畸形。

## 三、产前诊断的方法

产前诊断的方法有哪些

### （一）产前诊断方法可分为三类五个水平

1. 第一类是采用特殊仪器检查胎儿体表是否有畸形。例如，用 X 线照片或体表造影、B 型超声扫描间接观察，或在胎儿镜下直接观察。此类检查属形态学水平。

2. 第二类是采用母体血、尿等特殊检查，间接诊断胎儿是否有先天性疾病。孕期少量胎儿血细胞、可扩散的代谢产物及蛋白质、酶可通过胎盘进入母血循环，可作为某些疾病产前诊断的基础。例如，测定母血甲胎蛋白（AFP）诊断胎儿神经管畸形（NTD），测定孕妇尿甲基丙二酸诊断胎儿甲基丙二酸尿症。

3. 第三类是直接获取胎血、羊水或胎儿组织来诊断胎儿疾病。

这三类检查方法可从形态学、染色体、酶学、代谢产物和基因五个水平进行产前诊断。

由于传统胎儿细胞染色体核型分析需要对取材后的胎儿细胞进行培养，通常需要 7 ～ 10 天时间收获、分析处于分裂中期的细胞。工作流程相对复杂，对工作人员资质有一定的要求，故从取材至报告时间较长，目前我国卫生部行业规范要求 28 个工作日发出报告，这给等待结果的孕妇及其家人带来较大困扰，长时间处在比较焦虑的状态。因此，快速产前诊断应运而生。

快速产前诊断不需要培养，针对间期的胎儿细胞进行，其操作及阅片过程相对简单，大大缩短了报告时间。目前较为常用的方法包括以荧光原位杂交为基础的技术（FISH）、引物原位标记技术（PRINS）、比较基因组杂交技术（CGH）、光谱核型分析技术（SKY）、微阵列 - 比较基因组杂交技术（Array–CGH）、以 PCR 为基础的技术、荧光定量 PCR 技术（QF–PCR）、多重连接依赖式探针扩增技术（MLPA）、数字 PCR 技术（digital PCR）。

### （二）常见先天性疾病的产前诊断

在先天性疾病中，较常见的有染色体病、神经管缺陷和代谢性遗传病。临床上表现为发育畸形、胚胎或胎儿宫内死亡，导致流产、早产、死胎、死产或新生儿死亡。幸存者表现为不同的畸形、功能障碍、智力发育不全。如能对先天性疾病进行产前诊断，即可防止患儿出生，对家庭及社会均有极大好处。

#### 1. 神经管缺陷的产前诊断

神经管缺陷（NTD）是指胎儿期神经管闭合障碍或闭合后因其他原因再度穿孔所致的一组中枢神经系统畸形，包括无脑畸形、开放脊柱裂及脑膨出等。我国 NTD 的发生

率为 0.66‰～10.53‰，平均率为 2.74‰，在我国出生缺陷顺位中占第一位。国家已将 NTD 列为重点研究课题，其具体的产前诊断方法包括以下几种。

（1）孕妇血 AFP 测定。作为初步筛选，如孕妇血 AFP> 同期正常孕妇水平 2 个标准差者，即再次复查，如仍明显升高者，做羊水 AFP 测定。

（2）孕 16～20 周做羊膜腔穿刺，测定羊水中的 AFP 含量，如超过正常值 3～5 个标准差以上，NTD 的诊断即可成立。通过 AFP 测定，约 90% 的 NTD 可以得到确诊。

（3）羊水乙酰胆碱酯酶（AchE）测定。AchE 在神经组织中产生，NTD 时可渗透进入羊水中，致使羊水中 AchE 活性显著增高。此酶含量较稳定，不受孕期和胎血污染影响，可弥补羊水 AFP 测定的不足。

（4）B 超检查。B 超检查在孕中期进行，无脑儿 B 超声像图特征是：①缺少头颅光环；②胎头部为“瘤结”状物；③“瘤结”上可见眼眶鼻骨；④“瘤结”后方可见脑膜囊；⑤常合并脊柱裂、羊水过多。

（5）X 线腹部平片、羊膜腔碘油造影等检查亦可应用，但现在较少采用。

2. 染色体病的产前诊断

染色体病多数发生流产，故只占出生总数的 5% 左右，但诊断率较高，占产前诊断出的病例中的 25%～50%。

诊断方法：早期绒毛直接制片、羊水细胞培养、对孕妇血及胎儿血细胞等进行染色体核型分析。有条件的单位可用 DNA 重组、DNA 基因扩增（PCR）、基因分析等新技术进行染色体病的产前诊断。

3. 代谢性遗传疾病的产前诊断

代谢性遗传病是由于染色体上的基因发生突变，造成酶的缺失或异常，由原基因控制的某种酶的催化过程不能正常进行，代谢过程发生紊乱和破坏，造成一些物质缺乏，另一些物质大量堆积，从而影响胎儿的代谢和发育。目前已发现 1000 多种代谢性遗传疾病，多数为常染色体隐性遗传病，少数为 X 连锁隐性遗传病及常染色体显性遗传病。

诊断方法：（1）孕妇血或尿中查特异性代谢产物，如尿中测定甲基丙二酸；（2）羊水分析，测定羊水中胎儿释放的异常代谢产物，如肾上腺性生殖器综合征可查 17- 酮类固醇含量；（3）B 超指引下或胎儿镜下取胎儿血、绒毛细胞、羊水细胞培养等，测定酶或其他生化成分进行诊断。同样，也可以采用 DNA 重组、DNA 扩增酶链式聚合反应（PCR）等新技术进行诊断。

## 思考与训练

### 一、名词解释

1. 遗传咨询　　2. 产前诊断　　3. 出生缺陷

### 二、选择题

1. 在先证者所患遗传病较严重且难于治疗，再发风险高，但患儿父母又迫切希望有

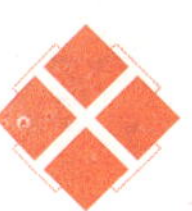

一个健康的孩子的情况下，可运用（　　）。

A. 产前诊断　　B. 遗传咨询　　C. 产前咨询

D. 婚前咨询　　E. 一般咨询

2. 对一些危害严重、致残的遗传病，目前尚无有效疗法，也不能进行产前诊断，再次生育时的再发风险很高，宜采取的对策是（　　）。

A. 遗传咨询　　B. 出生后诊断

C. 人工授精　　D. 不再生育

E. 药物控制

3. 怀疑胎儿为无脑儿，且孕妇有先兆流产的倾向，此时应采取的诊断方法为（　　）。

A. B 型超声扫描　　B. 绒毛取样

C. 羊膜穿刺　　D. 胎儿镜检查

E. 染色体检查

4. 一对夫妇婚后生出了严重的常染色体遗传病患儿，或丈夫患严重的常染色体病，或丈夫为染色体易位的携带者，而且生出了遗传病患儿，再次生育时再发风险高，又无产前诊断方法，这时可采取的对策是（　　）。

A. 人工授精　　B. 不再生育

C. 冒险再次生育　　D. 产前诊断

E. 借卵怀胎

5. 大多数三体综合征的发生与母龄呈正相关，即随着母亲年龄增大，卵巢开始退化，从而导致卵细胞在形成过程中（　　）。

A. 高发染色体不分离　　B. 父亲高发染色体不分离

C. 有丝分裂染色体不分离　　D. 将有丝分裂变为无丝分裂

E. 一个卵细胞与两个精子受精

6. 曾生育过一个或几个遗传病患儿，再生育该病患儿的概率称为（　　）。

A. 再发风险　　B. 患病率

C. 患者　　D. 遗传病

E. 遗传风险

7. 在同一环境中，一种基因型的个体与其他基因型个体相比的生育率，即一个个体能很好地在其周围环境中生存并能将基因传给后代的相对能力称为（　　）。

A. 遗传病　　B. 适合度

C. 生存度　　D. 生殖

E. 传代

8. Bayes 定理在遗传咨询中的应用为（　　）。

A. 主要是在双亲之一或双方的基因型未知的情况下采用

B. 估计未发病子女或以后出生子女的再发风险率

C. 使遗传咨询结果更为准确

D. 计算亲缘关系

E. 统计遗传规律

9. 产前诊断主要通过（　　）来进行。

A. 胎儿形态特征检查　　B. 生物化学检查

C. 染色体分析　　D. DNA 分析

E. 细胞学检查

10. 目前，可用羊水上清液、羊水细胞、绒毛、脐带血、孕妇外周血中胎儿细胞、孕妇血清和尿液、受精卵、胚胎组织等这些标本进行（　　）。

A. 产前诊断　　B. 细胞计数

C. 分离有害细胞　　D. 分离母体细胞

E. 产后预测

## 三、简答题

1. 什么是遗传咨询？遗传咨询的意义是什么？

2. 什么是产前诊断？产前诊断适应证的选择原则是什么？

# 第五章
# 孕前保健

## 学习目标

1. 掌握孕前的概念、孕前的心理特点、孕前保健的内容及措施。
2. 熟悉常见的出生缺陷咨询和导致不孕的常见原因。

## 预习案例

Jan，27 岁，18 个月前结婚，她到全科医生那里咨询："我打算半年内怀孕，孕前需要做哪些准备吗？"Jan 的病史基本正常。她从 16 岁开始服用复方口服避孕药，没有特别情况，但是她吸烟。全科医生抽出一张《孕前保健表》，与 Jan 一同逐项填写。全科医生针对戒烟给了她一些建议，开了风疹、水痘的血清学检查，以评估她的免疫状况，并建议她在检查结果出来前继续服用避孕药。全科医生随后为 Jan 讲述了受孕的生理过程，告诉她何时是受孕的最佳时机。通过观察，全科医生和 Jan 商定她应在 3 个月内停服避孕药，并开始增补叶酸。停服避孕药后，可先用避孕套避孕 1～2 个月，以确定是否恢复排卵以及排卵的时间。咨询结束后，全科医生对 Jan 专程来做孕前咨询表示赞赏，认为这为系统性地探讨孕前保健的内容提供了机会。全科医生为此做了记录，对于来她诊所的育龄女性，鼓励她们在停止避孕后及时预约孕前咨询，以便让她们了解孕前保健的必要性和有效性。

思考

1. 全科医生在孕前保健中担任什么角色？
2. 孕前咨询时全科医生需要注意哪些特殊问题？
3. 全科医生在生育与年龄的关系上应该提供哪些建议？
4. 为何种族和家族史在孕前准备中有重要作用？
5. 女性生育史中与孕前保健准备相关的项目有哪些？

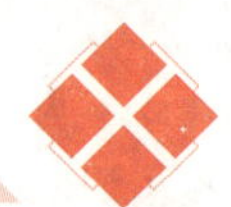



通过产前检查、健康监测、宣传教育和咨询服务等措施，保证妊娠过程正常发展，帮助孕妇做好分娩的心理和生理准备。维护孕产妇身心健康和胎儿正常的生长发育，尽早发现异常，尽早筛查出妊娠期可能发生的并发症，及时处理，预防其严重并发症的发生，预防流产、早产、胎儿畸形，防止胎位异常，避免难产。进行孕前保健的目的是预防遗传性疾病的发生，避免环境中有害因素对生殖细胞及其功能的损害。

## 第一节　孕前保健的目的与内容

孕前保健是以提高出生人口素质、减少出生缺陷和先天残疾发生为目的，为准备怀孕的夫妇提供以健康教育与咨询、健康状况评估、健康指导为主要内容的保健服务。孕前保健是婚前保健的延续，是孕产期保健的前提。孕前保健至少应在计划受孕前 4 ～ 6 个月进行。应通过各种形式的健康教育活动在群众中逐步普及孕前保健的知识，同时还可以开展孕前保健咨询服务。孕前保健包括孕前检查和孕前准备等内容。

### 一、孕前保健的目的

孕前保健的目的是预防遗传性疾病的传衍，避免环境中有害因素对生殖细胞及其功能的损害。因为许多对母婴不利的危险因素包括母体疾病可在孕前得到识别，从而采取有效措施来消除或减少其不良作用，提高出生人口素质。但是，孕前保健目前在国内尚未普及。据 1996 年 Peoples-Sheps 的报道，仅有 11% 的人群接受了孕前保健。

### 二、孕前保健的内容

孕前保健的内容

#### （一）向生命负责，做到计划受孕

性是生命之源，有了两性的结合，才能孕育出新的生命。结婚后，如果不采取避孕措施，受孕率是很高的。因此结婚后，夫妇最好暂时避孕，待共同生活一段时间，性生活协调、情绪稳定、精力充沛，并在思想上充分做好担负父母责任的准备，物质上（包括居住条件及经济能力）也为抚育下一代创造了一定条件时，有计划地安排受孕和生育，迎接新生命的诞生。没有准备，糊里糊涂怀了孕，事后懊悔，以人工流产来终止妊娠，或者妊娠时怨声载道，或者一味依赖父母来抚育新生儿，都是对新生命不负责任的表现。

#### （二）计划受孕前排除遗传和环境方面的不利因素

遗传和环境是影响优生的两大因素。凡是夫妇双方之一有遗传病家族史，夫妇双方之一为遗传病、染色体病患者或携带者，女方年龄过大，或有畸形儿、智力低下儿生育史，或有习惯性流产、死胎、死产等不良生育史，都须在计划受孕前找从事医学遗传学的专业人员或掌握一定遗传学知识的临床医师进行遗传咨询。通过分析发病的原因、遗传方式、子女患病的风险率等，对能否妊娠以及妊娠后是否需进行产前诊

断等进行指导。

环境中的有毒有害物质会损伤生殖功能，造成月经异常、精子异常、不孕或生育能力下降、自然流产、死胎、死产、早产、新生儿出生缺陷等。男女双方既往曾接触过或目前正从事可造成生殖损害的职业，进行含有害因素的作业，如接触铅、苯、放射线、放射性核素等，应调离此工作岗位，且在孕前应进行相应的检查后方可怀孕。

### （三）维护母体健康，建立健康的生活方式

#### 1. 维护母体健康

母体是孕育新生命的小环境，其健康状况和生活方式将会对新生命产生直接的影响。妇女如果患有肝炎、肾炎、结核、心脏病等主要脏器疾病，应暂时避孕，待疾病完全治愈，恢复健康后方可怀孕。在计划受孕前应征求相关专科医师的意见，因为这些疾病可能对妊娠及胎儿发育有不良影响，在治疗母体疾病时的用药也会影响胚胎及胎儿。而且，妊娠也可能会加重上述疾病。妇女如患有贫血，应在孕前查找原因，并予以治疗。孕妇患风疹时，其病毒致畸作用早已被 1940 年澳大利亚风疹大流行及 1964 年美国风疹大流行造成大批畸形儿出生所证实。现在由于环境条件改善，小儿风疹感染已大大减少。幼时未患过风疹的妇女进入育龄期后，由于体内风疹抗体水平低，因此没有抵御风疹感染的能力。为避免孕时感染，在计划受孕前应采血做风疹抗体水平测定，如果母体抗体水平低，则应注射风疹疫苗，以提高机体的抗体水平，增强免疫力，但切记风疹疫苗注射后一定要坚持避孕 3 个月以上。

#### 2. 选择健康的生活方式

（1）重视合理营养，培养良好的饮食习惯。有偏食习惯的要进行纠正，因为偏食易致营养素缺乏而使不良妊娠的发生率增加；有肥胖倾向者要控制体重，因为肥胖者妊娠时并发糖尿病、高血压等的危险性增加。近年的研究证明，孕前及孕初期服用叶酸，可降低胎儿神经管畸形的发病率。因此，孕前应多食含叶酸的食物如肝、肾、蛋等动物性食品和菠菜、芹菜、橘子等蔬菜水果或加服叶酸片。

（2）戒烟戒酒。主动吸烟和被动吸烟都会影响胎儿的生长发育。乙醇（酒精）可通过胎盘进入胎儿体内，使胎儿发生乙醇综合征，引起染色体畸变，导致畸形和智力低下等。

（3）远离宠物，预防弓形虫病。猫、狗可能传染弓形虫病。孕妇感染弓形虫病会引起流产或胎儿畸形和胎儿宫内发育迟缓。因此，家有宠物者在计划受孕时，应将宠物寄养出去，避免接触。

### （四）调整避孕方法

计划受孕后，要调整避孕方法，口服避孕药避孕者应停药，放置宫内节育器避孕者应取出节育器。而且，一般都应在停药和取器 6 个月后再受孕，以彻底消除药物的影响，调整子宫内的环境，并在此 6 个月内采用其他避孕方法，如屏障避孕法（男用或女用避孕套）及自然避孕法来避孕。

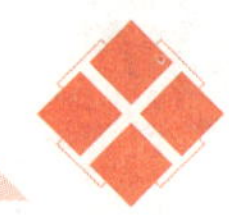



## （五）选择适宜的受孕年龄和季节

为了母亲的安全和子代的健康，目前医学界一致公认 24 ～ 29 岁为妇女的最佳生育年龄。24 岁以后女性的身体完全发育成熟，体内心、肺、肾、肝脏等经得起妊娠的“超重负荷”，内分泌系统和神经系统亦能更好地经受妊娠的考验。此阶段女性的生殖系统发育成熟，卵细胞的质量最高，骨盆韧带和肌肉弹性较好，为顺利分娩创造了良好条件。另外，24 岁以上的女性，一般都已完成学业参加工作，生活经验较丰富，并已有一定的经济基础，有利于哺育婴儿。

要避免女性 18 岁以前及 35 岁以后的过早和过晚生育。过早生育，母体发育不成熟，容易发生早产、难产。过早生孩子，母亲抚育孩子的能力相对较差，小孩容易夭折。妇女在 35 岁以后骨盆和韧带的松弛性差，盆底和会阴的弹性变小，分娩时容易发生难产。更重要的是，35 岁以后卵巢功能开始衰退，卵子容易畸变。许多资料都表明，在 35 岁以上的孕妇所生子女中，唐氏综合征患儿明显增高。有人分析，假如对 35 岁以上的孕妇都进行产前诊断，并对确诊为唐氏综合征的患儿终止妊娠，则唐氏综合征患者的总数可减少 30% ～ 40%，如果 40 岁以上的妇女都不生育，则唐氏综合征患儿的出生率可降低 10 倍。

据报道，受孕季节以 7 ～ 9 月份为最佳，经过十月怀胎到第 2 年的 4、5、6 月份分娩最为合适。我国幅员辽阔，气候差别较大，生育季节应因地制宜，不可生搬硬套。

## （六）孕前检查

### 1. 体格检查

（1）全身检查：包括血压、体重、身高、脉搏、呼吸、体温等生命指征及各系统的检查。例如，检查皮肤毛发分布情况，有无色素异常、异常皮疹，有无水肿，淋巴结是否肿大；检查乳房发育情况；检查心血管、呼吸、消化、泌尿系统；检查脊柱、四肢有无畸形。

（2）生殖器官检查：检查有无外阴炎症、破溃或溃疡，前庭大腺脓肿，阴蒂肥大，子宫颈炎症，子宫缺如、发育不良或畸形，卵巢炎症或囊肿，盆腔肿块，下生殖道湿疣等。

### 2. 辅助检查

（1）化验检查：血常规、尿常规、肝功能、乙型肝炎血清学标志检测、丙肝抗体、肾功能、血糖、脂代谢指标、梅毒血清筛查（RPR 试验）、抗人免疫缺陷病毒抗体、TORCH 病毒筛查、血型（ABO 和 Rh 系统）。

（2）女性生殖道感染病原体检查：阴道分泌物滴虫、假丝酵母菌检查，宫颈分泌物衣原体检查，可疑时进行淋球菌、宫颈组织细胞学检查。

（3）特殊检查：根据咨询者的情况决定，对有反复自然流产史者，应检查丈夫精液，进行夫妇染色体分析等，必要时进行 B 型超声、电子计算机 X 射线断层扫描技术（CT）或磁共振成像（MRI）检查等。

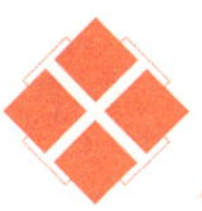

## 第二节　孕前咨询

孕前咨询的服务对象主要是在孕前卫生保健的基础上，针对曾经生育过有出生缺陷的患儿或是有过异常妊娠史的家庭，评估本次妊娠发生出生缺陷的风险。

### 一、遗传与优生咨询

遗传与优生咨询是指有生育要求的人进行的与生育有关的遗传咨询。咨询者希望通过咨询了解本人或家族亲友中某种疾病是否是遗传病，如果是遗传病，疾病在亲友中如何传递，生育子女的发病风险为多大，如果本人或家族亲友是遗传病携带者，子女的发病风险为多大，以及不孕不育或习惯性流产的原因、接触的环境因素对生育子女的影响等。咨询医生帮助咨询者理解疾病的遗传性质、治疗、预后及再发风险，提出合理的建议供咨询者参考，选择最适宜的生育措施，规避子女发病风险；帮助咨询者了解环境因素对生育功能、胚胎发育的影响，为咨询者提供预防措施，减少不良环境因素对后代的影响；帮助遗传病患者、遗传病高危家庭成员对遗传病的再发风险进行认识和了解，并接受婚育指导。这样可以防止或减少遗传病患儿的发生和出生，达到优生的目的。因此，遗传咨询是优生工作的重要环节。

### 二、常见的出生缺陷咨询

#### （一）造成出生缺陷的原因

导致出生缺陷的原因是遗传因素、环境因素或两者的相互作用。2006 年美国发布的《全球出生缺陷报告》中指出，由遗传因素引起的出生缺陷约占 40%，环境因素引起的出生缺陷占 5% ～ 10%，遗传和环境因素相互作用或不明原因引起的出生缺陷约占 50%。出生缺陷不仅受个人层次上直接因素的影响，还受家庭、社区和社会层次上间接因素的影响。例如，育龄夫妇和家庭的社会经济地位、对生育知识的了解程度、生育的信念和态度，生殖健康服务体系的服务能力、服务质量等，这些因素有时甚至起着决定性的作用。

#### （二）造成出生缺陷的遗传性因素

1. 染色体病：是指因先天染色体数目异常或结构畸变而发生的疾病，可来自父母遗传或因胚胎发育过程中染色体发生突变而产生。

（1）染色体数目异常。①常染色体数目异常，包括三体综合征、单体综合征及多倍体、嵌合体。例如，唐氏综合征其核型包括：典型型（游离型），即 47，+21，约占 95%；嵌合型，即 46/47+21，约占 1% ～ 2%；易位型，约占 3% ～ 4%。游离型患者几乎都是新发生的，与父母核型无关，是减数分裂时染色体不分离的结果。不分离常发生在母方生殖细胞，约占 95%，发生在父方生殖细胞的情况约占 5%。游离型 21 三体仅有极少部分来源于遗传，例如，母亲是表型正常的嵌合体，只是异常细胞的比例少或仅见于某些组织和卵巢。游离型的再发风险与年龄特异风险相近，如果家庭中有一个以上的

21 三体患者，应警惕母亲为嵌合体。嵌合型 21 三体是合子有丝分裂不分离的结果，其复发的可能性很小。易位型 21 三体在 Dq2lq 易位中，55% 是新发生的，45% 来源于双亲之一有平衡易位，理论上讲双亲之一为携带者，再发风险为 33.3%，但是实际风险要低于这个值，而且如果携带者是母亲，则再发风险为 10% ～ 15%，如果携带者是父亲，则再发风险为 5%。2lqGq 几乎全部是新发生的，由遗传而来的仅占 4%，但是这种平衡易位携带者的后代几乎全是患者，不宜生育。②性染色体数目异常。例如，克氏综合征（先天性睾丸发育不全、原发小睾丸征），患者核型为 47，XXY，但约有 1% 的患者为两个或更多细胞系的嵌合体，常见的有 46，XY/47，XXY 和 46，XY/48，XXXY。克氏综合征多余的 X 染色体来源于亲代减数分裂时 X 染色体不分离。

（2）染色体结构异常：包括染色体缺失、移位、倒位等。①常染色体结构异常。例如，猫叫综合征患者染色体缺失，片断大小不一，其症状主要是由 5P15 的缺失引起的。染色体畸变大多是新发生的，染色体片断单纯缺失约占 80%，不平衡易位引起的约占 10%，环状染色体或嵌合体则比较少见。②性染色体结构异常。例如，X 染色体短臂缺失、远端缺失的患者有诸如 Turner 综合征身材矮小的表现，但性腺功能正常。若患者 X 染色体整个短臂缺失，则会同时具有 Turner 综合征体征及性腺发育不全。若 X 染色体长臂等臂染色体也缺失了整个短臂，则也有此临床表现。③脆性 X 染色体综合征。所有男性智力低下患者有 9% ～ 20% 为本病引起。在 Xq27 处具有脆性部位的 X 染色体称为脆性染色体，X 脆性部位有致病基因 FMR-1，基因组非编码区含有（CGG）*n* 三核苷酸重复序列，在正常人中约为 30bp，而在男性传递者和女性携带者中增多到 1500bp，相邻的 CpG 岛未被甲基化，称为前突变（没有或仅有轻微临床症状）。女性 CGG 区不稳定，在向受累后代传递过程中扩增，以致男性患者和脆性部位高表达的女性达到 1000 ～ 3000bp，相邻的 CpG 岛被甲基化，从而出现临床症状。由前突变转化为完全突变通常只发生在母亲向后代传递过程中。有研究发现叶酸对于患者治疗有效，但尚未得到认可。

2. 单基因病：符合孟德尔遗传规律。

（1）常染色体显性遗传病：致病基因在常染色体上，遗传与性别无关；患者双亲之一常常是患者，一般为杂合子发病；遗传具有连续性，家族中每代均可出现患者，再发风险为 50%。

（2）常染色体隐性遗传病：致病基因在常染色体上，遗传与性别无关；患者双亲往往表型正常，但是双亲均携带致病基因，多为散发或隔代遗传，系谱中一般看不到连续传递，再发风险为 25%。

（3）性染色体连锁遗传疾病。① X 连锁隐性遗传病：群体中男性患者多于女性患者。② X 连锁显性遗传病：女性患者多于男性患者，但女性患者病情常较轻；患者双亲中必有一方为本病患者；女性患者的子女有 50% 的发病概率，男性患者后代中，女儿都患病，儿子都正常。③ Y 连锁遗传病：可见明显的男性到男性的遗传，所有女性均无症状，大多与睾丸形成、性别分化有密切关系。

（4）单基因病的遗传风险。要确定单基因病的遗传风险，首先要确定遗传方式。许多显性遗传病由于外显不全或发病较晚而不易区分，隐性遗传病也常因表型正常而难

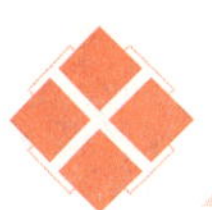

以辨识，这些都是造成家系分析困难的原因。即使已经确定遗传方式，按照孟德尔遗传规律计算出的前风险也常常偏离实际，因为有一些信息在依照孟德尔遗传规律计算时未被考虑在内，如已出生患病子女数等，为了使计算更接近实际，可把 Bayes 定理应用于风险率的计算。把按照孟德尔定律推演出来的前风险与家系调查和临床检验所获的其他补充资料（即条件风险）结合起来，可以使风险估算更接近实际。

3. 多基因病：由遗传和环境等多种因素共同决定。遗传基础不是一对等位基因，而是多对基因，各基因之间呈共显性并受环境因素影响。在疾病的发生过程中，包括一些常见病和常见的先天畸形，以及许多成年人常见的慢性病，如唇腭裂、神经管缺陷、高血压、糖尿病、胃溃疡、精神分裂症等，环境因素通常具有重要意义。有一系列因素能影响多基因病风险率的大小，在估算多基因病的再发风险时应予以考虑。

### （三）出生缺陷干预的基本目标和基本策略

出生缺陷干预有三个基本目标：一是降低出生缺陷的发生率，二是降低出生缺陷儿的出生率，三是改善出生缺陷儿的生活质量。世界卫生组织提出了出生缺陷三级预防策略。一级预防是指怀孕前的健康教育和指导，预防出生缺陷的发生，包括婚前检查、遗传咨询、适龄生育、孕前期保健，还包括合理营养、预防感染、谨慎用药、戒烟戒酒，避免接触放射线和有毒有害物质、避免接触有毒环境等；二级预防是指在怀孕期间进行产前筛选和产前诊断，采取必要的干预，减少出生缺陷儿的出生；三级预防是对新生儿进行早期筛选，对出生缺陷儿开展早期治疗，减轻残疾程度，提高患儿生活质量。在出生缺陷三级预防策略中，一级预防最为积极主动、经济安全。2007 年国家人口计生委在全国范围内启动出生缺陷一级干预，提出了宣传倡导、健康促进、优生咨询、高危人群指导、孕前实验室筛查和营养素补充等措施。

## 三、导致不孕的常见原因

### （一）不孕症

不孕症（infertility）是指凡婚后夫妇有正常的性生活、未避孕、同居 2 年而未受孕的一种病症。近年来，不孕症的时间诊断标准尚未统一，国内外关于婚后受孕时间的标准数据悬殊太大，在诊断不孕症的时限上有变动。我国传统的不孕症诊断标准是：凡婚后夫妇同居 3 年，未避孕而未受孕者称为不孕。近年来，又有人主张凡婚后夫妇同居 1 年，未避孕而不能受孕者称为不孕。由于我国提倡晚婚和计划生育，故前者所定时间太长，易贻误治疗时机，而后者又因时间过短，得出不孕症的结论为时过早。因此，不孕症的时限标准定为 2 年比较符合我国国情。

不孕的原因可能在女方、男方或男女双方，其中女方的因素约为 60%，男方的因素约为 30%，双方的因素约为 10%。

哪些因素会造成女性不孕

### （二）女性不孕因素

#### 1. 外阴阴道因素

（1）外阴、阴道发育异常：其中，处女膜发育异常包括处

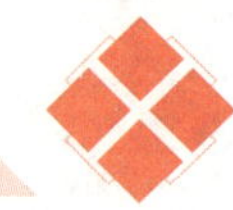


女膜闭锁、坚硬处女膜等，阴道发育异常包括先天性阴道完全或部分闭锁、双阴道或阴道中隔。

（2）瘢痕狭窄：阴道损伤后形成粘连瘢痕性狭窄，影响精子进入宫颈，影响受精。

（3）阴道炎症：主要有滴虫性阴道炎和真菌性阴道炎，轻者不影响受孕，严重时大量白细胞消耗精液中存在的能量物质，降低精子活性，缩短生存时间，甚至吞噬精子而影响受精。

### 2. 宫颈因素

宫颈是精子进入宫腔的通道，宫颈黏液的量和性质都会影响精子能否进入宫腔。

（1）宫颈发育异常：先天性宫颈狭窄或闭锁，轻者经血排除不畅、经量减少、痛经，可能并发子宫内膜异位症；宫颈管发育不良、细长，影响精子通过；宫颈管黏膜发育不良，腺体分泌不足。

（2）宫颈炎症：严重时宫颈管内脓性白带增多、黏稠，影响精子穿透。

（3）宫颈赘生物：宫颈息肉、宫颈肌瘤等阻塞宫颈管，影响受精。

### 3. 子宫因素

（1）子宫先天性畸形：子宫发育异常，如先天性子宫缺如、残角子宫、双角子宫、纵隔子宫等均影响受孕。

（2）内膜异常：子宫内膜炎、内膜结核、内膜息肉、内膜粘连或子宫内膜分泌反应不良等影响受精卵着床。

（3）子宫肿瘤：内膜癌引起不孕，子宫内膜不典型增生患者大部分不孕，子宫肌瘤可影响受孕，黏膜下肌瘤可以造成不孕或孕后流产。

### 4. 输卵管因素

输卵管具有运送精子、拾卵以及将受精卵运送至宫腔的功能。输卵管病变是不孕症最常见的因素，任何影响输卵管功能的因素都影响受精。

（1）输卵管发育不全：输卵管发育不良影响蠕动，不利于运送精子、卵子和受精卵，易于发生输卵管妊娠；先天性输卵管过度细长、扭曲，影响精子或卵子的通行。

（2）输卵管炎症：输卵管炎症可造成伞端粘连或管腔阻塞，输卵管与周围组织粘连影响蠕动而不孕，输卵管结核造成输卵管僵直、瘘道等。

（3）输卵管周围病变：以子宫内膜异位症为多，异位内膜在输卵管内形成结节或盆腔外异位内膜造成输卵管粘连。

### 5. 卵巢因素

（1）卵巢发育异常：多囊卵巢、卵巢未发育及卵巢发育不全。

（2）子宫内膜异位症：传统的观点认为，子宫内膜异位症即子宫内膜超过宫腔范围（不包括子宫肌层）的外在生长，当具有生长功能的子宫内膜组织出现在子宫腔被覆黏膜以外的身体其他部位时，称为子宫内膜异位症（endometriosis）。子宫内膜异位症与不孕关联紧密，据天津与上海两地报告，在子宫内膜异位症患者中，原发不孕占41.5%～43.3%，继发不孕占46.6%～47.3%，而正常人群中不孕率为15%。重度子宫内膜异位症造成粘连，影响卵巢功能，妨碍卵细胞的成熟与释放。

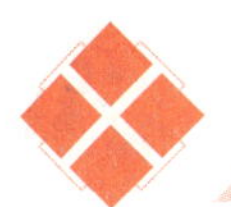

（3）未破裂卵泡黄素化综合征（luteinized unruptured follicle syndrome，LUFS）：Brosen 推测 LUFS 是子宫内膜异位症的致病因素之一，依据是 LUFS 者由于卵泡未破裂，腹水中 17–β 雌二醇和孕酮较正常为少，失去对异位子宫内膜细胞的抑制力，患者卵巢无排卵。

（4）黄体功能不足：异位症患者黄体期分泌不足影响受孕。

（5）卵巢肿瘤。

6. 排卵障碍

引起卵巢功能紊乱而致不排卵的因素都可致不孕。

（1）中枢性影响：下丘脑 – 垂体 – 卵巢功能轴紊乱，可引起月经失调，导致无排卵性月经、闭经等；垂体肿瘤引起卵巢功能失调而致不孕；精神因素如过度紧张、焦虑对下丘脑 – 垂体 – 卵巢轴可产生影响，抑制排卵。

（2）全身性疾病：重度营养不良、过度肥胖或饮食中缺乏某些维生素特别是维生素 E、维生素 A 和 B 族维生素，可影响卵巢功能；内分泌代谢方面的疾病如甲状腺功能亢进或低下、肾上腺皮质功能亢进或低下、重症糖尿病等也能影响卵巢功能导致不孕。

（3）卵巢局部因素：先天性卵巢发育不全。

## 四、检查方法

### （一）实验室检查

1. 孕激素试验

判断卵巢有无雌激素分泌可行孕激素试验。

方法：每天肌肉注射黄体酮 20mg，用 3 天，或每天肌内注射 10mg，用 5 天；亦可每天口服甲地孕酮 5mg，用 5 天。

若停药后 3 ～ 7 天出现阴道出血，表明该妇女体内有一定的雌激素，为 I 度闭经；若无出血则为阴性，可能因为体内雌激素水平极低、子宫内膜增生不良，子宫内膜被破坏或缺如（如严重子宫内膜结核病、宫腔粘连或幼稚型子宫等）。

2. 雌激素试验

孕激素试验阴性者可以行雌激素试验，以确定孕激素试验阴性原因是否为雌激素水平低下。

方法：口服己烯雌酚 1mg/d，共 20 天，停药后阴道出血为 II 度闭经，表明体内雌激素水平低下。其病因在卵巢、垂体或下丘脑功能不良。若做 GnRH 垂体兴奋试验后阴道无出血，则可明确子宫性闭经。

3. FSH、LH、PRL 测定

适当时测定血中的各种激素水平，可获得卵巢的功能状态及其影响环节等方面的信息。如确定卵巢是否已丧失分泌雌激素的能力，或因缺乏促性腺激素而卵巢不分泌甾体激素。用放射免疫法测定促性腺激素，按血清 FSH、LH、PRL、E2 值来鉴别卵巢或垂体性排卵障碍与闭经。

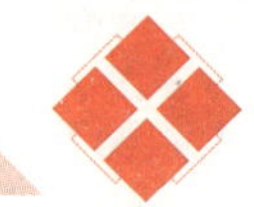



（1）PRL：正常值为 0 ～ 20μg/L，PRL>25μg/L，而 FSH/LH 水平低，则属高催乳素血症（hyperprolactinemia），PRL 升高时应进一步做头颅 X 线摄片或 CT 检查，排除垂体肿瘤。

（2）月经周期中 FSH 正常值为 5 ～ 20U/L，LH 为 5 ～ 25U/L。

① FSH、LH 值 >40U/L，可能的情况有：卵巢功能障碍、卵巢早衰或卵巢发育不全，卵巢不敏感综合征，分泌促性腺激素的肿瘤，17- 羟化酶缺乏引起的原发性闭经等。对原发性闭经患者，应做染色体核型分析及分带检查。

② LH 值 >25U/L 而 FSH 值正常、E2 偏高或正常，特别是 LH/FSH>3 时，则可能为多囊卵巢综合征，这时测定雄激素可发现雄烯二酮常上升。

③ FSH、LH 值均 <5U/L，示垂体功能减退，病变可能在垂体或下丘脑，而垂体与下丘脑病变的区别需借助 GnRH 试验，如结果不明确，则做蝶鞍多向断层摄片或 CT 检查有无异常，多向断层摄片异常时进行眼底检查。

### 4.GnRH 垂体兴奋试验

GnRH 垂体兴奋即 LHRH 试验，它可以区别下丘脑或垂体性闭经，提示 GnRH 治疗反应。

方法：在 3ml 生理盐水中加入 50μg 10 肽 GnRH 静脉推注。分别取注射前后 15 分钟、30 分钟、60 分钟和 120 分钟的血清测 LH。LH 峰值出现在用药后 15 ～ 30 分钟，且绝对值增加 7.5μg/L 以上或 LH 较用药前增高 3 倍以上为正常反应，表明垂体功能良好；若峰值出现在用药后 60 ～ 90 分钟则为延迟反应；若 LH 基值低，在 6μg/L 以下，用药后增加值低于基值 2 倍为低反应。

结果分类：①用药前 FSH、LH 低或正常，用药后反应正常为下丘脑功能不全型；②用药前 FSH、LH 低，用药后无反应为垂体功能不全型；③用药前 FSH、LH 基值大于 30U/L，用药后垂体过度反应，为卵巢功能不全型，提示卵巢性闭经；④用药前 LH 高，为 FSH 的 1 倍，用药后 LH 为过度反应，且用药前 FSH 低或正常，用药后反应正常为多囊卵巢综合征。

### 5. 克罗米酚试验

试验方法：Ⅰ度闭经者在停药后阴道出血第 5 天口服克罗米酚，50 ～ 100mg/d，共 5 天。阳性提示轻度下丘脑型闭经。

克罗米酚可用于判断发育迟缓女性的生殖轴是否正常。

### 6. 促性腺激素试验

克罗米酚试验阴性，孕激素试验或雌激素试验阳性，于撤药阴道出血后第 5 天肌注 HMG 70 ～ 150U/d，在连续用药过程中监测排卵，卵泡成熟时，再肌注 HCG 5000 ～ 10000U/d，有排卵为促性腺激素试验阳性。

### 7. ACTH 兴奋试验

ACTH 20mg，肌注，分别测用药前后 24 小时尿 17- 酮类固醇和 17- 羟类固醇排泄量。PCOS 者反应正常，而肾上腺皮质功能异常者 17- 酮类固醇和 17- 羟类固醇均明显增高。

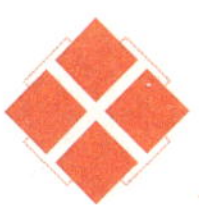

8. 地塞米松抑制试验

此试验适用于闭经男性化患者。予地塞米松 0.5mg，每 6 小时 1 次，共 2 天或 7 天，比较用药前后尿 17– 酮类固醇、17– 羟类固醇、血睾酮、血脱氢表雄酮等的变化。若垂体 – 肾上腺皮质轴功能正常，则用药后由于负反馈作用，抑制 ACTH、尿 17– 酮类固醇和 17– 羟类固醇值降低，但 Cushing 综合征、肾上腺皮质肿瘤患者则不降低。

9. 促甲状腺素释放素（TRH）刺激试验

TRH 为一种三肽，能刺激垂体细胞分泌促甲状腺素与催乳素。患者先排尿，卧床休息 20 分钟，将 100μg TRH 溶于生理盐水中快速静脉注射。在 5 分钟、10 分钟、15 分钟、30 分钟与 60 分钟时，抽血做测定，15 分钟内催乳素（PRL）如果比基值高 5 ～ 10 倍，则此类患者有高催乳素。

### （二）其他辅助检查

1. 子宫颈黏液改变

宫颈黏液每天的分泌量为 20 ～ 60mL，黏液呈碱性，pH 值在 7 ～ 8.5，排卵期黏液清亮，有利于精子的穿透。

（1）宫颈黏液结晶的分类：最典型的羊齿植物状结晶主干粗，分支密而长；不典型的羊齿植物状结晶分支少而短或树枝形象比较模糊，或黏液中只见到椭圆体。

（2）排卵前期黏液量增多，质稀薄，拉丝性增加，可达阴道口，为 10cm 长，镜下呈典型羊齿植物状结晶；排卵后受孕激素影响，宫颈口逐渐关闭，黏液量减少，羊齿状结晶逐步为椭圆体代替。

（3）性交后试验：近排卵期性交后卧床 30 秒～ 1 小时后来院查子宫颈黏液，检查子宫颈黏液中的精子是否存活，正常值为 10 ～ 15 活精子 /HP。精子存活率受子宫颈黏液性质、其中有无抗精子抗体及精液本身的影响。

2. 阴道涂片

一般采用阴道上方侧壁的刮片，用 95% 乙醇固定，巴氏染色。观察阴道各层，包括底层、中层、表层细胞的比例。表层有角化前细胞及角化细胞。在轻度雌激素的影响下，角化细胞占 20% 以下；在中度雌激素的影响下，角化细胞占 20% ～ 60%；在高度雌激素的影响下，角化细胞占 60% 以上，已超过正常排卵期水平。一般按成熟指数（MI）报告，即底层细胞 %/ 中层细胞 %/ 表层细胞 %，如左侧数字增大即为“左移现象”，表明雌激素水平下降，如右侧数字增大即为“右移现象”，表明雌激素水平增高。为了解体内雌激素的变化，可连续做阴道涂片观察。

3. 连续 B 超监测卵泡发育及排卵

行连续 B 超监测卵泡发育时，阴道 B 超探头接近盆腔器官，不需充盈膀胱，可以较准确地观察卵泡发育情况、子宫内膜厚度及特点，一般于月经周期第 8 天开始。优势卵泡直径在 18 ～ 22mm 时排卵，卵泡消失，盆腔内出现液体。优势卵泡不破裂而突然增大，可能是 LUFS，如逐步缩小即是卵泡闭锁。

### 4. 精液化验

（1）精子密度：用血球计数器，数 10 方格以 100 万 /mL 计算精子密度。

（2）精子活动度：数 20 方格内的活动精子，如小于 1000 万 /mL，应数 100 方格内的活动精子数及精子总数，精子活动度为活动精子数（20 ～ 100 格内）×100/ 精子总数（20 ～ 100 格内同上）。精子活动度分为 4 级：Ⅲ级为精子直线快速前进；Ⅱ级为精子直线慢速前进；Ⅰ级为精子原地打转；0 级为精子不活动。各实验报告方式不一致，Macleod 算法以 0 ～ 4 来表示精子活动度：0 表明精子不活动，1 表明精子活动不前进，2 表明精子前进但速度慢，3 为精子正常前进活动，4 为精子快速前进。

（3）精子形态：精液 1 滴加 PBS 1% 甲醛（formaldehyde），用 1%Eosin 染色，用 10% Nigrosin 复染，观察 200 个精子，其中精子形态异常可分为精子头异常、精子尾异常、中段异常。

正常精液化验结果：计数 >2000 万 / 毫升，活动度（Ⅲ + Ⅱ级）>40%（2h 内），正常形态 >30%，抗精子抗体试验（-）；每一标本内至少含 1000 万活动精子，显微镜高倍镜下可见 7 ～ 8 个活动精子，且无凝集；精浆量 ≥ 2.0mL，pH 值为 7.2 ～ 7.8，白细胞 $<1\times10^6$ 个 /mL，高倍镜下 <3 ～ 4 个。

### 5. 子宫输卵管造影

造影时间应选在月经干净后 2 ～ 7 天，造影后 24 小时内避免剧烈活动。如果局部造影剂堆积，则表明盆腔内有粘连。全身严重病患、子宫出血、刮宫术后禁止做此项检查。

## 思考与训练

### 一、名词解释

1. 孕前保健　　2. 遗传优生咨询　　3. 不孕症

### 二、选择题

1. 孕前保健应在妇女计划受孕前（　　）。

A. 1 周开展　　B. 2 ～ 3 周开展
C. 3 ～ 5 周开展　　D. 4 ～ 6 周开展
E.10 ～ 12 周开展

2. 不属于妊娠前期生理特点的是（　　）。

A. 全身各器官均已发育成熟　　B. 卵巢停止排卵
C. 子宫内膜出现周期性变化　　D. 第二性征出现
E. 神经内分泌调节功能完善

3. 准备怀孕的夫妇到妇幼保健部门或医疗机构进行孕前检查的时间在（　　）。

A. 孕前 1 ～ 2 个月　　B. 孕前 2 ～ 4 个月
C. 孕前 5 ～ 6 个月　　D. 孕前 3 ～ 6 个月

E. 孕前 10 ～ 12 个月

4. 下列关于叶酸的表述正确的是（　　）。

A. 是一种脂溶性维生素

B. 在谷类中储存丰富

C. 是合成人体血液的必需维生素

D. 叶酸缺乏可以导致胎儿神经管畸形

E. 孕后多食用含叶酸多的食物，必要时从孕后 3 个月开始服用叶酸增补剂

5. 符合妊娠前期避孕指导的是（　　）。

A. 可用口服避孕药　　B. 放置宫内节育器

C. 停用避孕套　　D. 不用阴道隔膜避孕

E. 调整避孕措施半年后再考虑受孕

6. 不属于妊娠前期避免接触的有害因素的是（　　）。

A. 口服己烯雌酚　　B. 喷洒农药

C. 在 25℃室温作业　　D. 在 X 线摄像室工作

E. 口服避孕药

7. 既往发生过神经管缺陷（NTD）的孕妇，则需每天补充叶酸（　　）mg。

A. 3　　B. 3.5　　C. 4　　D. 4.5

8.（　　）通过评估和改善计划妊娠夫妇的健康状况，降低或消除导致出生缺陷等不良妊娠结局的危险因素，预防出生缺陷发生，提高出生人口素质，是孕期保健的前提。

A. 孕前保健　　B. 孕早期保健

C. 孕中期保健　　D. 孕晚期保健

9. 根据目前我国孕早期保健的现状和产前检查项目的需要推荐的产前检查孕周分别是（　　）、20 ～ 24 周、24 ～ 28 周、30 ～ 32 周、33 ～ 36 周、37 ～ 41 周，妊娠有高危因素者，酌情增加次数。

A. 6 ～ 14 周、15 ～ 19 周　　B. 6 ～ 13 周、14 ～ 19 周

C. 6 ～ 12 周、13 ～ 19 周　　D. 6 ～ 13 周、14 ～ 19 周

10. 目前对于月经周期规律、正常的妇女，最简单易行而且最常用的推算预产期的依据是（　　）。

A. 末次月经干净之日　　B. 末次月经开始之日

C. 初觉胎动时间　　D. 早孕反应开始的时间

## 三、简答题

1. 孕前保健（孕前 3 个月）辅助检查的必查项目包括哪些？

2. 孕前保健的内容主要包括哪些？

# 第六章 妊娠期保健

## 学习目标

1. 了解妊娠期的生理、心理特点和卫生指导。
2. 掌握妊娠期的保健内容及要求。

## 预习案例

王女士，27 岁，已婚。平时月经规律，周期 30 天，经期 3～5 天，末次月经是 10 月 8 日，因停经 46 天，恶心、呕吐、乏力 4 天，前来就诊。

思考

1. 王女士可能发生了什么情况？
2. 为明确诊断，应做什么检查？
3. 如果王女士确诊为早孕，你该如何为她进行保健指导？

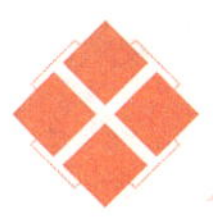

妊娠是一个特殊的生理过程，整个妊娠期间妇女身心会发生一系列的变化以适应妊娠状态，如果孕妇的变化超出生理范围，就有可能影响母儿健康，甚至危及母儿生命。妊娠期保健是从妊娠开始到胎儿及其附属物从母体娩出为止，通过对孕妇和胎儿进行系统的检查、监护、保健指导及疾病防治工作，有效降低妊娠期合并症、并发症的发生率，避免或减轻妊娠合并症、并发症对母儿的危害，降低孕产妇及围产儿死亡率，降低病残儿出生率，维持正常妊娠，维护母儿健康。

## 第一节　妊娠妇女的生理、心理、社会状况

女性妊娠期生理现象及各器官的变化

### 一、妊娠期妇女的生理变化

在胎盘所产生的激素和神经内分泌的影响下，妊娠期妇女全身各系统均会发生一系列适应性的变化。

#### （一）生殖系统的变化

子宫体逐渐增大变软，到足月时，容量增加约 1000 倍，重量增加约 20 倍。随着妊娠时间的增长，子宫增大，子宫的形状和位置也发生改变。在妊娠期，子宫的血液供应增加，子宫峡部变软，拉长变薄，形成子宫下段。宫颈血管增多，组织水肿、着色和变软。卵巢和输卵管位置有所改变，血管增加。卵巢增大，输卵管变长、充血。阴道变软，急剧扩张，血管增加，阴道黏膜充血水肿，呈紫蓝色。阴道 pH 值降低，不利于致病菌生长，有助于防止感染。

#### （二）乳房的变化

乳房增大、充血，乳头增大变黑，自觉发胀或刺痛，蒙氏结节形成。

#### （三）血液及循环系统的变化

血容量自妊娠 6 ～ 8 周开始增加，至 32 ～ 34 周达高峰，平均约增加 1500mL。血浆增加量大于红细胞增加量，出现血液稀释，若 Hb<100g/L 时，应考虑为贫血，若 Hb<110g/L，可诊断为生理性贫血。在妊娠期，骨髓不断产生红细胞，为适应红细胞增加和胎儿生长及孕妇各器官生理变化的需要，孕妇容易缺铁，故应在妊娠中、晚期开始补充铁剂，以防血红蛋白值过分降低。白细胞从妊娠 7 ～ 8 周开始增加，至妊娠 30 周达高峰，主要为中性粒细胞增多。凝血因子增加，孕妇血液处于高凝状态。由于血液稀释，血浆蛋白从妊娠早期开始下降，主要是白蛋白减少。妊娠早期，周围血管阻力开始下降，约在妊娠 30 周时降至最低水平，故妊娠期动脉压有改变，一般收缩压维持稳定，而舒张压略有下降。妊娠早期心率有增加的现象，从妊娠 24 周至足月时，每分钟增加 10 ～ 12 次。上述变化，尤其是血管外周阻力的降低可使孕妇对血流急剧改变的适应能力降低，因而有心脏病的孕妇、产妇常由于心脏不能胜任负担而发生心力衰竭。另外，

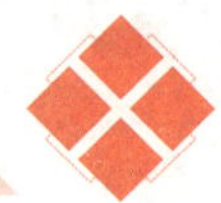



心脏随着子宫的增大被推向上方，心率加速和心搏量加大使心脏的工作量加大，以致心肌有轻度肥大。

### （四）呼吸系统的变化

妊娠期随着子宫逐渐增大，横隔抬高且活动受到限制，但由于胸廓增大，因此肺活量并不减少。孕妇因气体交换需要量增加，故呼吸频率增快。孕妇的气管、鼻、咽的黏膜增厚、水肿，容易发生上呼吸道感染。

### （五）消化系统的变化

妊娠初期，孕妇常出现食欲减退、恶心、呕吐等症状，于妊娠 12 周后逐渐消失。在孕激素的影响下，胃肠道的平滑肌蠕动减少。

### （六）泌尿系统的变化

妊娠期肾脏血流量及肾小球滤过率均比非孕时增加 50%，肾脏排泄蛋白及糖的阈值降低，因而产生所谓生理性蛋白尿或糖尿。输尿管受孕激素的影响有轻度扩张，蠕动减弱，尿流减缓，易引起尿路感染。右侧输尿管还受到右旋子宫的压迫，感染机会较左侧为多。孕妇妊娠早期因膀胱受到增大子宫的压迫，晚期又因胎头先露入盆，因此常出现尿频。

### （七）内分泌系统的变化

受精卵着床后人绒毛膜促性腺激素（HCG）水平开始升高，在妊娠 8 ～ 9 周 HCG 分泌达到顶峰，10 周后下降。人绒毛膜生长素（HCS）分泌水平与胎盘的生长发育相平衡，在妊娠末期达到顶峰。胎盘分泌雌激素和孕激素，分泌量在妊娠期呈持续增加态势。

### （八）新陈代谢

#### 1. 蛋白质的代谢

为了适应胎儿生长发育和子宫、乳腺、胎盘发育的需要，孕妇的氮代谢呈正平衡，至妊娠晚期母体及胎儿共储备氮约 500g，即蛋白质 3 125g。

#### 2. 碳水化合物代谢

妊娠期胰岛功能旺盛，胰岛素分泌增加，空腹血糖偏低。孕妇对胰岛素作用的敏感性降低，尤以妊娠晚期更为明显，致使孕妇对胰岛素的需要量增多。

#### 3. 脂肪的代谢

妊娠期肠道吸收脂肪的能力加强，血脂增高，积贮增多，整个孕期共积储 3.5 ～ 4kg，其主要作用为满足妊娠期增加的能量消耗需求，运载脂溶性维生素。

#### 4. 水的代谢

妊娠期孕妇体内积贮大量水分，体重平均增加 10 ～ 12kg，其中 60% 为水。水分主要分布在血浆、胎儿、胎盘、羊水与组织间隙中。正常妊娠时，水钠滞留与孕妇体重增加成适当的比例，不致引起水肿。

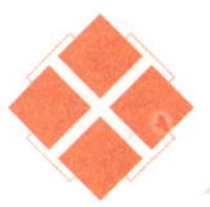

5. 矿物质代谢

胎儿生长发育需要大量的钙与磷，足月胎儿体内含钙 25g、磷 14g，其中大部分是在妊娠最后一个月中从母体摄取的。故妊娠后期应补充钙与维生素 D，如果孕妇钙的摄入量不足或吸收不良，当血钙降低时可出现肌肉痉挛，以夜间小腿抽搐为常见，严重的可发生骨质软化症。妊娠期铁的需要量也增加，除了胎儿造血需要铁外，胎儿的肝脏及脾脏也需要有铁的贮存，约需 500 毫克。如不补充外源铁，易发生贫血。

## 二、妊娠妇女的心理状况

孕妇对周围的事物感知敏锐、反应强烈，情绪不稳定，往往对妊娠又惊又喜，尤以二胎为重，往往既有做母亲的喜悦，又有担心难产、小儿畸形等顾忌，这一心理状态在妊娠早期表现较为显著。在妊娠早期，孕妇有时还有嗅觉过敏、口味倒错和奇异嗜好，而到了妊娠中期则情绪稳定，一切反应也见好转，甚至某些疾病也会自觉减轻，晚期妊娠孕妇的生理和心理反应都比较迟钝，但焦虑心理表现尤为突出，因此妊娠妇女需要有一个温暖的家庭及社会环境，以便有一个平静的心境，保证胎儿健康发育。产科门诊是孕妇就诊的所在，对产科门诊的良好印象则是孕妇产生信赖和安全感的基础。医护人员态度和蔼、举止端庄，提供耐心的产前检查和孕期指导，能够使孕妇情绪稳定，保证胎儿正常发育，同时也减少了孕妇对医院的陌生感，为顺利分娩打下良好基础。

### （一）妊娠期常见的心理问题

1. 妊娠早期心理问题

在妊娠早期，准孕妇们还没有准备好担任母亲的角色，依然沉浸在蜜月期的甜蜜中。此期孕妇常有心理矛盾，对妊娠有不确定的感受，同时容易因身体的不适而感到焦虑。怀孕前 3 个月是孕妇较易产生心理波动的时期，各种怀孕征兆及反应通常使怀孕的女性很难总是保持心理的平静和愉快。

2. 妊娠中期心理问题

妊娠中期，在丈夫、家人和朋友的过度呵护下，孕妇的心理依赖增强了。虽然距分娩还有一段时间，但是孕妇已经开始感到有压力了。此期孕妇已接受妊娠的事实，身体不适症状逐渐减轻，由于胎动增加，因此对胎儿充满幻想和期待。但是，还有一些孕妇容易焦虑，担心宝宝发育不良及其他。怀孕的中间 3 个月，孕妇的体型发生改变，此期的孕妇也会担心自己的形体引不起丈夫的性兴奋，久而久之夫妻双方会渐渐疏远。

3. 妊娠晚期心理问题

临近预产期，孕妇们往往既高兴又紧张，担心生产分娩时的疼痛，又担心宝宝有什么不正常。此期孕妇常会感到很脆弱且易受到伤害，对分娩既期待但又非常恐惧。怀孕后 3 个月胎儿生长迅速，常蹬腿、翻身，因此此期孕妇会想象、猜测孩子的性别、长相等，害怕临产、分娩，初次怀孕的女性此时为即将做母亲而激动、茫然。部分孕妇还会受传统观念的影响，对婴儿性别不满意而出现心理上的困惑和烦恼，导致自卑、焦虑、抑郁。

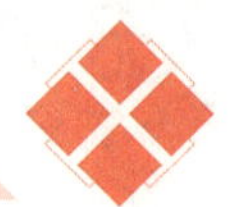



### （二）干预措施

1. 加强孕期健康教育和保健

孕妇产前检查时，由医务人员讲解妊娠、分娩的知识以及自我照顾的方法，指导孕妇练习产前运动；与孕妇讨论心理因素对分娩的影响，指导孕妇的睡眠和饮食搭配；帮助孕妇了解分娩过程，减轻紧张、恐惧心理。通过社区的产前健康教育及时向孕妇传递一些有关妊娠的科普知识，了解妊娠过程中可能出现的某些心理和生理的变化，当这些心理和生理变化发生时孕妇就能正确对待，泰然处之，减少不必要的紧张和恐慌。

2. 做好心理辅导和健康教育

首先，应多同孕妇交流，鼓励她们倾诉，排解心理问题。对孕妇存在的一些不正确的观念，如对妊娠的种种紧张恐惧的想法予以疏导，明确妊娠存在的一些问题，有些是可以避免的，而有些问题则需要勇敢面对。同时，告知孕妇心理护理效果取决于心理护理者与孕妇的共同努力。其次，可通过看图片、录像等让产妇认识分娩的过程，顺利完成分娩。告知孕妇怀孕是每位妇女几乎都要经历的人生过程，本身是一件让人幸福的事情，不必为此背上思想包袱。

3. 发挥家庭支持系统的作用

产前要对包括丈夫、双方父母等在内的家庭成员进行有关心理卫生宣教，使他们对生男生女均持正确态度，让孕妇有一个和谐的家庭环境，全身心地投入到分娩准备中去。让家庭中的主要成员共同参与产前检查，让他们掌握孕妇的妊娠情况及伴随的种种情绪变化，以正确对待妊娠、分娩，这对帮助孕妇缓解、减轻甚至消除焦虑及抑郁症状非常重要。孕妇在有心理压力时，如果能及时得到来自丈夫、密友、亲人的关心和支持，则她的抗压能力会增强，消除压力的能力也会增强，必要时也可以找心理咨询师进行咨询和疏导。给准爸爸的建议是在妻子妊娠的这段特殊时期，体贴、理解并包容妻子，才是稳定妻子情绪的良方。

4. 积极的心理暗示

孕妇可以经常对自己进行心理暗示，在心里默念“我就要见到日思夜想的宝宝了”“我的宝宝真漂亮”等等，这样可以减轻一些心理压力，安心分娩。

孕妇们还可以多看一些有关孩子的电视剧等，提前感受到孩子的天真与可爱，从而在心里幻想着自己宝宝的样子，相信自己的宝宝也会是可爱纯真的，增加对宝宝的期待，进而减少一些紧张的心理情绪，减轻心理负担，促进身心愉快。

## 三、妊娠妇女的社会状况

在妊娠早期，尤其是早孕反应明显的孕妇，丈夫多会细心呵护，双方父母也会格外体贴和照顾，单位领导、同事、朋友也会倍加关心、爱护，这会增加孕妇的依赖性和自我关注。如果缺少亲人的呵护与关爱，会加重孕妇的焦虑情绪；如果缺少单位和社会的支持，孕妇会因为妊娠影响就业和工作质量而产生心理压力。

在妊娠中期，孕妇的腹部逐渐隆起，给生活和工作带来不便，如果工作紧张，孕妇会有心理压力。随着孕妇早孕反应的消失，情绪趋于稳定，其丈夫、亲友及同事对孕妇

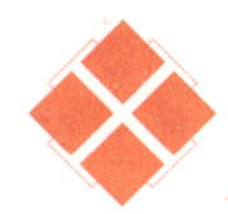

的关注、呵护程度会有所减轻。

在妊娠晚期，随着预产期的临近，家庭成员尤其是丈夫常会为孕妇能否顺利分娩而担忧，也会因自身经验缺乏而不知所措，同事和朋友也会有同样的担忧。这些不利于减轻孕妇的心理负担，会使孕妇心理压力增加，应予以避免。

## 第二节 妊娠期评估

产前检查是维护母亲和胎儿健康，安全、顺利分娩的重要措施。妊娠期保健包括孕妇管理、产前检查、母体和胎儿情况的检测评估等。

### 一、孕期管理

多年来，我国建立并健全了孕产妇保健系统与孕妇管理，普遍实行孕产期系统保健的三级管理，着重对高危妊娠（妊娠期有某种并发症、合并症或致病因素可能危害孕妇、胎儿及新生儿或导致难产者）进行筛查、监护和管理，其目的是降低孕产妇及围产儿患病率，提高母婴生活质量。

理想的产检开始时间应在怀孕第 4 个月以前，理想的产检总次数应在 9 次以上，少于 5 次则为产检不足。

加强孕期监测，保障孕妇和胎儿的健康主要是通过定期的产前检查来实现的。孕产妇管理是妇幼卫生管理的重要项目之一，也收到了良好的成效，特别是针对那些存在高危妊娠因素的妇女，经过产前检查筛检并加以追踪，给予及时处理，减少了孕妇的高危因素。同时，这也是妇幼护理人员的工作重点。

### 二、产前检查评估的内容

产前检查评估内容

整个妊娠过程划分为孕早期、中期、晚期 3 部分。妊娠早期易有流产发生，怀孕妇女应注意避免接触致畸物质；妊娠中期孕妇应注意加强营养，定期进行产科检查；妊娠晚期时，易见妊娠期高血压疾病等情况。

妊娠初诊在早孕第 12 周进行，初诊内容包括以下两点。

（1）确定是否妊娠，建立产科病历和围产保健手册（或保健卡）。

（2）采集病史，目的是筛查出高危妊娠。

#### （一）产科初诊

##### 1. 一般情况

产科初诊时要了解的一般情况包括孕妇姓名、年龄、籍贯、职业（包括工种）、结婚年龄、丈夫健康状况、有无性病以及月经情况如初潮、末次月经等，并计算预产期。

##### 2. 孕期情况

产科初诊要了解的孕期情况包括早孕反应情况、胎动时间、有无阴道出血、孕早期

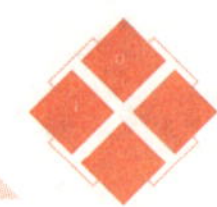



有无服药史，询问有害药物及致畸因素，如汞、铅、苯、农药、一氧化碳、放射线、病毒感染等的接触史，询问有无各种传染病，有无吸烟、饮酒嗜好等。

3. 孕产史

产科初诊会询问孕妇的孕产史，包括有无流产史（包括自然流产、人工流产），有无早产、死胎、死产史，既往分娩方式，有无分娩合并症及产褥期疾病，如有上述病史须详细咨询其经过及可能的原因。此外，还要询问既往分娩的婴儿性别、体重，是否健存，有无疾病及畸形等。

4. 既往疾病史

要了解的孕妇既往病史包括有无结核、心脏病、高血压、肝脏病、肾炎、糖尿病、甲状腺功能亢进或低下、代谢性疾病、遗传病、过敏及手术史。

5. 家族病史

孕妇的家族病史是指家族成员有无高血压、精神病、肾炎、妊高征、遗传性疾病、多胎、畸形等。

6. 体格检查

产科初诊时的体格检查包括全身体检及产科检查。

（1）全身体检

孕妇初诊时的全身体检与一般内科检查相同，尤其须注意心脏及肝脏情况，注意脊柱及骨骼有无异常。

（2）产科检查

1）腹部检查：用产科腹部四步触诊法分别查清宫底、大小、形态、胎方位、胎先露及先露入盆情况。听取胎心音并测数一分钟的胎心数，注意胎心最响亮的部分，是否规律及有无杂音。用皮尺测量耻骨联合上缘至宫底的高度及过脐测量腹围或进行最大腹围测量，并记录。

2）子宫底高度测量：在妊娠 18 ～ 32 周时，子宫底的高度（以厘米计）约等于胎儿的妊娠周数（实际临床上也是第 12 周之后子宫突出骨盆腔后才易自腹部触得）。到了妊娠末期因胎儿体重增加的不同，胎头下降时期也不一，因此变异较大。

3）测量胎心音：在妊娠 10 ～ 12 周时经由多普勒超声听到胎心音，到妊娠 18 ～ 20 周时一般听诊器也可听到。目前，医院多用多普勒超声来测胎心音，胎心音正常范围为 120 ～ 160 次 / 分，平均为 140 次 / 分。

4）四步触诊法：检查子宫大小、胎产式、胎先露、胎方位及胎先露部是否衔接。检查前先向孕妇说明此项检查的目的，检查前应嘱孕妇排空膀胱，然后平躺在检查床上，双腿屈膝，露出腹部。检查者温暖双手，以免接触孕妇时引起不适。

5）实验室检查

①血常规检查：包括血色素、红细胞、白细胞计数，血型；肝功能及乙型肝炎系列抗原、抗体，甲肝抗体，丙肝抗体，甲胎蛋白，梅毒血清等抗体，AIDS 抗体。

②检查尿常规、尿糖、尿碘，低碘者可及时补碘。

③其他：进行心电图检查等，根据情况可行阴道检查及白带清洁度、滴虫、真菌检

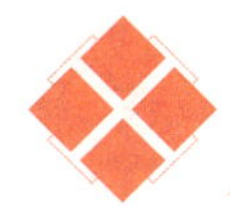

查，细菌性阴道病检查等，根据检查情况适当治疗。

### （二）产科复诊

为了早发现、早诊断、早治疗孕期合并症，随时了解胎儿在宫内的发育情况和安危，拟订监护计划，确定分娩处理，进行孕期健康教育，应定期复诊。

1. 检查次数：整个孕期需检查 10 ～ 12 次。

2. 检查时间：孕早期（怀孕前 3 个月）检查一次，确定妊娠，根据早孕反应的情况给予适当的指导，如有妊娠剧吐者给予适当的治疗，补充叶酸，剂量为 0.4mg / d。情况正常者每个孕月检查一次，怀孕 28 周后每两周检查一次，怀孕 36 周后每周检查一次。

3. 检查内容

（1）询问健康状况、胎动出现时间及有无异常，自上次检查后有无不适症状，如头晕、头痛、眼花、眩晕、水肿及阴道出血等，警惕出现妊娠高血压疾病。

（2）每次测体重、血压，检查宫高、腹围、胎方位、胎心及先露入盆情况，认真记录并绘制妊娠图。发现异常及时处理，如为高危妊娠，应进行登记，按高危妊娠管理。

（3）辅助检查：复查血常规、尿常规；按时做 B 超检查；16 ～ 20 周做唐氏筛查，妊娠 24 周做糖尿病筛查，自妊娠 36 周起每周一次胎心监护等。

1）复习以前实验室检查及结果，必要时复查。

2）妊娠 34 周做骨盆检查，包括：①外阴；②巴氏腺；③阴道、子宫颈；④子宫；⑤骨盆测量；⑥进行保健指导；⑦预约下次随诊时间。

## 三、母体和胎儿状况的评估

产前进行母体及胎儿状况的评估，目的在于及早发现对孕妇和胎儿有害的高危因素，并通过适当治疗去除这些因素，使母婴平安。

母亲和胎儿是一体的、不可分的，当母体健康状况有危险时，胎儿生命安全也必然遭到威胁。产前胎儿监护的检查对于某些有高危妊娠因素的孕妇是必需的。

### （一）胎心监护

胎心监护的作用有哪些

胎心监测在临床上被广泛应用，其优点是不受宫缩影响，能连续记录胎心率的动态变化。因有子宫收缩描记、胎动记录，故能反映胎心、宫缩、胎动这三者的关系。

无应力试验（或称无激惹试验，NST）是指在无宫缩、无外界刺激的情况下，对胎儿进行胎心率宫缩图的观察和记录，它以胎动时伴有一过性胎心率加快为基础，又称胎儿加速试验。

（1）NST 反应型（或称阳性）：胎心基线 100 ～ 160 次 / 分，胎心率变异 >5 次 / 分，在 20 分钟内至少有 2 次或 2 次以上，并伴有胎动的胎心加速，幅度增加 ≥ 15 次 / 分，持续 ≥ 15 秒以上。

（2）NST 不反应型（或称阴性）：基线或变异正常，但试验中 20 分钟内胎动少于 2 次或胎动后胎心加速 <15 次 / 分、持续 <15 秒，延长试验到 40 分钟仍无变化。

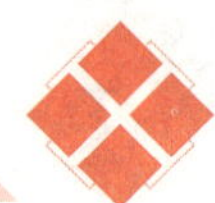



### （二）胎儿成熟度检查

1. 正确计算妊娠周数

计算妊娠周数时，应问清孕妇末次月经第一天的确切日期，并问清既往月经是否正常，有无延长或提前。

2. 测量宫底高度和腹围

根据宫底高度和腹围测量结果可估计胎儿大小。

3. B 型超声波检查胎儿双顶径

双顶径测量值大于 8.5cm 时提示胎儿成熟。

### （三）胎盘功能检查

胎盘功能检查包括胎盘功能和胎儿胎盘单位功能，通过检查能间接了解胎儿在宫腔内的状况。

1. 胎动

胎动情况与胎盘功能是否良好有关，12 小时胎动在 30 次以上为正常。

2. 孕妇尿中雌三醇值测定

24 小时尿中雌三醇 >15mg 为正常值，10 ～ 15mg 为警戒值，<10mg 为危险值。孕晚期时若多次测得尿中雌三醇值低于 10mg，表示胎盘功能低下。

# 第三节　妊娠期生活指导

## 一、妊娠各期应注意的问题

### （一）早期妊娠

早期妊娠是指妊娠 12 周以前。凡是健康已婚育龄妇女，月经一向正常，出现停经并伴有恶心、呕吐、择食及食欲不振等情况时，首先应考虑妊娠，及早进行检查，明确诊断。妊娠后应建立孕妇保健卡并开始产前检查。合并贫血、心脏病、结核、高血压者应确定妊娠是否得以继续并接受治疗。对不宜继续妊娠者应及早予以终止，对可能有遗传性疾病及胎儿畸形者，要进行产前诊断。早孕期是胚胎开始发育的时期，要特别注意预防流感、风疹、腮腺炎等病毒感染，避免接触放射线和滥用药物，以免引起胎儿畸形或出生缺陷。对出现阴道出血或腹部隐痛者，应引起重视。

### （二）中期妊娠

孕 12 ～ 28 周即中期妊娠，此期胎儿发育较快。孕 16 周后出现胎动，经腹壁可触及胎体，听到胎心音。应定期做产前检查，观察胎儿的生长发育和母体的健康情况。胎动消失，子宫不继续增大，听不到胎心音，均提示胎儿宫内死亡，应及时就医处理。

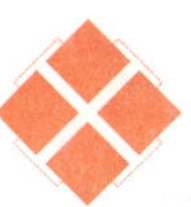

### （三）晚期妊娠

孕28～40周为晚期妊娠，此期胎儿逐渐发育成熟，出生后虽已有独立生活能力，但各种机能尚不健全，易患病与死亡。因此应加强产前检查，预防早产，积极防治并发症，如妊高征、前置胎盘、胎盘早期剥离、胎儿宫内生长迟缓、胎位不正、过期产等。妊娠最后的一个月内不宜盆浴，避免性交，以减少产时、产褥感染。

## 二、孕期卫生

### （一）劳动与休息

健康的孕妇可以照常工作。孕28周后应避免重体力劳动，不值夜班，保证每天8小时睡眠，中午休息1小时。

### （二）饮食

孕期应注意摄取各种营养物质，否则可造成胎儿营养不良，发育迟缓，还可影响胎儿脑细胞的发育，导致智力低下，甚至畸形。饮食宜多样化，应多吃肉类、鱼、蛋、豆制品、蔬菜、水果、牛奶等易消化的高蛋白高维生素食物。孕后期适当增加含钙、铁、锌、铜的食物，少吃辛辣食物。孕妇每天需要蛋白质80g、脂肪100g、碳水化合物200g、铁15mg、钙1.5g、锌20mg、铜3.5mg、维生素A6000单位、维生素B 600mg、维生素D 400单位。

### （三）衣着

孕妇的衣着要宽松、寒暖适宜，不宜用窄紧的腰带、袜带与胸罩。

### （四）乳房与乳头的卫生

妊娠后期应经常用肥皂和温水擦洗乳头，并涂以油脂，以防产后乳头皲裂。乳头内陷者，应经常用手指将其向外牵拉，以防产后婴儿吸吮困难。

### （五）清洁

孕妇汗腺和皮脂腺分泌增多，应勤洗澡、换衣，不宜盆浴。

### （六）性生活

妊娠12周以内及孕32周后，均应避免性生活，以防流产、早产和感染。

## 三、孕期用药

孕期合理用药

人类的出生缺陷有2%～3%是药物引起的。不论用药途径如何，药物都能通过胎盘进入胎体。特别是孕早期胎儿的脏器功能包括肝脏与肾脏尚不完善，胎盘内的药物代谢和排泄又慢，容易使药物堆积于胎肝，引起药物中毒，导致流产、畸形或死亡。胚胎受损最敏感的时间是器官分化、形成阶段，约在妊娠

15 ～ 56 天时。因而妊娠期用药必须慎重，尽量选择无致畸作用的药物，并用较低的有效剂量，缩短用药时间。各种常用药物对胎儿的影响如下。

### （一）抗生素类药物

妊娠晚期服用磺胺类药物能引起新生儿高胆红素血症，游离胆红素能通过血脑屏障进入脑神经细胞，引起脑核黄疸。四环素族是典型的致畸源，孕早期服用可引起胎儿畸形，孕 4 月后服用可引起小儿乳齿色素沉着，呈棕黄色，牙釉质发育不全。链霉素对第 8 对脑神经有毒性作用，可引起先天性耳聋和前庭损害，发生率为 3% ～ 11%，新霉素、卡那霉素、庆大霉素等氨基糖苷类抗生素均可引起胎儿第 8 对脑神经的损害，氯霉素对胎儿和新生儿有毒性反应，尤其早产儿肾脏不成熟时，可出现“灰色综合征”，全身呈灰色，伴有心血管系统障碍。

### （二）激素类药物

孕早期服用己烯雌酚（DES）后出生的女孩，长大后可能患阴道腺病或阴道透明细胞癌；服用有雄激素作用的合成孕激素保胎，可引起女性胎儿男性化如阴蒂增大，阴唇愈合；早孕时大量使用可的松，可致胎儿唇裂、腭裂；氢化泼尼松可引起无脑畸形、死胎和体重过低儿。

### （三）麻醉、止痛、镇静类药物

乙酚在被孕妇吸入 15 分钟后可进入胎儿血内，严重抑制新生儿呼吸，孕妇服用巴比妥类药物后，先天性畸形儿如无脑儿、先天性心脏病、唇裂与四肢畸形等的发生率增多；早孕期服用安定，胎儿发生后裂及（或）脖裂的风险增大。

### （四）降压药物

产前服用利血平，特别是分娩前 2 周服用，约有 10% 的新生儿出现鼻分泌增多、鼻塞、嗜睡，严重时可发生呼吸抑制。

### （五）利尿药物

噻嗪类药物可通过胎盘进入胎儿，也可经乳汁进入新生儿体内，使新生儿发生血小板减少症。用速尿、利尿酸后新生儿偶有发生电解质紊乱者。

### （六）抗癌药物

氨甲蝶呤易引起流产和胎儿畸形，其他如环磷酰胺、苯丁酸氮芥等药物均可致畸，但在怀孕 3 个月后给药不会引起畸形。

### （七）抗精神病药物

吩噻嗪类包括丙嗪、异丙嗪、氯丙嗪等，尚无明显致畸作用，但孕妇长期服用有可能引起胎儿视网膜病变。氟哌啶醇除用于治疗精神分裂症外，还是治疗妊娠呕吐的有效药物，但此药有致畸作用，孕妇应禁用。

### （八）吸烟、酗酒

过量吸烟可使胎儿宫内生长迟缓，增加早产率和围产期死亡率；孕妇酗酒可使胎儿发生慢性酒精中毒，包括体重减轻和发育障碍，导致围产儿死亡率增高。

## 第四节 妊娠期常见疾病的识别及预防

根据妊娠期妇女的生理、药理的特殊性，以及胎儿在整个孕期中对药物的敏感性，妊娠期用药安全性问题渐渐成为人们所关注的焦点。妊娠是一个特殊阶段，孕妇用药后，药物可经过胎盘到达胎儿体内，而胎儿本身的排泄能力有限，且对药物的反应也较敏感，所以在对孕妇用药时要从母婴两方面考虑，权衡利弊，确保母婴的安全。妊娠期合理用药的目的就在于充分发挥药物的治疗作用，尽量减少其不良反应。

### 一、流产

#### （一）病因

流产的病因主要是胚胎和母体两方面的因素，自然流产约半数是染色体异常所致，对反复发生流产的患者，应做染色体核型分析来明确诊断。

#### （二）预防措施

①在妊娠前应积极治疗全身性疾病，如心脏病、高血压、糖尿病、慢性肾炎等。②妊娠期积极防治各种感染性疾病。③避免精神刺激和过度劳累，防止外伤。④妊娠早期禁止性生活。⑤加强营养，注意休息。⑥避免接触有害物质。

### 二、妊娠剧吐

#### （一）病因

妊娠剧吐与孕妇体内人绒毛膜促性腺激素的增多有关，也受孕妇心理因素影响，如精神过度紧张、焦虑、抑郁。

#### （二）预防措施

①缓解孕妇心理压力，调整精神状态，保持心情愉快。②饮食宜少量多餐，以富含营养、清淡、易消化为原则，远离刺激性气味，如鱼腥味、油漆味等。③注意饮食及口腔卫生。④保持室内清洁、安静、舒适，保证空气流通。⑤呕吐严重者应住院治疗。

### 三、异位妊娠

#### （一）病因

异位妊娠包括输卵管妊娠、卵巢妊娠、宫颈妊娠、腹腔妊娠和子宫残角妊娠，最多

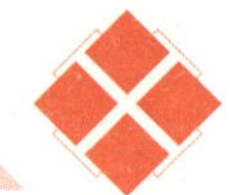



见的是输卵管妊娠，其主要病因是输卵管有慢性炎症。

### （二）预防措施

①注意经期卫生，防止生殖系统感染。②妊娠前积极防治慢性输卵管炎症。③停经后如果出现一侧下腹部隐痛或出现少量阴道流血，应警惕异位妊娠，要及时到医院就诊；如果突然发生撕裂样疼痛，可能发生了破裂，更应及时就诊。

## 四、妊娠高血压综合征

### （一）病因

妊娠高血压综合征一般发生于妊娠 20 周后，病因不清。高危因素有：孕妇年龄小于 18 岁或大于 40 岁；初产妇；多胎妊娠；妊娠期高血压疾病史及家族史；慢性高血压、慢性肾炎、糖尿病病史；血管紧张素基因 T23s 阳性；抗磷脂综合征；营养不良；家庭经济状况较差；等等。

### （二）预防措施

①加强健康教育，给予孕期保健指导，定期行产前检查。②合理膳食，多食富含蛋白质、维生素、铁、钙、镁、锌、硒等微量元素的食物，多食新鲜的蔬菜、水果，减少动物性脂肪的摄入。③生活规律，心情愉快，避免精神紧张。④保证足够的睡眠，休息时宜左侧卧位。⑤有高危因素者，妊娠中期以后适当补钙可有效预防妊娠高血压综合征的发生和发展。

## 五、妊娠合并糖尿病

### （一）病因

妊娠合并糖尿病是指在妊娠前已有糖尿病或妊娠后才发生或首次发现糖尿病，在妊娠早、中、晚期均可发生，以中、晚期妊娠为多见，严重危害母儿的健康。

### （二）预防措施

①在第一次产前检查时就进行妊娠期糖尿病的风险评估，对有高危因素（糖尿病家族史、不良生育史、肥胖等）的孕妇制定监测方案，以便及早发现患糖尿病的孕妇。②患妊娠期糖尿病的孕妇要控制饮食，适度运动。③要做好血糖的监测。④只要血糖控制良好，就不会对母儿造成危害，因此孕妇要正确对待病情，保持心情舒畅。

## 六、早产

### （一）病因

早产常见病因为胎膜早破、子宫过度膨隆、前置胎盘、胎盘早剥、妊娠合并症、宫颈内口松弛等，也与外伤、过度劳累、妊娠晚期性生活等有关。

### （二）预防措施

①定期产前检查，及时消除可能导致早产的因素。②对高危妊娠加强管理，积极防治妊娠合并症。③妊娠晚期禁止性生活，预防胎膜早破，预防生殖道感染。④宫颈内口松弛者，在妊娠 14 ～ 18 周行宫颈内口环扎术。

## 七、前置胎盘

### （一）病因

前置胎盘是妊娠晚期出血最常见的病因，与多次刮宫、多次分娩等引起的子宫内膜损伤或感染有关，也与胎盘面积过大、胎盘异常等有关。

### （二）预防措施

①做好计划生育工作，推广避孕措施，避免多次刮宫，以减少子宫内膜损伤或感染的发生。②加强孕妇管理，定期进行产前检查，做好孕期保健指导工作。③及时发现和处理前置胎盘。

## 八、胎盘早剥

### （一）病因

胎盘早剥是妊娠晚期严重的并发症，与孕妇血管病变（如妊娠期高血压疾病、慢性肾炎等）、腹部外伤、宫腔压力骤降、长时间仰卧位、外转胎位术等有关。

### （二）预防措施

①早防治妊娠期高血压疾病、肾脏疾病。②行外转胎位术时动作要轻柔。③羊膜腔穿刺术应在 B 超指引下进行，以免误伤胎盘。④多胎妊娠和羊水过多的孕妇，在分娩时应避免宫内压力骤减。⑤妊娠晚期孕妇要避免长时间仰卧位，避免腹部外伤。

# 思考与训练

## 一、名词解释

1. 妊娠期保健　　2. 早期妊娠　　3. 产前检查

## 二、选择题

1. 王某，28 岁，未产妇，主诉平素月经规律，28 天一次，每次持续 3 ～ 4 天。其末次月经是 2 月 11 日，距今已有 8 周，现病人感觉疲乏，乳房触痛明显。除以上体征外，护士若考虑该妇女怀孕，其另外的可能体征是（　　）。

A. 妊娠纹　　B. 胎动感

C. 恶心　　D. 妊娠斑

E. 听到胎心音

2. 王某，28 岁，未产妇，主诉平素月经规律，28 天一次，每次持续 3 ～ 4 天。其末次月经是 2 月 11 日，距今已有 8 周，现病人感觉疲乏，乳房触痛明显。化验报告提示尿妊娠反应（+），此化验的原理是查体内的（　　）。

A. 催产素水平　　B. 黄体酮水平

C. 雌激素水平　　D. 绒毛膜促性腺激素水平

E. 黄体生成素水平

3. 王某，28 岁，未产妇，主诉平素月经规律，28 天一次，每次持续 3 ～ 4 天。其末次月经是 2 月 11 日，距今已有 8 周，现病人感觉疲乏，乳房触痛明显。为了进一步确诊其是否怀孕，下列可以提供确诊依据的检查是（　　）。

A. 听筒听胎心　　B. 胎动

C. 放射检查胎儿脊柱轮廓　　D. B 超显示胎心搏动

E. 检查血中激素水平

4. 王某，28 岁，未产妇，主诉平素月经规律，28 天一次，每次持续 3 ～ 4 天。其末次月经是 2 月 11 日，距今已有 8 周，现病人感觉疲乏，乳房触痛明显。该孕妇的预产期为（　　）。

A. 10 月 18 日　　B. 11 月 5 日

C. 11 月 18 日　　D. 12 月 5 日

E. 12 月 18 日

5. 孕 30 周，骶左前位，胎心音的听诊部位应在（　　）。

A. 脐下左侧　　B. 脐下右侧

C. 脐上右侧　　D. 脐上左侧

E. 脐周

6. 关天孕妇保健指导，不妥的内容是（　　）。

A. 妊娠期前 3 个月及后 3 个月避免性交以防止流产及早产

B. 睡眠时多取右侧卧位

C. 饮食多样化

D. 避免烟酒

7. 关于产前检查的安排，错误的叙述是（　　）。

A. 孕 12 周内建立母子保健手册

B. 于妊娠 20 周起进行产前系列检查

C. 妊娠 20 ～ 36 周每 4 周检查 1 次

D. 自妊娠 28 周起每周检查 1 次

8. 孕妇自觉胎动的时间一般在（　　）。

A. 孕 16 ～ 18 周　　B. 孕 18 ～ 20 周

C. 孕 20 ～ 22 周　　D. 孕 22 ～ 24 周

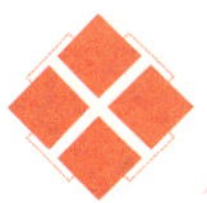

9. 停经 20 周，腹部扪及包块，确定妊娠最好的方法是（　　）。

A. X 线　　　　B. 胎儿心电图

C. 妊娠试验　　　　D. B 超

10. 王女士，28 岁，孕 2 产 0。妊娠 36 周，感觉不适到医院就诊。下列选项不是妊娠的常见症状的是（　　）。

A. 下肢及外阴静脉曲张　　　　B. 便秘

C. 关节痛　　　　D. 腰背疼

## 三、简答

1. 妊娠期常见的生理表现有哪些？
2. 早期妊娠保健包括哪些内容？

# 第七章
# 分娩期保健

## 学习目标

1. 掌握分娩期保健的内容和措施。
2. 掌握分娩期常见疾病的预防。
3. 了解分娩期妇女的生理、心理和社会特点。

## 预习案例

某产妇，28岁，职员，G1P0，孕38+5周。下腹阵痛2小时入院。产妇精神紧张，宫缩时表情痛苦，大喊大叫，紧抓其丈夫的手不放。检查：宫缩持续35秒，间歇3～4分钟，中等强度，枕左前位，胎心音140次/分。肛查：宫口开大2cm，先露S-2，胎膜未破。

思考

1. 采取哪些方法可以减轻该产妇的疼痛？
2. 对该产妇应如何进行产程指导？

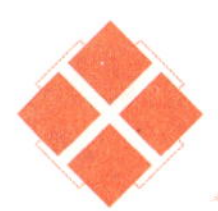

分娩是一个正常、特殊的生理过程，是孕妇过渡到母亲、胎儿过渡到新生儿的关键时期。大部分的产妇都能顺利生产。有的产妇在产程中会突发各种异常情况如胎儿宫内窘迫、脐带脱垂、产后出血、羊水栓塞、新生儿窒息等，均增加母儿的危险性，是母儿患病和死亡的首要原因；有的产妇因为分娩剧烈疼痛的刺激会引起紧张、恐惧等应激反应，影响产程的正常进行，尤其是初产妇对这种刺激反应会更加强烈，甚至发生难产。因此，医务人员不仅要有娴熟的助产技术，及时筛查和排除影响分娩的危险因素，而且要给产妇全面的引导与支持，消除不必要的紧张和恐惧，使其轻松面对分娩，降低产妇、围产儿的患病率和死亡率。

## 第一节　分娩期妇女的保健

妊娠达 28 周后从临产发动至胎儿及其附属物排出母体的过程称为分娩。分娩为生理过程，这一过程虽然短暂，但母体和胎儿都要经历巨大而复杂的变化。在这一过程中，如工作稍有疏忽，随时可影响母婴健康。因此，做好产时保健是顺利完成分娩，保障母儿健康和生命安全的关键。

### 一、分娩期的生理变化及其保健

#### （一）子宫

子宫下段是由子宫峡部在妊娠期逐渐伸展拉长形成的，分娩期可达 7 ～ 10cm，与子宫腔相连，成为软产道的一部分。在膀胱子宫腹膜反折的稍下方有一环状压迹，即子宫体与非孕的子宫峡部交界处，称为生理缩复环。环的上部肌层厚，为子宫收缩段。环的下部肌薄，称为子宫下段。正常分娩中，生理缩复环不影响产程进展。如果临产后产道发生梗阻，生理缩复环位置随宫缩而升高，并于耻骨联合上方扪及，称为病理缩复环。此时，随着子宫下段高度扩张，不仅分娩受阻，也是子宫先兆破裂的表现。子宫破裂一般都发生在子宫下段，可导致母儿死亡。

#### （二）循环系统

在妊娠期末期，心脏容量约增加 10%，心排出量在孕 32 周达到高峰，左侧卧位则心排出量较未孕时约增加 30%。在此基础上，在分娩期第一产程中，每当子宫收缩时，心脏负荷明显加重。随着产程进展，心排出量呈阵发性增加。在第二产程中，产妇随子宫收缩用力向下屏气，肺循环压力增高，腹压加大，使内脏血液涌向心脏。第二产程时腹肌和骨骼肌的收缩使周围阻力增加，产妇的心搏量和心排出量进一步增加，使心脏负荷达最重阶段。在第三产程中，胎儿娩出后，腹内压降低，子宫收缩，血液暂时淤滞在内脏血管，回心血量骤减。当胎盘排出后，胎盘血循环中断，子宫收缩时，大量血液又参与血循环中，短时间内血流动力学急剧变换，心脏负担处于加重状态。孕妇如有心脏功能不全，在分娩期易诱发心衰。

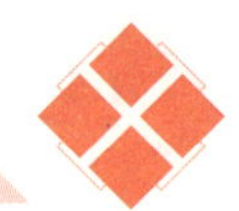



### （三）血压

血压随着分娩各期循环系统的变化也有生理性改变。在第一产程中，由于子宫收缩使回心血量增加，血压可随之升高 5 ～ 10mmHg。在第二产程中，产妇随宫缩屏气，内脏血涌向心脏，血压较第一产程更明显升高，可升高 25 ～ 30mmHg，但在宫缩间歇期应恢复原状。在第三产程中，因胎儿血循环停止，腹内压骤然下降，血压也恢复为原来水平。

### （四）呼吸系统

产程进展过程中，由于子宫收缩及娩出胎儿的需要，母亲的氧耗量增加，约等于孕末期的 2 倍。母儿需氧量增多，呼吸一般以胸式呼吸为主，气体交换保持不变。

### （五）消化系统

分娩期胃肠平滑肌仍然处于低张力状态，胃的排空时间延长，结肠蠕动减弱，排空推迟。分娩期饮食宜进高热、易消化的流汁或半流汁。不能进食者可酌情静脉输液。

### （六）泌尿系统

分娩期输尿管轻度扩张，平滑肌张力降低，且妊娠后期膀胱三角区位置偏高，输尿管口间组织增厚，产程进展时，胎头下降挤压膀胱，均可致尿液淤滞、排尿困难。

## 二、分娩期的特点

分娩期妇女常常会产生严重的心理不安和恐惧，尤其在潜伏期和活跃期最为严重，神经症类型者则表现更明显，可使紧张的心理加重，影响分娩进展，导致原发性或继发性宫缩乏力。此时产妇的精神状态与环境及医务人员的态度、行为举止、技术操作密切相关。分娩阵痛也与产妇的心理状态和个人的痛觉有关，因此应针对不同的原因给予阵痛的心理预防治疗。

### （一）五防一加强

在分娩的全过程中，要做到防滞产、防感染、防产伤、防出血、防窒息，加强对高危孕妇的分娩监护。

#### 1. 防滞产

因产力、产道和胎儿等因素的异常，可引起产程进展迟缓或停滞，使分娩总产程达到或超过 24 小时。产程过长可引起胎儿窘迫及产后出血、产后感染、产道损伤，严重时可因胎先露压迫软产道过久而导致组织缺血、坏死，形成生殖道瘘管。防滞产是分娩期保健的重要内容，采取的预防措施如下。

（1）应用产程图严密观察产程，及时发现异常产程，尽早处理。

（2）推广陪伴分娩，分娩前对产妇进行教育，消除分娩时产妇的恐惧、焦急心理，使其对分娩充满信心。医护人员应热情接待产妇，主动介绍分娩的过程，使产程顺利进展。

（3）预防第二产程的延长，在排除头盆不称或骨盆狭窄后，可使用产钳术助产。

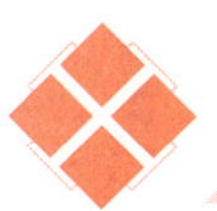

2. 防感染

产时因产妇体力大量消耗，机体抵抗力降低，易受细菌感染。此时，可采取的预防措施如下。

（1）注意无菌技术和按操作规程接生，接产做到四消毒：会阴、手、器械、脐带常规消毒。不轻易做阴道检查，若需阴道检查时，必须在严密消毒下进行。

（2）胎儿、胎盘娩出后，仔细检查产道，发现损伤及时修补，有胎盘、胎膜残留应及时清除。

（3）胎膜早破达到或超过 12 小时、滞产、产前出血、产前或产时发烧等，应给予抗生素预防感染。

3. 防产伤

产伤包括产妇的软产道损伤，因难产所致的胎儿骨折、脱臼、神经损伤等。采取的预防措施如下。

（1）加强产前保健，及时发现及处理孕妇的妊娠合并症及并发症。

（2）加强产程观察，及时诊断头盆不称。提高识别子宫先兆破裂的能力，发现先兆子宫破裂的征象，给予相应处理。

（3）严格掌握三个产程的处理常规及剖宫产特征，严格助产操作常规，动作轻柔、勿粗暴，保护好会阴，协助胎头娩出。

（4）产后认真检查软产道，发现损伤及时修补。

4. 防出血

胎儿娩出后 24 小时内出血量达到或超过 500 mL 者称为产后出血。产后出血是一种严重威胁产妇生命和健康的产科并发症，失血使产妇抵抗力降低，常是产褥感染的诱因。少数病人因休克时间过长，垂体缺血坏死导致垂体功能减退，致希恩综合征。

预防产后出血可采取以下措施。

（1）做好孕期保健，定期产前检查，注意与产后出血有关的病史，如肝炎、血液病、子宫肌瘤等。本次妊娠有无并发前置胎盘或胎盘早剥、妊娠期高血压疾病、双胎、巨大胎儿、羊水过多等。对孕期发现的异常应积极处理，并提前住院待产。

（2）密切观察产程进展，注意宫缩的节律与强度，预防急产与滞产。若子宫收缩乏力，排除头盆不称后可行人工破膜或（及）严密观察下静脉点滴缩宫素，以加强宫缩。

（3）及时识别胎盘剥离征象，正确协助胎盘娩出。仔细检查胎盘、胎膜是否完整，若有胎盘残留，及时行清宫术。

（4）准确测量出血量，以利于早期发现异常、早期处理。

（5）经阴道手术助产者，产后常规检查宫颈和阴道有无损伤，如有裂伤，立即缝合。

（6）产后尽早母乳喂养，吸吮刺激母亲乳头可促进宫缩，有助于子宫的复旧。产后注意按时排尿，以免膀胱充盈影响子宫复旧。

5. 防窒息

新生儿窒息是围产儿死亡的主要原因。新生儿窒息大多数为胎儿宫内窘迫的延续，因此要积极发现导致胎儿宫内窘迫的各种原因，及时处理。另外，临产后产程延长，胎头受压过久、脐带绕颈、脐带过短或脐带前置受压，均可使胎儿缺氧，宫缩过强过密也

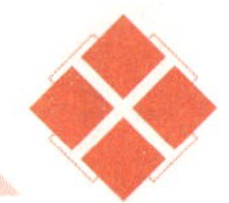


会使胎盘灌注减少而造成窒息。因此，应加强分娩期监护，胎儿娩出后立即清理呼吸道、保暖和复苏。胎儿宫内窒息应及时处理，否则易造成胎儿死亡，即使存活，也可能因脑细胞严重缺氧而遗留智力障碍。

6. 加强高危孕妇的分娩期监护

监护的目的是保证母亲安全、婴儿健康。分娩监护的主要内容是观察产程的进展，分析产程对母婴的影响，选择恰当的分娩方式。

### （二）产时保健要点

1. 推广陪伴分娩

陪伴分娩，是指有专人在产时及产后给孕产妇持续体力上的支持帮助、心理上的安慰及精神上的鼓励，使其顺利完成分娩。陪伴分娩可保护和支持自然分娩。可由医务人员陪伴，也可由“导乐（Doula）”陪伴。“导乐”为有生育经验、有爱心、乐于助人的妇女。“导乐”最好在孕晚期就开始接触孕妇和家属，建立感情，了解夫妇对分娩的希望、计划和要求，介绍产程不同阶段的注意事项。

第一产程早期：如无禁忌证，鼓励产妇尽可能多走动，使胎头下降，缩短产程；洗温水澡（胎膜未破）或淋浴（胎膜已破），以放松身体、缓解疼痛；多变换体位，避免平卧位；多喝水，全力排尿。陪伴者要不断表扬和鼓励产妇，解释疼痛的作用和缓解疼痛的方法。例如，用手抱住产妇或握住产妇的手；用温毛巾给产妇擦脸，按摩产妇背部；提醒产妇睁开眼睛观察周围环境，以分散对疼痛的注意力。

第一产程晚期：此时子宫收缩更强，宫缩持续时间长、间隔时间短，陪伴者更应全身心地支持和鼓励产妇。

第二产程：无屏气感时，鼓励产妇坚持活动（立、走、蹲）。有屏气感时，指导产妇屏气。方法是产妇双足蹬产床，双手握产床把手，宫缩时深吸气屏住，然后如解大便样向下用力屏气以增加腹压。宫缩间期，指导产妇呼气并使全身肌肉放松，并不断鼓励和表扬产妇。

产后：分娩结束后，可让产妇和新生儿多接触。产后第二天与夫妇一起回忆分娩的过程，让夫妇分享感受。

2. 采取自由体位待产

分娩过程中主张自由体位，第一产程劝其多走动，取直立位，头靠在椅背部；站立靠在丈夫身上、跪或坐在床上、蹲在地上等。分娩时也可采取多种体位，如坐式、蹲式、半卧位。

3. 分娩镇痛

分娩镇痛不仅能支持产妇的心理健康，有利于增强信心，并能提高分娩期母婴的安全。常用的方法有药物性和非药物性镇痛，药物镇痛见产科有关章节。

世界卫生组织提倡用非药物性镇痛其内容包括如下几点。

（1）产前教育：使产妇了解分娩的有关知识以及疼痛产生的原因和作用。

（2）按摩和深呼吸：第一产程早期，宫缩开始和结束时用鼻吸气，用口呼气，间

歇时停止。第二产程时深吸气后屏气，按摩下腹和腰胀部，与深呼吸配合。

（3）心理劝导：通过肌肉放松训练分散注意力，采取自由体位，缓解疼痛。

（4）热敷和温水浴：用湿毛巾热敷腰背部或进行温水浴，两者都有减轻疼痛的作用。

#### 4. 心理支持和全面支持

做好产时妇女的心理保健，缓解紧张情绪，提高产妇对分娩应激的应对能力，这对促进阴道分娩、提高阴道分娩的安全性都有重要作用。全面支持包括对产妇的心理支持（向产妇介绍分娩的有关知识，随时告之产程进展的情况，不断鼓励和表扬产妇）、生理支持（细心观察产妇，选择最佳体位有利于胎先露入盆及下降）、体力支持（鼓励产妇及时进食、进水，实行分娩镇痛）和技术支持（熟练而安全的技术服务，可增加产妇对医务人员的信任感和安全感）。

安全分娩

## 三、安全分娩

### （一）待产检查处理

#### 1. 既往史

详阅孕产妇围产保健卡、产前检查记录，注意是否有异常情况。

#### 2. 产科病史

填写病历，包括夫妇双方的年龄、职业、健康状况；有无毒物或有害因素如放射线接触史；此次妊娠情况，有无孕期出血史、过期妊娠及分娩史；内科病史及家族史，注意有无遗传病、高血压及肝炎病史。体格检查注意发育营养情况、胸廓形状、脊柱有无畸形、行走是否正常，测量身高、体重、血压、脉搏、呼吸及体温。检查心、肺、肝、脾，观察乳头有无下陷。产科检查注意宫高、腹围、胎位、胎心、骨盆测量、胎先露高低、宫颈条件以及是否有胎膜早破等。实验室检查血、尿常规，血小板计数，出血和凝血时间，血型，肝功能及乙肝、丙肝病毒抗原抗体测定，特殊情况应做进一步检查。

#### 3. 临产后再次高危评分

高危孕妇临产后应再次高危评分，确定高危程度。

#### 4. 重点监护对象

孕产妇有以下情况为重点管理对象。

（1）年龄小于 18 岁或大于 35 岁；身高在 145cm 以下；体重在 85kg 以上。

（2）过去有病理产科史，如流产、早产、死胎、死产、阴道难产、剖宫产或分娩过畸形儿者。

（3）本次妊娠患者有产前出血、妊娠高血压综合征、多胎妊娠、羊水过多、羊水过少、胎位不正、骨盆狭窄、巨大胎儿、过期妊娠或胎盘功能不全等。

（4）此次妊娠有病毒感染，或曾服用过对胎儿有影响的药物，或接触过毒物或放射线。

（5）合并心、肺、肝、肾疾病或高血压、内分泌疾病者（如甲状腺功能亢进、糖尿病）。

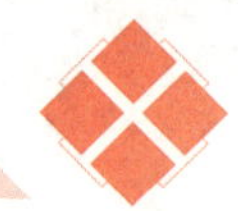



### （二）产程处理要点

产程中产妇与胎儿都经受着急剧的生理变化，因此，产程中的观察处理涉及母体及胎儿的安全。产程处理要点如下。

1. 严密观察产程进展情况

采用胎心监护仪描记或由专人监测记录宫缩的频率、强度、持续时间和间歇时间；了解宫口扩张与胎先露下降程度，应根据宫缩强弱定期进行检查，并记录于产程图。

2. 注意胎儿安危

使用胎心监护仪连续监测、定期听取胎心率变化。胎膜破裂时应立即听胎心音变化，并观察羊水性状，有无胎粪污染。破膜后应按常规处理，防止脐带脱垂及产时感染。

3. 加强对产妇的监护

除注意产妇全身情况如血压等生命体征、精神状态外，还应对其饮食中的热量及水分是否足够，大小便是否通畅，活动是否适当，体位是否合适给予指导。

4. 安全接生

安全接生必须做到“五防”。

## 四、产程干预措施

### （一）第一产程的保健

第一产程又称宫颈扩张期。从规律性宫缩到宫口全开，初产妇平均需 11 ～ 12 小时，经产妇需 6 ～ 8 小时。其中，从规律宫缩到宫口开大 3cm 叫作潜伏期，宫口扩张速度是平均每 2 小时开大 1cm，最慢速度每 4 小时开大 1cm。从宫口开大 3cm 到宫口开大 10cm 叫作活跃期，宫口扩张速度是每 1 小时开大 2cm，最慢速度是每小时开大 1cm。其保健要点如下。

1. 加强心理护理，消除精神紧张

向产妇介绍医护人员、病房与产房环境及设备，让产妇感觉在这里能得到最好的照顾；向产妇讲解分娩的知识以及每次检查、护理及治疗的目的，尽量满足产妇的合理需求；不断给予产妇精神上的鼓励和安慰，增强产妇对分娩的自信心；推广“导乐”陪伴分娩，提倡非药物性镇痛（家庭化的分娩环境、转移注意力、放松的技巧等）。

2. 观察产程进展

对产程进展的观察具体包括：观察子宫收缩；观察胎心音的变化；观察宫口扩张及胎先露下降情况；观察破膜的时间，羊水的性质、颜色和流出量；测血压；注意膀胱充盈情况；等等。

3. 生活护理

（1）鼓励产妇在第一产程自由活动，有利于产程的进展及减轻阵痛，但胎膜已破裂者应当卧床休息，防止发生脐带脱垂。

（2）注意清洁卫生。频繁的宫缩使待产妇全身用力而多汗，外阴分泌物及羊水外溢等使产妇不适及疲劳，应协助洗脸、洗手、擦浴，及时更换衣裤、床单、会阴垫等。

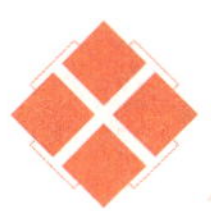

（3）饮食。分娩要经历 8 ～ 10 小时，体力消耗大，出汗多，孕妇不饮水或不进食可致脱水、酸中毒，影响产程进展和胎儿的安危，所以要关注产程中产妇的饮食。食物要富营养、易消化，以清淡的半流或流食为宜，如牛奶、鸡蛋、面条、鸡汤等，既可补充营养，又可补充液体及电解质。鼓励经口营养，尽量减少输液，如输液则葡萄糖摄入量不宜超过 20g/h，以免引起高血糖。

#### 4. 产妇的心理调适

分娩作为重大的生活事件，可导致产妇心理、生理上的应激反应。分娩是否顺利与对分娩过程的认知水平高低密切相关。多数产妇由于没有分娩经验，对即将到来的分娩感到紧张和恐惧不安，害怕分娩疼痛，担心产程进展不顺利而改做剖宫产，担心胎儿缺氧有危险，害怕产钳助产致胎儿损伤，害怕暴露身体及表现失态等，在产程中表现为紧张不安，拒绝饮食和休息，哭闹不停，情绪不稳定。为了帮助产妇在分娩过程中缓解压力，医务人员在与产妇的接触中，应格外注意自己的言行，用友善、亲切、温和的语言，表现出更多的关心。另外，在分娩过程中男性配偶提供的支持可唤起产妇积极的反应，缓解其孤独、恐惧感，有利于产妇顺利完成分娩。

### （二）第二产程的保健

第二产程又称胎儿娩出期，指从宫口开全到胎儿娩出，初产妇需 1 ～ 2 小时，经产妇数分钟到 1 小时。其保健要点如下。

#### 1. 生活护理

护士应陪伴在旁，出汗多时及时用湿毛巾擦拭，宫缩间歇时协助饮水，指导产妇屏气、使用腹压，以加速产程进展。方法是让产妇仰卧，双足蹬在产床上，两手握住产床上的把手，每当宫缩时，先深吸一口气屏住，然后如解大便样向下用力屏气以增加腹压。宫缩间歇时，全身肌肉放松，安静休息，等待下次宫缩。

#### 2. 心理护理

面对第二产程中产妇恐惧、急躁的心理特征，应给予产妇安慰和支持，不向产妇提出要求或强制其做出决定，接受产妇的各种行为表现，用温顺的语言、和蔼的态度、娴熟的技术赢得产妇的信赖，增加其安全感。

#### 3. 密切观察胎心

此期宫缩频而强，需密切观察胎儿有无急性缺氧，应每隔 5 ～ 10 分钟听胎心一次，必要时用胎心监护仪监护，如发现异常，应立即处理。初产妇宫口开全、经产妇宫口扩张 4cm 时，应将产妇送到产房做好接生准备工作，包括外阴冲洗、消毒，物品准备，接产者按无菌操作常规洗手、戴手套及穿手术衣，铺好无菌巾准备接产。

#### 4. 接产指导

指导产妇宫缩时正确屏气，向下用力，当胎头即将娩出时要张嘴哈气，避免用力过猛使胎头娩出过快，造成会阴撕裂。

### （三）第三产程的保健

第三产程又称胎盘娩出期。指从胎儿娩出到胎盘娩出，需 5 ～ 15 分钟，不超过 30

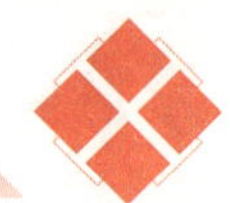



分钟。若超过 30 分钟胎盘仍未娩出称“胎盘滞留”。其保健要点如下。

1. 新生儿保健

（1）胎儿娩出后立即清理呼吸道，擦干新生儿皮肤，并注意保暖。在距离脐根部约 15cm 处，用两把血管钳钳夹脐带，在两把血管钳之间剪断脐带。胎儿端用 75% 的乙醇擦脐周围，在距脐根 0.5cm 处用粗丝线结扎第一道，再在离脐根 1 ～ 1.5cm 处结扎第二道，注意扎紧但不要造成脐带断裂。在第二根结扎线上 0.5cm 处剪断脐带，挤净残血，用 2.5% 的碘酒及 75% 的乙醇消毒，用无菌纱布包好，也可用气门芯、脐带夹、血管钳等方法结扎脐带。

（2）新生儿全身检查。打足印及拇指印于新生儿病历上，经详细体格检查后，系以标明新生儿性别、体重、出生时间、母亲姓名和床号的手腕带和包被。将新生儿抱给母亲，让母亲看清新生儿性别，并将新生儿抱在怀中进行首次吸吮乳头。

2. 产妇保健

（1）协助胎盘娩出：当出现胎盘剥离征象后，助手用手轻轻按压宫底，接产人员用手轻轻牵拉脐带协助娩出，待胎盘排到阴道口时，接产人员用双手捧住胎盘，向一个方向轻轻旋转并慢慢向外牵拉，使胎盘连同胎膜完整排出。如果在排出过程中发生胎膜部分断裂，可用止血钳夹住断端，再继续向一个方向旋转，直到胎膜完全排出。

（2）检查胎盘及胎膜：先将脐带提起，检查胎膜是否完整，胎膜上有无断裂的血管，能及时发现副胎盘（与正常胎盘分离的小胎盘，两者间的胎膜有血管相连）。再将胎盘母体面铺平，检查胎盘小叶有无缺损；若有胎盘小叶缺损，或疑有副胎盘，或有大块胎膜残留时，应再次严密消毒外阴后，更换无菌手套，用手伸入宫腔内取出残留胎盘胎膜，以免发生产后出血与感染。

（3）检查软产道：检查胎盘胎膜后，应详细检查外阴、阴道及会阴有无撕裂伤，如有裂伤应立即缝合。

（4）预防产后出血：正常分娩时出血量一般在 150 ～ 300mL 之间，不应超过 300mL，对容易引起宫缩乏力者（如多胎、多产、羊水过多、滞产等）或有产后出血史者，应在胎儿前肩娩出时用缩宫素 IOU 或麦角新碱 0.2mg 加在 25% 葡萄糖溶液 20 mL 内静脉注射，加强宫缩，促使胎盘剥离，减少出血。

（5）产后观察：产后应在产房观察 2 小时，注意宫缩情况。宫底高度、膀胱充盈情况、阴道流血量、会阴阴道有无血肿等，并测量血压及脉搏，一切正常者送回病房休息。若产妇自觉肛门坠胀，应排除阴道血肿；阴道流血虽不多，但宫缩不良而宫底上升者，表示宫腔内积血，应挤压子宫，排出积血，注射宫缩剂；充盈的膀胱可影响宫缩而引起产后出血，应鼓励产妇排尿。

（6）促进亲子间的互动：在新生儿情况稳定的前提下，护理人员协助产妇与新生儿尽早开始互动，鼓励亲子间皮肤接触、目光交流和触摸、拥抱新生儿。帮助产后 30 分钟内进行早吸吮。虽然母亲在腹中孕育自己的婴儿达 40 周之久，但大多数妇女分娩后第 1 次接触自己的孩子时，仍会对婴儿感到很陌生。父母最初只是小心、试探性地接触婴儿，然后，逐步进入父母的角色，更多、更好地表达他们的爱抚。婴儿渐渐也会对

父母的爱抚给予回报，如睁开眼睛与之对视、微笑，或发出愉快的声音。这一亲子间的相互认同过程称为情感联结（bonding）。此亲子间的相互认同全过程可以从分娩后几天开始，至几周，甚至到婴儿3个月会发声时。

## 第二节　促进自然分娩

### 一、自然分娩的概念

自然分娩是一个生理现象，是人类繁衍后代，维系人类生存的一种本能，是自然规律。产妇和胎儿都具有潜力主动参与并完成分娩过程。我国的剖宫产率位居世界第一，已经超过世界卫生组织的合理警戒线，现在国家已经在严格控制剖宫产率了。其实，分娩是一个正常、自然的过程，我们应大力提倡自然分娩。

### 二、我国自然分娩的现状

在20世纪50～70年代，我国自然分娩率在95%左右，此后随着医学技术的进步、物质生活水平的提高，自然分娩率不断下降，剖宫产率逐年攀升，20世纪80年代以后快速上升至30%～40%，到20世纪90年代几乎达到了40%～60%。21世纪，剖宫产变得更加普遍，国内大部分城市医院剖宫产率在60%以上，少数可能更高。剖宫产的大范围运用，并未降低围生儿病死率，与自然分娩相比，剖宫产产妇死亡的相对危险性回升，对于产妇及围生儿的后续影响更大，增加卫生资源的消耗，成为我国又一个严重的公共卫生问题。当今年轻的准孕妇大多是独生子女，怕痛和图方便成为她们在分娩时选择剖宫产的重要原因。优越的生活条件和工作条件，削弱了人们对于疼痛的忍受力，对于当今健康的年轻女性来说，没有比生孩子时要忍受十几个小时的疼痛更痛苦的事情，对“痛”的恐惧心理促使她们在分娩时选择剖宫产。另外，与自然分娩相比，剖宫产不用“漫长”地等待，“划一刀”就可以解决问题。基于以上原因，选择剖宫产的孕妇，特别是初产妇日益增多。针对过度的剖宫产，ACOG与母胎医学会（SMFM）联合发布首个产科医疗共识（obstetric care consensus No.1）——《安全避免初次剖宫产》，建议医师权衡剖宫产及阴道分娩的近期和远期利弊，安全有效地避免滥用剖宫产，尤其是初次剖宫产。共识分析了初次剖宫产的常见原因，结果依次为产程异常、胎心率监护异样、胎位不正、多胎妊娠及可疑巨大儿。针对上述原因，该共识提出系列干预措施，包括：产程异常的重新定义，减少产程中不必要的干预；提供产程中的非医疗性支持，提高胎心监护的识别能力；开展臀位外倒转术的应用；妊娠期合理的营养指导，预防巨大儿发生；倡议第1个胎儿为头位的双胎妊娠尽量不采用剖宫产。该共识提出的建议对于降低我国初次剖宫产分娩率有指导作用。

当前二胎政策放开，不仅将来“生二孩”的初次生育的孕妇群体会出现，而且剖宫产术后再次妊娠的群体也会出现。既往大多数国家对于那些有剖宫产（CS）史的孕妇再

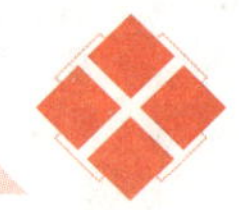



次妊娠的分娩方式均首选再次择期剖宫产，1999 年陆李霓曾报道剖宫产 1174 例，其中再次剖宫产 137 例，占 11.6%，而 2003 年美国再次剖宫产率高达 89.4%。经过行业内广泛的探讨，认为再次剖宫产时会明显增加孕产妇产时和产后出血以及输血率，增加感染、膀胱和肠道损伤率以及深部静脉血栓形成发生率，同时，既往手术带来的盆腔粘连增加了手术难度，而新生儿也易发生一过性的呼吸困难。因此，1996 年以来，美国开始鼓励那些有 CS 史的孕妇再次妊娠时选择阴道分娩（vaginal birth after caesarean，VBAC）。ACOG 于 1999 年开始倡导 VBAC。但历经近十年的努力，目前仍有很多难点需要探讨解决，尤其是子宫破裂的可能性和试产失败的母儿风险。加拿大妇产科医师学会（Society of Obstetricians and Gynecologists of Canada，SOGC）于 2005 年发表了剖宫产术后再次妊娠阴道分娩临床指南第二版，该指南评述了剖宫产术后阴道试产（trial of labor，TOL）的禁忌证以及对孕妇和胎儿的影响，并对 VBAC 的安全性进行了循证评估，认为产科医生应该与愿意接受 TOL 的产妇讨论 VBAC 的风险和益处，若前次剖宫产为子宫下段横切口且无 VBAC 禁忌证，应建议产妇行 TOL。为保证 VBAC 的安全性和有效性，产妇应到能够开展急诊剖宫产术的医院待产，产程中应严密监测母儿有无异常情况发生，如有异常及时处理。使用缩宫素催产是安全可靠的。当产妇愿意接受引产并了解其风险后，对于有明确引产指征的产妇可行引产分娩。TOL 过程中不推荐使用前列腺素 E2 和前列腺素 E1 进行引产。TOL 过程中如果发现宫颈成熟度低，可使用 Foley 尿管软化宫颈，虽然其成功率不高，但不会增加子宫破裂的风险。目前已有许多大型病例系列研究证实 VBAC 相对安全，国内外文献报道剖宫产后阴道试产成功率为 60% ～ 80%，前次剖宫产术后为子宫下段横切口者子宫破裂率仅为 0.1% ～ 1.5%。因此，剖宫产后再次妊娠阴道分娩，在做好充分的预期评估和筛查后，能够有效地降低子宫破裂的发生率，提高阴道分娩的成功率，同时对降低产后母婴并发症也起到积极的推动作用。

## 三、自然分娩的先兆

### （一）不规律宫缩

临产前，产妇感到腹部一阵阵发胀、发紧、小腹下坠，这就是宫缩。但在一开始，宫缩大多是无规律的，多在夜间出现白天消失，并且持续时间短，间隔时间长。这称为不规律宫缩，又称为假宫缩。如果宫缩逐渐频繁并增强，两次宫缩的间隔也越来越短，从 25 分钟至 1 个小时宫缩一次，持续数分钟，发展到后来间隔 2 ～ 3 分钟就宫缩一次，持续 30 秒左右。同时，腰痛明显加重，腰骶部出现酸痛，伴随宫缩宫口逐渐开大，胎头下降，这种宫缩称为“规律性宫缩”。如果是初产妇，出现规律性宫缩表明分娩已经开始，应该立即入院准备分娩。

### （二）见红

分娩开始前 24 ～ 48 小时内常有少量血性分泌物自阴道流出，称为见红。孕妇见红是分娩即将开始的一个可靠征象，因此孕妇在预产期已到，并已有不规律宫缩时，应及时查看短裤是否有血性分泌物。一般来说，见红后的 24 小时内就会开始阵痛，进入分

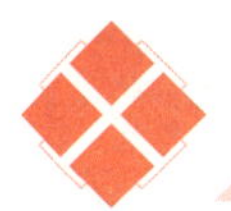

娩阶段。但是实际情况是很多人见红后几天甚至一周后才分娩。个体差异很大，所以关键在于见红后要观察它的形状、颜色、量等再做判断。

有些情况也可能造成阴道流血。例如，妊娠晚期或临产时，发生无痛性反复出血是前置胎盘的主要症状。出血是由于妊娠晚期或临产后子宫一段逐渐伸展，子宫颈管消失，子宫颈口扩张，而附着于子宫下段或子宫颈口的胎盘不能相应伸展，以致前置部分的胎盘自其附着处剥离，使血管破裂而引起出血，这种情况不是分娩前兆，应该注意鉴别。但一般来说，产前检查正常，平时又无异常情况，到了预产期，并曾有过不规律宫缩，这时如果发现阴道流出血性黏液，就是临产前的可靠征兆。若阴道出血量较多，超过月经量，不应认为是分娩先兆，而要想到有无妊娠晚期出血性疾病，如前置胎盘、胎盘早剥等疾病。

## 四、自然分娩的过程

自然分娩的过程

分娩的全过程是从规律宫缩开始至胎儿和胎盘娩出为止，分为 3 个阶段。正常情况下，生第一个孩子时，从规律的腹痛开始到分娩结束，整个过程一般不超过 24 小时。

### （一）第一产程

#### 1. 第一产程的过程

第一产程又称“宫颈扩张期”，是指从产妇出现规律性的子宫收缩开始到宫口开到 10 cm 为止，也就是常说的“开到 10 指”。分娩开始时大约每隔 10 分钟子宫收缩 1 次，持续的时间很短；逐渐地子宫收缩越来越频繁，大约每隔 2 ～ 3 分钟 1 次，每次持续 1 分钟左右，宫缩力量也明显加强；子宫口随之逐渐开大，直到扩张到 10 cm 宽，这时子宫口开全，第一产程结束。

子宫开始收缩时，产妇会感到子宫发硬、小腹或腰部有疼痛感并伴有下坠感。因为每个人的身体情况不同，对疼痛的敏感程度也不一样，所以不同的人对于这一阶段的感觉和承受能力是不一样的。一般第一次生孩子的产妇因宫颈较紧，子宫口扩张较慢，第一产程需 11 ～ 12 小时；生过孩子的产妇宫颈较松，子宫口扩张较快，第一产程需 6 ～ 8 小时。

宫口扩张的速度不是均匀的，宫口扩张 3 cm 以前为潜伏期，平均每两小时宫口开大 1 cm，最慢速度每 4 小时开大 1 cm；宫口扩张 3 ～ 10 cm 时为活跃期，宫口扩张速度加快，平均每小时宫口开大 2 cm，最慢速度每小时开大 1 cm。宫口扩张是一个缓慢的过程，如果宫口在很短的时间内就从未开到全开，一定伴随着强烈的宫缩感，疼痛会更重，还可能会出现胎儿窘迫，所以准孕妇千万不要着急。

在第一产程医生会每半个小时听一次胎心，还可能进行胎心监护。第一产程早期每 4 小时进行一次经肛门或阴道的检查，后期每 1 ～ 2 小时检查一次；还会每间隔 4 ～ 6 小时测一次血压，血压异常者应缩短测量血压、体温及脉搏的间隔时间，有高血压、宫内感染危险因素者应缩短测量的间隔时间。

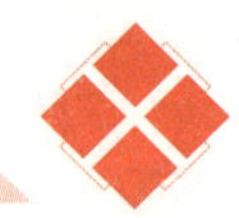



产程刚刚开始时，宫缩持续时间短，间歇时间较长，子宫收缩力较弱，产妇感觉腹痛程度轻，可以忍受。此时如果还没有破水，可以适当下床活动，如羊水已破应立即卧床待产，以防胎儿脐带脱出。慢慢地，宫缩越来越频繁，而且疼痛时间加长，初产妇常会紧张恐惧，这时最需要坚持和信心，每次宫缩时不要去想接下来还要痛多久，应该想到宫缩既带来疼痛也带来希望，因为很快就要与宝宝见面了。如果感觉疼痛难忍可以变换各种体位，找出自己最舒服的姿势，避免平躺着。还可以做一些放松的动作，如均匀地深呼吸，用两手轻轻揉下腹，腰骶部胀痛较重时可用手或拳头压迫胀痛处。

分娩是十分消耗体力的，宫缩再紧也有放松的时候，在宫缩间歇期一定要抓紧休息，全身放松，注意吃好、喝好、睡好，并按时排便，和医护人员密切配合。很多产妇喜欢吃巧克力，因为巧克力热量高，吃起来也很方便。要注意勤解小便，因为胀大的膀胱不仅会影响胎头的下降，还可能影响宫缩。如果出现排尿困难应及时告诉医生，医生会检查有无头盆不称的情况，必要时医生会用导尿管导尿。如果没有禁忌证的话，医生会给产妇灌肠，以促进子宫收缩及排出大便，减少大便污染。

在第一产程末，宫口快要开全时，或胎儿是枕后位时，由于胎头对直肠的压迫，产妇会有不由自主地向下用劲的感觉，这时医生会提醒产妇千万不要过早用劲，以避免给胎头和宫颈增加不必要的负担。出现这种情况可以抬起下巴，这样容易向喉咙方向使劲儿，并慢慢地吐气，可避免腹压过大。此时产妇千万不能自行下床解大便，以免发生危险。

#### 2. 第一产程胎儿的生理特点

第一产程期间，胎儿在子宫收缩的作用下，在产道内沿着产轴逐渐下降，并完成衔接、下降、俯屈、内旋转等动作。在下降过程中，胎头、胎心会出现一些适应性变化。

（1）胎心的变化。正常胎心率为 110 ～ 160 次 / 分钟。进入产程后，当子宫收缩时血管受压，进入子宫、胎盘的血液量减少，胎盘绒毛间隙充盈的血液量下降，胎儿暂时处于缺血、缺氧状态，多表现为胎心率加快，是胎儿对暂时缺氧反应良好的表现；宫缩早期的胎心率减慢表示宫缩时胎头受压、脑血流量减少，一般不需特殊处理；在宫缩间歇期，子宫、胎盘缺血状态明显缓解，胎心率恢复正常。

（2）胎头的变化。在经阴道分娩过程中，随着胎先露下降，胎头受到产道的挤压，颅骨发生轻度重叠，头颅径线缩小，胎头体积变小，便于娩出，即胎头具有可塑性。同时，胎头局部软组织的血液循环受影响，发生水肿，形成产瘤，产瘤一般在出生后一两天自行消失，不需处理。

### （二）第二产程

#### 1. 第二产程的过程

第二产程又称“胎儿娩出期”，是指从宫口开全到胎儿娩出为止。

胎儿随着强烈而频繁的宫缩逐渐下降，产妇会感觉宫缩痛减轻，当胎儿的先露部分下降到骨盆底部并压迫直肠时，产妇在宫缩时会有排便感，会不由自主地随着宫缩向下使劲，直到胎儿顺着产道从完全开大的子宫口娩出。这一过程初产妇约需 1 ～ 2 小时，经产妇通常数分钟即可完成，但也有长达1小时的。

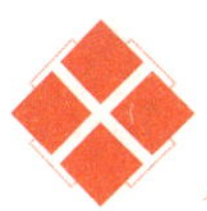

第二产程是最紧张、体力消耗最大的时期，也是保障母子安全的关键时期，能否顺利进行要看产妇能否与医生密切配合。产妇要随时告诉医生自己的感觉，并听从医生的建议和指导。这时除强有力的宫缩外，还要有腹部肌肉收缩的压力，二者必须互相配合，力量才会强大，才能顺利地娩出胎儿。因此，产妇能否正确地用力、增加腹压对分娩是否顺利至关重要。在宫缩刚一开始时先深深地吸足一口气，闭口不要漏气，然后随着子宫收缩的节奏向肛门方向用力，直到宫缩结束为止。注意用力时臀部不要抬起，手可以拉住产床边上的手柄。宫缩间歇时要注意安静地休息，不要用力。这样反复的子宫收缩和腹肌压力的配合能加速胎儿的娩出，缩短第二产程。当胎头即将娩出时产妇要张嘴哈气，避免使猛劲儿，以防胎头娩出过快造成会阴撕裂。

2. 产程指导

（1）第二产程分娩体位选择：世界卫生组织提倡产妇自由选择分娩体位，不提倡采用平卧位或膀胱截石位分娩。

1）第二产程期间产床床头抬高 30°～ 60°，产妇自由选择侧卧位、半坐卧位或坐位，屏气用力至分娩结束，或在胎头拨露准备接生时转为膀胱截石位。产妇两腿不必受弯曲分开的限制，这样容易通过屏气、用力等方法协助胎头下降，能减轻疼痛，利于分娩。侧卧位、半坐卧位、坐位分娩可减轻胎儿对腹部的压迫，缓解下腔静脉受压，改善子宫、胎盘血流量，增加胎儿血液供应，降低胎儿呼吸窘迫和新生儿窒息的发生率；第二产程时取坐式体位可增加腹压，使产力增加，促进产程进展。

2）自由体位分娩的不足之处：需要医护人员和助产士时刻陪同，并进行产程观察，随时做好接生的准备。为了适应产妇的体位，助产者需要蹲着或者跪着接生，与膀胱截石位分娩相比，采用自由体位分娩加大了助产者的工作难度和强度，且产妇产程加快，易发生软产道裂伤，保护会阴的难度加大。如果遇到子宫收缩较强、胎儿较小、产程进展较快者，为避免分娩导致软产道损伤，产妇仍需采用膀胱截石位分娩。

（2）指导产妇屏气：宫口开全后，指导产妇正确使用屏气动作可有效增加腹压，加速产程进展。若腹压使用不当可导致宫颈水肿和体力大量消耗。正确使用腹压的方法是：宫口开全后，产妇在宫缩开始时，深吸气后屏气，然后如解大便样向下用力，尽量屏气 6 ～ 8 秒后，再深吸一口气并屏气。如此重复，每次宫缩 4 ～ 6 次；宫缩间歇期，产妇呼气，全身肌肉放松，安静休息。再次宫缩时重复上述屏气动作。当胎儿头“着冠”后，宫缩时指导产妇张口哈气，宫缩间歇时屏气用力，防止因胎儿娩出过快导致软产道裂伤。

（3）分娩镇痛：可继续采用第一产程介绍的非药物分娩镇痛或药物性分娩镇痛。

（4）放松疗法：可调整产妇的心理—生理功能紊乱。指导产妇学会在宫缩间歇期放松，可消除肌肉和精神紧张，缓解疲劳，有利于保持产力，顺利完成分娩过程。常用的放松疗法如下：①有意识地放松，即指导产妇对机体某部位的肌肉进行收缩、放松、再收缩、再放松的反复练习，最后达到有意识地放松局部紧张肌肉的目的；②触摸放松，即护理人员或陪伴者用手触摸产妇的紧张部位，如颈部、前臂、腰胀部、下肢等，帮助产妇放松局部肌肉；③意念放松，即产妇通过想象美好的事物，使其感到舒适、安全和受到鼓舞，达到身心平和的状态；④放松性音乐疗法，该疗法可明显缓解产妇的焦虑心理，缩短产程时间，降低剖宫产率及新生儿窒息的发生率。

（5）保持体力：第二产程中产妇的体力和精力消耗很大，为保持良好的产力，应指导产妇正确使用腹压，宫缩间歇期注意休息，放松全身肌肉，恢复体力；提醒产妇避免大喊大叫，以免增加能量的消耗，影响子宫收缩；鼓励产妇适当进食高热量、易消化的食物，如牛奶、饮料等。

### （三）第三产程

#### 1. 第三产程的过程

第三产程又称“胎盘娩出期”，是指从胎儿娩出到胎盘娩出的全过程，一般为 10 ～ 20 分钟，不应超过 30 分钟。胎儿娩出后不久，随着轻微的腹痛，胎盘剥离排出，或接产人员轻轻按压子宫底部，牵拉脐带娩出胎盘。胎盘娩出后医生会检查产妇的会阴、小阴唇内侧、尿道口周围及阴道宫颈有无裂伤，如有裂伤会立即缝合伤口。如果胎盘未及时娩出或只有部分娩出，医生会采取措施，产妇安静休息并配合即可。

#### 2. 第三产程产妇的生理、心理及社会特点

（1）生理特点

1）子宫收缩

胎儿娩出后，子宫底下降至平脐，宫缩暂停，产妇感觉轻松，数分钟后宫缩重新开始，宫体变硬呈球形，宫底升高达脐上，产妇又感到明显的阵发性腹痛。

2）胎盘剥离及娩出

因胎儿娩出后子宫容积突然明显缩小，胎盘不能相应缩小与子宫壁发生错位而剥离，胎盘随子宫收缩娩出，同时伴有少量的阴道流血。

3）产妇疲劳

由于在第二产程中产妇消耗较大的体能，不能得到及时补充，在胎儿娩出后会表现出疲乏无力、嗜睡，甚至因体内热量不足而出现寒战。

4）生命体征

由于胎儿娩出后，产妇腹部压力骤减，回心血量暂时性减少，心排出量减少，短时间内可有血压下降现象，严重者可出现晕厥或休克。产妇的体温较第二产程有所降低，呼吸变浅、变慢，心率减慢。

（2）心理特点

胎儿娩出后，产妇往往会表现出初为人母的激动、兴奋，或因孩子与其期望的性别不符或因新生儿有先天畸形、新生儿窒息需要抢救等而出现失望、悲伤等心理变化，负性心理严重时会影响子宫的收缩及乳汁的分泌，甚至引起产后大出血。

1）兴奋

当听到新生儿的第一声啼哭时，大多数产妇会感到兴奋，情绪激动，急于看到或摸到新生儿，表现为健谈、多问，尤其想了解新生儿的情况，当看到新生儿一切正常时，对新生儿所有的担忧便瞬间消失。

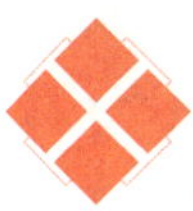

2）焦虑、失望

第三产程出现的宫缩痛可使部分产妇再度出现焦虑情绪，尤其是看到新生儿的性别与其主观愿望不相符时而出现沮丧、失望情绪，若新生儿有先天畸形、新生儿窒息需要抢救等则会更加焦虑，表现为烦躁不安、心悸、呼吸加快、血压升高、全身肌肉颤抖，也有表现为沉默寡言、表情淡漠或哭泣的，有的产妇甚至出现感知异常，注意力不能集中，对医务人员的指导不能理解。产妇情绪的剧烈变化会导致子宫平滑肌对缩宫素的敏感性下降，引起子宫收缩乏力，导致胎盘滞留，甚至发生产后大出血。

（3）社会特点

当胎儿娩出后，产妇家属的焦虑、紧张情绪也会随之消失，多将注意力转移到新生儿。个别家属也可因新生儿性别不如意，对产妇态度冷漠，使产妇的心理压力增加。个别医务人员因产妇分娩结束而放松对产妇的指导和观察，使产妇失去最有力的社会支持。

## 五、自然分娩的好处

在剖宫产还没出现的时候，孕妇都是通过自然分娩的方式来生孩子。自然分娩是一种让胎儿经阴道娩出的分娩方式。与剖宫产相比，自然分娩对于产妇本身和新生儿有更多的优势。

（1）阴道自然分娩，虽经过十余小时的产痛，但孩子一生出，立刻觉得十分轻松，很快能下地活动，大小便自如，饮食、生活也很快恢复正常，可以有充沛的精力照顾自己的宝宝。

（2）自然分娩住院时间短，母婴产后最多三日就可出院，可早日受到家人的照顾，有利于产妇产后的恢复。产妇还可以及早进行锻炼，有利于其体型的恢复。

（3）自然分娩可免受剖宫产手术带来的痛苦与弊端，如麻醉的风险、手术出血和创伤、术后的肠胀气等。

（4）胎儿生活在羊水内，呼吸道内存在着一定量的羊水和黏液，阴道分娩的胎儿经过子宫收缩和产道的挤压，使胎儿肺里和呼吸道内的羊水和黏液得以流出，减少了新生儿羊水、胎粪吸入性肺炎的发生。胎儿胸廓受到有节律的压缩和扩张，促使胎儿肺部产生一种叫作肺泡表面活性物质的东西，使胎儿出生后肺泡富有弹性，容易扩张，促进宝宝肺机能的完善成熟。

（5）阴道自然分娩时，胎儿头部不断受挤压，刺激胎儿呼吸中枢，有利于出生后建立正常呼吸。

（6）从长远来看，阴道分娩后产妇容易选择避孕方法，如可以早放避孕环，而且一旦怀孕需做人工流产时，不必担心刮宫引起子宫瘢痕部位穿孔等问题，而且也不会发生由于腹部手术引起肠粘连、腹壁切口的子宫内膜异位症等问题。

（7）在自然分娩的过程中，产妇体内会分泌出一种名为“催产素”的物质，它不但能促进产程的进展，还能促进母亲产后乳汁的分泌，有利于促进母儿感情。

由于产道挤压，使胎儿气道里 1/3 ～ 2/3 的液体被挤出，为出生后气体顺利进入气道，进行气体交换、减少气道阻力做充分准备，有助于出生后胎儿体内剩余肺液的清除和吸

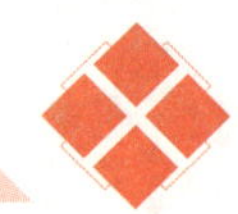



收。剖宫产时缺乏这种过程，气道内液体潴留，增加了气道的阻力，减少了肺泡内气体的容量，影响了通气和换气，甚至有时会导致婴儿窒息、缺氧。剖宫产儿湿肺的发生率是 8%，阴道分娩儿湿肺的发生率是 1%。

在阴道分娩的过程中，胎儿受到宫缩、产道适度的物理张力改变，身体、胸腹、胎头有节奏地被挤压，这种刺激信息被外周神经传递到中枢神经，形成有效的组合和反馈处理，使胎儿能以最佳的姿势、最小的径线、最小的阻力顺应产轴曲线向下，最终娩出。剖宫产属于一种干扰性分娩，没有胎儿的主动参与，完全是被动地在短时间被迅速娩出。剖宫产没有经过这些必要的刺激考验，因此有的宝宝就表现为本体感和本位感差，易发生“感觉综合失调”。

另外，头部经过产道挤压，对新生儿智力发育有好处。

## 六、提高自然分娩率

### 1. 掌握最佳的生育年龄

生育的最佳年龄是在 24 ～ 29 岁，所以如果想要顺利地自然分娩一个健康的宝宝，得抓住生育的黄金时间。年轻的孕妇其骨盆骨骼间的韧带会变得松弛，有利于增加产道的空间，方便胎儿通过，而年龄较大的孕妇其骨骼较为僵硬，患各种孕期合并疾病的概率会逐渐增加，体力和肌肉收缩力都受到限制，因而试产失败的概率也随之提高。

### 2. 要有良好的分娩心理准备，提供更人性化的医疗服务

要进行科学的宣教，使孕妇们建立良好的心态，认识到自然分娩对宝宝将来生长发育的好处，树立信心；宫缩疼痛是能够忍受的，产前多了解一些产程中的知识，可以帮助孕妇们克服可能出现的紧张情绪；孕妇要相信医生、护士以及家人的全力支持和帮助。

### 3. 产前保持充足的体力与精力

孕妇需要保持正常的生活和睡眠，吃些营养丰富、容易消化的食物，如牛奶、鸡蛋等，为分娩准备充足的体力。因为分娩时要经过充分时间的宫缩，才能迫使宫口扩张开全，以利于胎头的顺利下降，这个过程通过短时间的疼痛是很难完成的，会消耗产妇大量的体力和精力。

### 4. 要加强产前检查，减少产科并发症

要定期做好产前检查，了解产道和胎儿的情况，及早发现胎位不正、脐带绕颈、胎儿窒息和头盆不称等，为能否顺产提供科学的依据。

随着剖宫产对产妇及新生儿带来的危害被国家及产科工作者所重视，一系列促进自然分娩的措施，如采用分娩镇痛方式、提高助产技术、降低自然分娩的会阴侧切率、增加臀位外倒转等得到加强，同时对孕妇进行产前健康教育宣传，指导孕妇控制孕期饮食、加强锻炼，减少初次剖宫产，并倡导 VBAC，倡导对产妇提供生理、心理、环境等方面的人性化、个体化服务，在分娩过程中持续地给产妇生理上、心理上、感情上的支持，使产妇感到舒适、安全，能与医务人员配合，安全而愉快地度过分娩过程，从而达到促进自然分娩的目的。现在我国的剖宫产率已开始逐年下降，产时服务模式也从以干预为手段的模式向以母婴安全、健康为主体的模式转变。

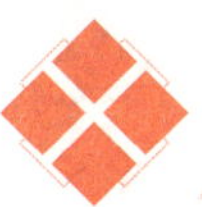

# 第三节　剖腹产手术妇女的保健

剖腹产术是产科领域中的重要手术。与顺产不同，剖腹产术是一种大手术，医生要在孕妇的腹部和子宫上分别做一个切口，让胎儿从这个切口中出生（图 7–1）。这也是这种手术既叫作剖腹产、又叫作剖宫产的原因。如今，在英美等发达国家，剖腹产率都不超过 30%。由于麻醉学、输血、输液、水电平衡知识以及手术方式、手术缝合材料的改进和控制感染等措施的进步，剖腹产已成为解决难产和某些产科合并症、挽救产妇和围产儿生命的有效手段。

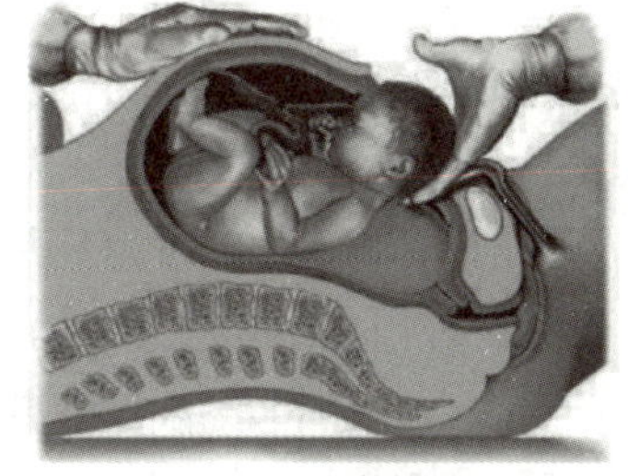

图 7–1　剖宫产术

## 一、剖腹产手术的指征及基本流程

### （一）剖腹产手术的指征

1. 头盆不称：通俗地讲是指胎儿相对于产妇的骨盆入口过大，即骨盆入口平面狭窄。其中，“绝对头盆不称”发生于孕妇骨盆明显狭窄或畸形，或胎儿明显过大时，这类孕妇的足月活胎不能“入盆”，不能经阴道分娩，在足月妊娠时需行剖腹产术，其指征明确，容易做出决定。但临床上的“绝对头盆不称”较少见，多见的是“相对头盆不称”。“相对头盆不称”的孕妇在估计胎儿体重不大，估计胎儿耐受力良好，且孕妇体力、产力足够的情况下，可以尝试阴式分娩。但是，由于目前的孕期检测手段测量胎儿及骨盆内径的方法大都是“估计”，且分娩过程是胎儿全身多平面、多径线通过产道（比如肩难产：胎头娩出后，胎儿肩膀卡在骨盆出口处，不能娩出的情况），所以分娩前无法确保这些“相对头盆不称”的孕妇能否最终阴式分娩，更无法精确预计分娩过程。

2. 骨产道或软产道异常：比如有尾骨骨折过的孕妇，可能尾骨尖上翘，使有效的产道变窄；软产道异常是指较严重的阴道发育畸形、瘢痕狭窄等，或妊娠合并直肠或盆腔良、恶性肿瘤梗阻产道者。在这些情况下，即使进行会阴切开，估计足月胎儿也不能通过产道，因此实行剖腹产术为好。

3. 胎儿或胎位异常：比如有些臀位、横位、异常头位（高直位、额位、颏后位等）不适宜阴式分娩。还有双胎、多胎时的某些情况（双胎第一胎为臀位、横位，或联体双胎等）也不适宜阴式分娩。另外，存在一些可矫治的胎儿异常，胎儿不能耐受分娩过程，或胎儿某部分异常不能通过产道，宜行剖腹产术。

4. 脐带脱垂：一些胎膜已破的孕妇，胎儿脐带越过胎儿先露部而先脱出于宫颈口外进入阴道甚至阴道外，称为脐带脱垂。这时，宫颈、胎儿先露部等挤压脐带，胎儿可能迅速发生宫内窘迫，甚至死胎死产。所以一旦发现脐带脱垂，胎心尚存在，应在数分钟内娩出胎儿。

5. 胎儿窘迫：是指胎儿宫内缺氧，由此造成胎儿酸中毒，导致神经系统受损，严重

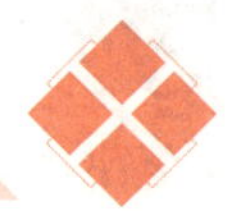



者可留有后遗症，甚至胎儿宫内死亡，是产科常见合并症。在这种情况下，如短期内不能经阴道分娩，应立即行剖腹产术。

6. 剖腹产史：有既往剖腹产史的产妇相对来说更易发生子宫破裂或先兆子宫破裂。

### （二）剖腹产的基本流程

#### 1. 剖腹产之手术前准备

一旦确定了生产方式为剖腹产，就应该了解手术前应该做哪些准备。

（1）预定剖腹产的前一天：先到住院服务中心报到。然而，常有准爸妈不理解为什么要提前一天住院。因为凡是正规手术都要一再确认手术方式，一再提醒注意事项及预先防范各种可能的突变状况。例如，若有严重贫血，可先备血或输血；若有心电图异常，可事先会诊心脏内科或麻醉科再次评估；等等。

然后，完成生命征象、身高、体重测量、尿液及抽血检验，至病房完成病历问诊，填写同意书（包括手术及麻醉同意书），核对身份，安排胎儿监视器装置（为了解胎儿心跳和母亲子宫收缩之情况）。

最后，告知手术前须知，如勿佩戴饰物、勿涂指甲油及化妆（为观察是否有发绀情形）、勿佩戴活动假牙及隐形眼镜（为避免麻醉后误吞之危险及视力受到影响）、须禁食（包括开水）8 小时（以免麻醉后引起呕吐不适，造成吸入性肺炎）。

（2）手术当天：建立一条静脉点滴管道是必要的，可用来补充体液、电解质及方便给药。因此，准爸妈们应与医护人员达到最妥善的配合，以降低生产时的危险。

#### 2. 剖腹产的流程

期待已久的日子终于到来，小宝贝就要呱呱坠地了，但产妇仍不免对即将面临的手术过程感到忧心，在此我们就先来熟悉一下手术当天及剖腹生产之流程（图 7–2）。

（1）手术当天的前置作业：医护人员会陪同待产妇及家属至产房，在等候室会再次核对身份及病历。进入手术室，进行麻醉，一般是采用半身麻醉（包括硬脊膜外及脊髓麻醉法）。

进行皮肤准备及放置尿管。皮肤准备指的是剃除体毛，范围是乳房下沿着腋中线至大腿上段及会阴部，目的是避免毛发上的细菌掉落到已切开的伤口，造成照护不方便；而放置尿管是为避免麻醉后尿道括约肌松弛，造成小便失禁或术后无法解尿之不便，同时亦作为术后排出尿量监测之用。

（2）行剖腹产手术。在正常情况下，胎儿在子宫内是头朝下的。某些胎位会造成阴道生产的风险。例如，胎盘前置会阻塞胎儿产出的通道，胎盘早剥会严重影响胎儿的氧气供给。在阴道生产存在风险的情况下，实施剖腹产对母婴双方都是有利的。在紧急情况下，全身麻醉有助于手术的快速进行，从而减少意外情况的发生。非紧急情况时，区域性麻醉一般都作为手术的首选。在非紧急情况下，手术一般是在阴部上方做一横向的切口。而在紧急情况时，手术切口一般是由脐部下方至阴部上方做一纵向切口。纵向切口有助于胎儿的快速离体。纵向切口出血量比较少，且可使胎儿更快地分娩出来，但不利于母亲再次怀孕时的经阴道生产的尝试。纵向切口会增加第二胎时子宫破裂的风险。

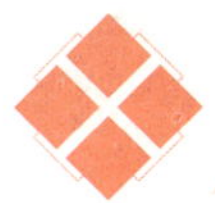

在情况稳定后，新生宝宝也初步清整评估完成了，会抱给辛苦的产妇仔细瞧一瞧、亲一亲。当完成剖腹产后，产妇就会被送至恢复室观察，而小宝贝也会被送至婴儿室观察，观察约 1 ～ 2 小时且生命征象稳定后，产妇就可回病房休息。术后一般需住院观察 2 ～ 4 天，医生会尽量鼓励产妇早日离床进行一般性的活动，以利于伤口的愈合及减少并发症发生的可能性。术后一两个星期伤口便会愈合。

（3）剖腹产之产后伤口照顾：手术完成后，伤口会以纱布及透气纸胶带覆盖，以加压止血及保护伤口，于 24 小时后以优碘完成第一次换药及检查伤口；手术后第 3 天就可以只用透气纸胶带覆盖、粘贴伤口；返家一周内，应保持伤口清洁、干燥，勿淋湿，且不需涂抹药物，若伤口周围皮肤有红、肿、热、痛，甚至渗出血及分泌物时，要尽快回医院就诊。

一般而言，产妇返家一周后要回诊，以便医师检查伤口。若正常，便可开始淋浴，每次淋浴后，伤口一样要轻轻擦拭，保持清洁、干燥，再更换透气纸胶带。纸胶的作用是预防疤痕增生，需贴 3 ～ 6 个月。

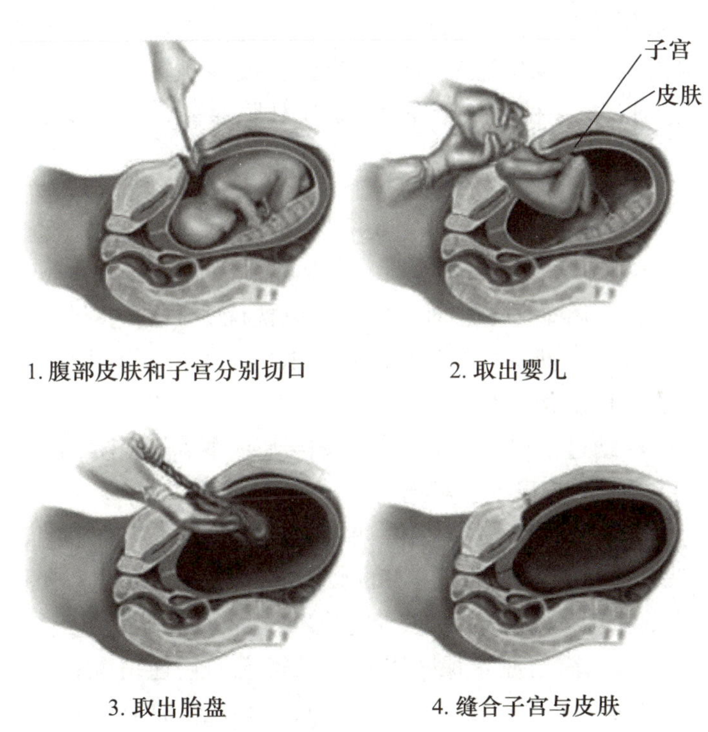


图 7-2　剖腹产的基本流程

## 二、剖腹产后护理及注意事项

### （一）剖腹产后的护理

#### 1. 伤口护理

剖宫产的女性在手术后，为了保护伤口和止血，医生会用纱布和透气纸胶带覆盖创面，并在术后 24 小时完成第一次换药。要提醒产妇注意的是，在坐月子期间要保持伤

口的清洁、干燥，不要随意涂抹自认为有效的药物，不要经常碰触伤口，如发现伤口有异常应及时回医院就诊。

2. 会阴护理

因为生产，产妇在坐月子期间会有很多恶露排出体外，所以会阴的清洁工作很重要。如果处理不当，很容易产生细菌感染，导致妇科疾病。建议产妇每次便后都要用清水清洗外阴，清洗用具要专用，并且每次用后都要消毒。

3. 子宫护理

通过按压产妇的腹部，可以判断产妇子宫收缩的情况和子宫恢复的情况。适当按摩有助于产妇恶露的排出，还可以增强子宫的收缩，避免大出血。所以，产妇或者家属要适当地给产妇按摩腹部，帮助产妇尽快恢复。

4. 身体护理

因为剖宫产的产妇有手术刀口，行动起来会比顺产的产妇困难，而且麻醉药会抑制肠蠕动，易发生肠粘连和胀气。这就要求坐月子的产妇在条件允许的情况下要多做翻身的动作，切记动作缓慢，别牵动伤口，必要时家属可以帮助产妇翻身。另外，还要注意产妇的乳房清洁，因为宝宝每次喝奶都会直接接触乳头，所以每次在宝宝喝奶前后，产妇都应清洁乳房，保持乳头干净。为了让乳腺通畅，还可以帮助产妇按摩乳房，促进奶水分泌。

## （二）术后注意事项

1. 产后第一天（6 小时以后）

躺着的姿势：产妇产后平卧 6 小时以后就可以枕枕头了，这时最好采用侧卧位，可以将被子或毯子垫在背后，使身体和床成 20° ～ 30° 角，这样可以减轻身体移动时对伤口的震动和牵拉，会觉得舒服一些。

止痛的办法：麻药劲过了以后，大多数产妇会感觉腹部伤口疼痛，这时可以请医生开些处方药，或者可以使用阵痛泵缓解痛苦。

尽快进食：剖腹产 6 小时后可以饮用一些排气类的汤，如萝卜汤等，以增强肠蠕动，促进排气，减少肚胀，同时也可以补充体内的水分。但是，一些容易发酵、产气多的食物，如糖类、黄豆、豆浆、淀粉类食物，应该少吃或不吃，以防腹胀更加严重。

尽早活动：此时特别需要注意保暖以及各种管道的畅通情况；勤换卫生巾，保持清洁；腹部的沙袋需放置 8 小时；12 小时后，产妇在家人或护士的帮助下可以改变体位，翻翻身、动动腿。术后知觉恢复后，就应该进行肢体活动，24 小时后应该练习翻身、坐起，并下床慢慢活动，条件允许还应该下地走一走，运动能够促进血液循环，使伤口愈合更加迅速，并能增强胃肠蠕动，尽早排气，还可预防肠粘连，避免血栓形成而造成其他部位的栓塞。

2. 产后第一个星期

大量饮水：产后的 3 ～ 5 天内，产妇的身体还是很虚弱，伤口仍然疼痛，年轻的产妇会有便秘和肿胀的感觉，这是麻醉所引起的，因此大量饮水是非常必要的。最好饮用

热茶和不低于室内温度的水，这些都能促进肠道的蠕动。

及时排便：剖腹产后，由于疼痛致使腹部不敢用力，大小便不能及时排泄，容易造成尿潴留和大便秘结。因此更应该按正常的作息养成习惯，及时大小便。

请家人都来帮忙：剖腹产的产妇一般是 5 ～ 7 天出院。在出院之前，年轻的产妇需要找好能够帮助她共同分担家务劳动、做饭和带孩子的帮手。

饮食：当产妇排气后，饮食可由流质改为半流质，食物宜富有营养且容易消化。可以选择蛋汤、烂粥、面条等，然后依产妇体质再逐渐恢复到正常饮食。这个阶段千万不要急于喝一些油腻的下奶汤，如鸡汤、肉汤等。

#### 3. 分娩后两个月内

不要负重：这个时候，不要提举任何比自己的宝宝更重的东西，而随着宝宝在一天天地长高、增重，他的力量也在逐渐增强。分娩两个月左右可以尝试走楼梯了，一天之中上下一层楼足够了，刚开始的时候甚至要比这个运动量还要小。

不要自己开车：在产后的头两三个星期不要自己开车。踩离合器、刹车和油门此时对新孕妇来说还是一件费劲的事情，在遇到紧急情况的时候，很可能不能做出迅速的反应。

锻炼：可以开始做一些运动骨盆的体操了，这是非常简单但效果很好的练习：产妇们先尝试收缩阴道的肌肉，然后尝试着上提阴道，数到第十下的时候，再放松。

#### 4. 剖腹产后的心理恢复

女性剖腹产后身体的恢复因人而异，除了身体上的伤口之外，心灵上也有创伤。女性在剖腹产后需要度过五个阶段，才会最终复原。很多原本想自己生的产妇在接受了手术后，很难接受这个事实。手术过了一个小时后，很多女性才开始接受剖腹产这个事实，认为是命运的安排。在生产后的第一个星期里，这种感觉渐渐消失了，取而代之的是失望的情绪。很多女性没有亲身经历孩子被娩出的过程，感到很遗憾。通常，很多剖腹产的孕妇很难进入母亲的角色。

第三个阶段从生产后的第八个星期开始。许多女性将与宝宝相处时自己做得不够完美的原因都归结于是剖腹产惹的祸。在这个阶段，年轻的产妇们经常梦到分娩的过程，这种情况并不少见，而这些梦境有助于使她们重新理解自己的生产过程。到了第四个阶段，与其他有类似分娩经历的女性相接触非常重要。有的时候，通过剖腹产分娩的女性需要几个月的时间才愿意与同样是剖腹产生孩子的母亲说话。当她们发现有很多类似的经历的时候，不再感到孤独，从而身心得到了极大的放松。到了第五个阶段，分娩的痛苦经历被渐渐淡忘，产妇开始能够客观地对待剖腹产。

## 思考与训练

### 一、名词解释

1. 自然分娩　　2. 胎儿窘迫　　3. 骨产道或软产道异常

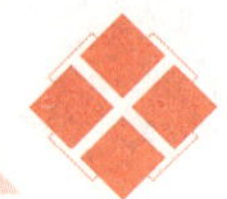



## 二、选择题

1. 下列选项不是第一产程的临床表现的是（ ）。

A. 规律宫缩　B. 宫口扩张　C. 胎先露下降　D. 胎头拨露　E. 胎膜破裂

2. 导致第一产程产妇焦虑的直接原因是（ ）。

A. 便秘　B. 膀胱充盈　C. 饥饿　D. 宫缩产生的疼痛　E. 口渴

3 下列选项是产程中观察胎先露下降程度的标志的是（ ）。

A. 肩胛骨　B. 骶尾关节　C. 耻骨弓　D. 坐骨结节水平　E. 坐骨棘水平

4 不能缓解产妇宫缩痛的是（ ）。

A. 腹部按摩　B. 肌肉僵硬　C. 调整呼吸　D. 温水浴　E. 转移注意力

5. 在第一产程中指导产妇排尿应（ ）。

A. 每半小时排尿 1 次　B. 每 1 小时排尿 1 次　C. 每 2 ～ 4 小时排尿 1 次　D. 每 4 ～ 6 小时排尿 1 次　E. 每 6 ～ 8 小时排尿 1 次

6. 下列选项不是引起第一产程产妇恐惧焦虑的原因的是（ ）。

A. 宫缩疼痛　B. 胎儿窘迫　C. 与家人分离　D. 难产　E. 膀胱充盈

7. 第一产程潜伏期进行肛门检查应（ ）。

A. 每半小时 1 次　B. 每 1 小时 1 次　C. 每 2 小时 1 次　D. 每 2 ～ 4 小时 1 次　E. 每 3 小时 1 次

8. 产妇出现抑郁与医务人员相关的是（ ）。

A. 给产妇擦汗　B. 心理调适　C. 满足产妇的需求　D. 麻木和冷漠　E. 主动热情

9. 在第一产程中产妇的体位选择不合适的是（ ）。

A. 站位　B. 坐位　C. 蹲位　D. 跪位　E. 平卧位

10. 下列选项中心理调适不妥的是（ ）。

A. 主动和产妇沟通　B. 态度和蔼　C. 表情严肃　D. 语言亲切　E. 给予同情和理解

## 三、简答题

1. 如何处理第三产程，以预防产后出血？

2. 简述产程的分期及所需时间。

# 第八章
# 产褥期保健

## 学习目标

1. 掌握产褥期保健的内容和措施。
2. 熟悉产褥期常见疾病的预防。
3. 了解产褥期妇女的生理、心理和社会特点。

## 预习案例

某产妇 12 月份正常分娩出院后在家休息。因天气较冷，她很少下床活动和出门走动。她不喝水，不吃水果，家人每天用鸡汤、肉汤、鱼汤或骨头汤煮菜给她吃，她只吃少量的肉和菜，主要是吃饭、喝汤，喜欢吃红糖煮鸡蛋。

思考

1. 该产妇长期这样生活会出问题吗？
2. 应该对她进行哪些保健指导？

产褥期是指从产妇胎盘娩出到全身各系统（乳房除外）恢复到非妊娠状态的一段时期，一般为 6 ～ 8 周。在这期间，产妇要适应全身各系统所发生的明显变化，如子宫复原、血容量恢复正常以及乳汁分泌等，还要担负起哺育新生儿的责任，生理、心理均发生了很大变化。为了产妇顺利康复、新生儿健康成长和母乳喂养的成功，孕产期系统保健服务中要求在产褥期内进行一次产后访视和产褥期保健指导。

## 第一节　产褥期妇女的生理和心理变化

### 一、产褥期妇女的生理变化

产褥期应如何调适

#### （一）生殖系统的变化

1. 子宫

胎盘娩出后的子宫逐渐恢复至未孕状态的过程称为子宫复旧。分娩结束时，子宫大约 1000g，随着肌纤维不断缩复，宫体逐渐缩小，产后 6 周，子宫缩小至 50 ～ 60g，比非孕期稍大。

2. 子宫内膜的再生

胎盘附着处蜕膜海绵层随胎盘排出。产后 2 ～ 3 天，基底层蜕膜分化成 2 层，表层坏死脱落，随恶露排出，其深层新的子宫内膜层形成需 7 ～ 10 天。而胎盘附着处新子宫内膜覆盖需时较长，约在产后第 3 周基本恢复，完全恢复需 6 周。若复旧不全，可能发生晚期产后出血。产后随着子宫蜕膜，特别是胎盘附着处蜕膜的脱落和修复，子宫腔内的血液、坏死蜕膜组织等经阴道排出，称为恶露。在产褥期的不同时间，恶露的性状不同，可分为以下 3 种。

（1）血性恶露：量多、色红，含大量血液、小血块及坏死蜕膜组织。红色恶露历时约 4 天。

（2）浆性恶露：色淡红，似浆液，含少量血液，有较多的坏死蜕膜、宫颈黏液及白细胞。浆性恶露历时约 10 天。

（3）白色恶露：产后约 2 周转为白色恶露，含大量白细胞、退化蜕膜、表皮细胞及细菌，可持续 2 ～ 3 周。正常恶露有血腥味，但无臭。若产后子宫复旧不良，恶露增多，持续时间长，并有臭味、子宫有压痛等，则多为宫腔内胎盘或胎膜残留并发宫腔感染的表现。

3. 阴道及盆底组织

分娩后阴道由松变紧，阴道腔由大变小，3 周后阴道皱襞重现。产褥期阴道壁肌张力逐渐恢复，但不能完全恢复至孕前状态。产时外阴轻度水肿，产后 2 ～ 3 天内自行消退，处女膜因分娩时裂伤，仅留黏膜残痕，称为处女膜痕。产后大阴唇不再完全覆盖阴道口，致阴道口暴露于外阴部，多产妇更为明显。产时盆底肌肉及其筋膜由于过度扩张而失去

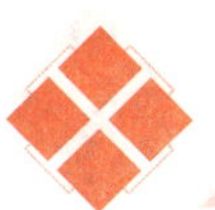

弹力，且常有部分肌纤维撕裂，虽能逐渐恢复但极少能恢复原状。如能坚持产后运动，盆底肌肉弹力有望恢复到接近孕前状态。如果盆底肌肉及其筋膜有严重撕裂，未经修补，或产褥期内过早劳动，则可导致产后阴道壁膨出，甚至子宫脱垂。

4. 卵巢恢复排卵

如果分娩以后不进行哺乳喂养，卵巢在产后 6 ～ 10 周可恢复排卵；如果产妇进行母乳喂养，卵巢排卵会持续到产后 4 ～ 6 个月才恢复。然而也有个体差异，有一些人尽管是母乳喂养，两个月即来月经；有一些人母乳喂养，10 个月才来月经。卵巢恢复排卵标志着月经要来。

### （二）乳房的变化

分娩后由于雌激素、孕激素和胎盘生乳素水平骤降，解除了对垂体泌乳素（PRL）的抑制，开始分泌乳汁。产后 2 ～ 3 天，乳房增大、胀痛，静脉充盈，此时仅有少量淡黄色初乳分泌，以后乳汁分泌量逐渐增加，颜色转为乳白色，质较浓。乳量与产妇营养、健康与精神状况有关。

母乳含大量免疫抗体，如 SIgA，经新生儿摄入后，在胃肠道内不受胃酸及消化酶的破坏，大部分黏附于胃肠道黏膜，故母乳喂养的新生儿患肠道感染者甚少。但多数药物可经母血渗入乳汁中，故产妇于哺乳期用药时，应考虑药物对新生儿有无不良影响。

### （三）循环系统的变化

产后由于胎盘循环停止，组织间液回收，血容量在产后最初 3 日增加 15% ～ 25%，心脏负担加重，故心脏病患者在产后 24 小时内极易发生心力衰竭。血液高凝状态在产后早期仍存在，应注意适当活动，避免静脉血栓，产后 2 ～ 3 周内降至正常。

### （四）消化系统的变化

产后胃酸分泌减少，胃肠肌张力及蠕动力减弱，易便秘，此时应采用流质或半流质饮食。

### （五）泌尿系统的变化

妊娠期体内滞留的多余水分经肾排出，产后最初数日尿量增多。这时需特别注意因分娩过程中膀胱受压水肿、充血、肌张力减低、膀胱敏感性差、会阴伤口疼痛等引起的残余尿增加、尿滞留。因此，在产程中应避免膀胱过度充盈，在助产手术前导尿，产后 2 小时内排尿。

### （六）内分泌系统的变化

分娩后，肾上腺素（E）、黄体酮（P）、胎盘升乳素骤降。哺乳产妇泌乳素于产后数日降至 60μg/L，不哺乳产妇降至 20μg/L。不哺乳产妇 6 ～ 10 周月经复潮，哺乳产妇推迟或一直不来。不哺乳产妇产后 10 周排卵，而哺乳产妇可能推迟至 4 ～ 6 个月。产后较晚恢复月经者，首次月经来潮前多有排卵，故哺乳产妇未见月经来潮却有受孕的可能。

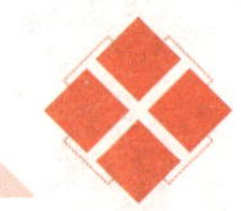



### （七）腹壁变化

妊娠期出现的下腹正中线色素沉着，在产褥期逐渐消退。初产妇紫红色妊娠纹变成银白色妊娠纹。腹壁皮肤受妊娠子宫增大的影响，部分弹力纤维断裂，腹直肌呈不同程度的分离，产后腹壁明显松弛，腹壁紧张度在产后 6 ～ 8 周恢复。

### （八）体温、脉搏的变化

产后产妇的体温多数在正常范围内，但若产程延长致过度疲劳时，体温可在产后最初 24 小时内略升高，一般不超过 38℃。不哺乳者于产后 3 ～ 4 日因乳房血管、淋巴管极度充盈也可发热，体温达 38.5℃，一般仅持续数小时，最多不超过 12 小时体温即下降，不属病态。产后的脉搏略缓慢，每分钟为 60 ～ 70 次，这与子宫胎盘循环停止及卧床有关。

## 二、产褥期妇女的心理变化及保健

### （一）心理变化

产妇在产褥期的心理状态对其在产褥期的恢复及哺乳都有重要影响。一般来说，产褥期产妇的心理处于脆弱和不稳定状态，其与产妇在妊娠期的心理状态、对分娩经过的承受能力、环境以及对婴儿的抚养、个人及家庭的经济情况等因素均有关系。分娩后，多数产妇感到心情舒畅，然而，具有内向型性格、保守和固执的产妇，其依赖性、被动性以及忧郁和缺乏信心的表现较为明显。其中，部分产妇在产后可进一步发展成为产后郁闷、焦虑等，即所谓的产后忧郁综合征，主要表现为以哭泣、忧郁和烦闷为主征的精神障碍。相关发病原因还不清楚，主要是社会心理性的，其中夫妻间的关系及个人性格、品质至关重要。所以，社会心理上的护理，特别是丈夫、家庭的支持和关怀是最重要的。

### （二）产褥期心理保健指导

#### 1. 产妇自我调节

（1）适度运动，快乐心情。产妇在产褥期应打破传统的“坐月子”观念，尽早做适量的家务劳动和体育锻炼。这不仅能够转移注意力，不再将注意力集中在婴儿或者烦心的事情上，而且可以使体内自动产生快乐元素，使自己的心情从内而外地快乐起来。

（2）保证充足的睡眠。产妇要学会珍惜每一个睡眠机会，创造各种条件，让自己睡个好觉。当婴儿安然入睡时，产妇不要去洗洗涮涮，而要抓紧时间睡觉或闭目养神休息。充足的睡眠能给产妇带来好心情。

（3）自我心理调适。有了孩子后，产妇的价值观会有所改变，对自己、对丈夫、对孩子的期望值也会更接近实际，甚至对生活的看法也会变得更加实际，坦然接受这一切有益于帮助产妇摆脱消极情绪。产妇可以做一些自己喜欢做的事情，如看杂志、听音乐等，在自己的爱好中忘记烦恼。

（4）勇敢面对，科学治疗。如果产妇出现较严重的产后抑郁症状，要及时找专科医生诊治，在医生的指导下服用抗抑郁类药物，不要轻视抑郁症的危害性。

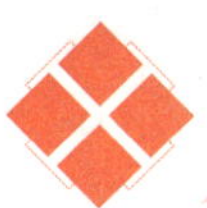

2. 家庭成员对产妇的关爱及社会支持

（1）丈夫要体谅、关爱妻子，产妇要调整好心理状态，顺利度过产褥期。因为新添了小宝贝，新爸爸会感到压力很大，他们会更勤奋地工作，新孕妇要理解丈夫的辛苦和对家庭的奉献，不要认为只有自己“劳苦功高”。而丈夫也应该理解妻子产后身体的变化与照顾宝贝的辛苦，主动分担家务、不能全丢给妻子。夫妻之间要相互理解和交流，不要把对彼此的不满放在心里。

（2）家人不要只顾沉浸在增添新宝贝的快乐中而忽略了新产妇的心理变化。要多陪新产妇说说话，及时告诉她育儿的经验，避免手足无措和紧张情绪。尤其是长辈不要用传统的思想误导产妇，告诫她们不能下地、不能出门、不能干活、连电视也不能看等等。这些都会使产妇越发地感觉到生活乏味单调，加剧抑郁情绪。

（3）医护人员在关心孕产妇的心理状态的同时，也要留心她们的家庭、社会环境，做好亲属的思想工作，共同来关心孕妇的心理状态。对具有产后抑郁症危险因素和病因的孕产妇，应给予及早关注。危险因素包括：年龄 >30 岁；孕期抑郁症状重；既往情绪异常（有经期紧张症或经前期抑郁症）；孕期发生的不良生活事件多；社会支持（周围的支持与帮助）少，尤其是来自丈夫和本人父母的帮助少；不良产史；孕期身体状况不佳（有疾病）；对孕产期保健服务的质量不满意；发育过程因素（童年时代不幸福，处于逆境，早年丧母，孩童时期父母分居者）不良等。

（4）职业环境中与产妇相关的人员要关心产妇的日常生活与心理状态，鼓励并支持产妇母乳喂养。

## 第二节　产褥期妇女的保健

### 一、产褥期保健的内容

分娩虽是妊娠的结束，但产褥期仍是围产保健的重要一环。分娩给产妇在精力和体力上造成了极大的消耗，使其抵抗力也有所减弱，若再加上分娩损伤的影响，产妇体质会更差，容易引起产褥期感染，影响正常恢复，严重者甚至危及生命。为了保证产妇和新生儿的健康，做好产褥期保健，及时发现异常并进行处理非常重要。产妇产褥期保健的要点如下。

#### （一）预防产后出血

产后出血是引起产妇死亡的主要原因之一，尤其是产褥期的最初 2 小时内，要严密观察血压、脉搏、阴道出血量及子宫收缩情况，因为这时可能发生严重的产后出血。如有产后出血等情况发生，应迅速通知医师查明原因，及时做出处理。

#### （二）产褥期卫生指导

为了预防感染和有利于康复，居住环境应舒适、整洁、安静、空气新鲜、光线柔和；

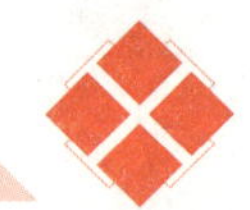



室内理想温度为 22 ～ 28℃，相对湿度为 50% ～ 60%；可定时开窗通风换气，产妇和婴儿要避开窗，并防止过多的探视。产妇要注意个人卫生，坚持刷牙、洗手、勤洗澡、勤换衣裤，特别要注意保持外阴部清洁。产后应早下床活动，多喝水，多吃含纤维素丰富的蔬菜，并养成定时排便的习惯，保持大便畅通。不要憋尿，以免胀大的膀胱影响子宫收缩，引起产后出血。

### （三）保护乳房

婴儿出生后 30 分钟内在母婴接触的同时，婴儿开始吸吮母亲乳头。每次哺乳都要吸吮干净，一旦发现乳头破裂，应在哺乳间隔时暴露乳头。哺乳结束时，在乳头上留一滴奶，以促进破裂皮肤的愈合。产后 3 ～ 4 天，乳房膨胀、变硬、疼痛、发热等，应将乳房托起，改善局部血液循环，用毛巾热敷，轻轻按摩，直至乳房变软、腺管通畅为止。乳头平、凹陷，可用手或负压吸引器经常往外牵拉。

### （四）母乳喂养指导

母乳是婴儿最好的天然营养品，哺乳能促进子宫的复旧和正常体型的恢复，因此要提倡母乳喂养。虽在孕期已对母亲进行母乳喂养教育，但在产褥期内仍需不断地给产妇以鼓励、支持和指导，使她们能至少坚持纯母乳喂养 4 ～ 6 个月。指导的重点是：应做到母婴同室，按需哺乳；哺乳姿势要正确，乳晕含进乳儿口内，乳房不要阻碍婴儿鼻孔；哺乳后将婴儿立起抱好，轻拍后背，以防胃中胀气。

### （五）防止产后心理障碍

产妇中的 50% ～ 70% 会发生产后心理障碍，表现为从开始分娩至产褥期 7 天内，出现一过性哭泣或忧郁状态，产妇往往仅因一时激动便可泪流不止，但病程较短暂，一般 24 小时内可恢复如常。抑郁的原因一般与婴儿或丈夫有关，产妇自责甚至有自杀企图或他杀念头。产妇心理障碍的原因是多方面的，与分娩后体内环境发生改变、性激素比例重新调配以及家庭关系、家庭环境等因素都可能有关。因此，做好产褥期产妇的心理调适工作及保健是非常必要的。可在孕晚期用心理评定量表测试产妇的抑郁状态，对具有抑郁倾向的妇女，特别是孕晚期易激惹、情绪不稳定表现明显者实施孕期心理干预，可明显降低产后抑郁症的发生率。首先，应向孕妇提供与分娩有关的知识，帮助孕妇了解分娩的过程，并教会一些分娩过程中的放松技术，以减轻孕妇分娩过程中的紧张、恐惧心理，并根据孕妇的个性心理特征，给予相应的心理指导。其次，应发挥社会支持系统的作用，家庭尤其是丈夫的关爱和协调作用最为重要，要改善夫妻、婆媳关系，努力为产妇营造一个温馨的生活环境。产后不仅要给产妇补充营养，使其充分休息，还要给予更多的情感支持和关怀，以促使其早日康复。

### （六）注意饮食营养

产褥期的饮食应以高热量、高蛋白、营养丰富的食物和汤汁为主，以利于身体恢复和乳汁分泌。主食不应过于精细，应粗细粮合理搭配。要多吃蔬菜、水果、蜂蜜等富含

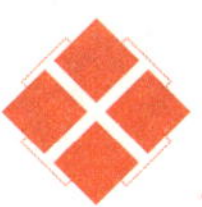

维生素、矿物质和粗纤维的食物，不宜饮酒或吃辛辣和过于油腻的食物。

### （七）适度休息与活动

产后卧床休息24小时可以起床活动，并逐渐加大活动量或做产褥保健操，以促进子宫复旧、腹部及骨盆肌肉张力恢复、增进食欲，对防止尿失禁，膀胱、直肠膨出及子宫脱垂有重要作用。

### （八）产后访视和健康检查

产妇在产后28天和产后42天，应带婴儿去医院进行健康检查。如在产褥期发生产褥感染、破伤风、晚期产后出血、产褥中暑、产后抑郁症等疾病，应及时到医院治疗，不可延误病情。

### （九）性生活与计划生育

为了产妇的身心健康，产后2个月内应禁止性生活，以免发生产褥期感染。不论是否哺乳，只要开始恢复性生活，就应及时采取避孕措施。因产后妇女卵巢恢复排卵功能是在月经来潮之前，所以同房时如果不采取避孕措施，很容易怀孕，而此时子宫充血、柔软，一旦做人工流产，极易造成子宫穿孔。如产后哺乳，应选用工具避孕，不哺乳则也可选用口服避孕药进行避孕。

## 二、产褥期妇女的生活指导与保健

产褥期母体各系统变化很大，虽属生理范畴，但子宫内有较大创面，乳腺分泌功能旺盛，容易发生感染和其他病理情况。因此，产褥期妇女需要注意清洁卫生，加强产褥期护理，使身体尽快恢复。

### （一）保持良好的生活习惯

室内温度应适宜，保持在18～20℃，空气新鲜，通风良好。即使在冬季也要有一定时间开窗通风，保持空气新鲜，但要注意避免直接吹风。居室内要清洁舒适。在房间内不要吸烟，有慢性病或感冒的亲友最好不要探视产妇及新生儿，尽量减少亲友探望，以免引起交叉感染。产后衣着适当，冷暖适宜，不能与正常生活相差太远。夏季注意防暑降温，冬季注意保暖，过分“捂”的不良习俗是不科学的。这样使汗液不能蒸发，影响体内散热。产后一定要注意卫生，应该像平时一样洗漱、刷牙、洗脸、洗脚、梳头，饭前便后洗手，喂奶前洗手。出汗多还要勤洗澡、勤换衣服，注意预防感冒，洗澡应采取淋浴，不要盆浴，以免脏水进入阴道引起感染，用具要清洁。产后阴道有恶露排出，要注意保持外阴部清洁，每日用温开水洗外阴，勤换内裤与卫生垫。大小便后避开伤口，用清洁卫生纸从前向后擦净，注意不要反方向，以免肛门周围细菌逆行造成感染。

### （二）注意情绪变化

经历妊娠及分娩的激动与紧张以后，大多数产妇精神极度放松，但对哺育婴儿的担心、产褥期的不适等均可造成产妇情绪的不稳定，尤其在产后3～5天，可表现为轻

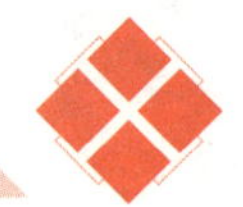



度抑郁。此时，应帮助产妇减轻身体不适，并给予精神关怀、鼓励、安慰，使其恢复自信。抑郁严重者，需服抗抑郁症药物治疗。

### （三）饮食

由于分娩时体力消耗大，身体内各器官要恢复，产妇的消化能力减弱，又要分泌乳汁供新生儿生长，所以饮食营养非常重要。顺产后1个小时可让产妇进流食或清淡半流食，以后可进普通饮食。食物应富有营养、足够热量和水分。若哺乳，产妇应多进蛋白质和多吃汤汁食物，并适当补充维生素和铁剂。食品要多样化，富于营养，容易消化，不能太油腻。尤其产后最初几天内，要多吃些高热量、高蛋白、高维生素的食品，多饮水及汤类，促进乳汁分泌。多食水果、蔬菜有利于大便通畅。夏天可吃西瓜，利于防暑降温。但产后不宜喝茶，因为茶叶中含有鞣酸，它可以与食物中的铁相结合，影响肠道对铁的吸收，从而引起贫血，另外，茶叶中还含有咖啡因，饮用茶水会使人精神振奋，不易入睡，影响产妇的休息和体力的恢复，同时茶内的咖啡因可通过乳汁进入婴儿体内，容易使婴儿发生肠痉挛和忽然无故啼哭，所以产妇产后不宜喝茶。此外，产妇饮食应忌辛辣食物及酒类，注意饮食卫生，防止胃肠炎的发生。

### （四）排尿与排便

警惕产后尿潴留：在产后5日内尿量明显增多，应鼓励产妇尽早自解小便。产后4小时应让产妇排尿，若排尿困难，应消除排尿会引起疼痛的顾虑，鼓励产妇坐起排尿。可用热水熏洗外阴，或用温开水冲洗尿道外口周围诱导排尿，也可在产妇下腹部正中放置热水袋，按摩膀胱，刺激膀胱肌收缩。必要时可给予导尿或留置导尿管1～2日，并给予抗生素预防感染。

重视便秘：产后因卧床休息、食物中缺乏纤维素以及肠蠕动减弱，产褥早期腹肌、盆底肌张力下降，产妇常发生便秘。应多吃蔬菜及早日下床活动。若发生便秘，应口服缓泻剂，或以开塞露塞肛或以肥皂水灌肠。

### （五）观察子宫复旧及恶露

每日应在同一时间手测宫底高度，以了解子宫逐日复旧过程。测量前应嘱产妇排尿，并先按摩子宫使其收缩后，再测耻骨联合上缘至宫底的距离。产后宫缩疼痛严重者，可用山楂100g，水煎加糖服下，或定时服用索米痛片。每日应观察产妇恶露数量、颜色及气味。若子宫复旧不全，恶露增多、色红且持续时间延长时，应及早给予子宫收缩剂。若合并感染，恶露有腐臭味且有子宫压痛，应给予抗生素控制感染。

### （六）乳房护理

推荐母乳喂养，必须正确指导产妇于产后半小时内开始哺乳，废弃定时哺乳，推荐按需哺乳，在产后24小时内每1～3小时哺乳1次。产后2～7日内是母体泌乳过程，哺乳次数应频繁一些，母体下奶后一昼夜应哺乳8～12次。最初哺乳时间只需3～5分钟，以后逐渐延长至15～20分钟。让新生儿吸空一侧乳房后，再吸吮另一侧乳房。第一次

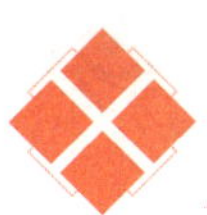

哺乳前，应将乳房、乳头用温肥皂水及温开水洗净。以后每次哺乳前均用温开水擦洗乳房及乳头，母亲要洗手。哺乳时，母亲及新生儿均应选择最舒适的位置，需将乳头和大部分乳晕含在新生儿口中，用一手扶托并挤压乳房，协助乳汁外溢，防止乳房堵住新生儿鼻孔。每次哺乳后，应将新生儿抱起轻拍背部 1 ～ 2 分钟，排出新生儿胃内空气以防吐奶。哺乳期以 10 个月～ 1 年为宜。乳汁确实不足时，应及时补充按比例稀释的牛奶。

### （七）产后锻炼

产后要适当活动，进行体育锻炼，以促进子宫收缩及恢复，帮助腹部肌肉、盆底肌肉恢复张力，保持健康的形体，有利于身心健康。产后可适当休息，卧床最好侧卧，多翻身，尽量少仰卧。产后 12 ～ 24 小时可以坐起，并下地做简单的活动。生产 24 小时后就可以锻炼，不用器械，躺在床上即可进行。开始应有人协助，以后慢慢自己做。产妇产后根据自己的身体条件可做俯卧运动、仰卧屈腿、仰卧起坐、仰卧抬腿，以及肛门、会阴部、臀部肌肉的收缩运动。这类运动简单易行，产妇可根据自己的能力决定运动时间、次数，注意不要过度劳累，开始做时每次 15 分钟为宜，每天 1 ～ 2 次。

### （八）健康查体

在产褥期末，即产后 6 ～ 8 周应到医院进行一次全面的产后检查，以了解全身和盆腔器官的恢复及哺乳情况，以便及时发现异常和及早处理，防止延误治疗和遗留病症。如有特殊不适，则应提前检查。

### （九）产后用药

母体服用的大多数药物都可以通过血液循环进入乳汁，影响乳儿。因此，产妇服用药物时，应考虑对婴儿的危害。有些药物哺乳期不能应用。例如，红霉素可引起乳儿的肝脏损害，出现黄疸；氯霉素可使婴儿出现灰婴综合征；链霉素、卡那霉素可引起听力障碍；四环素可引起乳儿牙齿发黄；磺胺药可引起肝脏和肾脏功能的损害；氯丙嗪和安定也能引起婴儿黄疸；灭滴灵可使婴儿出现厌食、呕吐；利舍平可使乳儿鼻塞、昏睡。

### （十）产后美体

对于关注产后美体的新孕妇来说，子宫、子宫颈、阴道等都会在产褥期恢复到孕前水平，由于孕育导致的骨盆宽大、耻骨联合分离等也会在分娩后两个月之内恢复，如果在这两个月之内恢复不到孕前水平，那么，产后的体形就形成并且固定下来了。因为骨盆左右着体形，产后美体主要就是骨盆恢复。所以产褥期的体形恢复不是减肥，而是盆骨的恢复。如果在产后两个月内进行积极的、合乎科学的产后美体的锻炼，那么宽大的骨盆、分离的耻骨联合都是可以缩复回去的，同样会像子宫一样，恢复到孕前的水平。

骨盆的恢复包括耻骨联合分离，在产后 6 周内矫正比较简单。比如，针对耻骨联合分离，产妇可以侧卧在硬板床上，如果是左侧卧，请将左手手心向下，放到胯骨之下，然后头脚抬起，全身重量通过胯骨这一个支点压到手上，而这样一个简单的动作，就可以有效地使骨盆的左右宽度，也就是耻骨联合分离的宽度减少，每次 3 分钟，每天 2 ～ 3

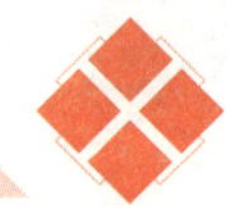



次，2～3周耻骨联合的分离就可以恢复到孕前状态。此外，打秋千也可以让骨盆的高度恢复到孕前水平，收腹带可以让骨盆的前后径和周长恢复到孕前水平。注意以上训练都要在产褥期内做，效果才会事半功倍。

## 三、产褥期常见疾病的防治

### （一）产妇的常见疾病和表现特征

#### 1. 子宫复旧不全

正常产褥期内子宫体积逐渐缩小，5～6周后恢复到正常大小。如果子宫复旧功能障碍，则引起子宫复旧不全，导致这种情况的原因一般包括：胎盘胎膜残留，蜕膜脱落不全；子宫内膜或盆腔感染；子宫位置异常，过度后屈或侧屈；恶露引流不畅以及合并子宫肌瘤；孕妇多胎妊娠、羊水过多，胎儿巨大。

#### 2. 会阴伤口愈合不良或硬结

会阴伤口处可出现疼痛而不能取坐位，局部发硬、压痛明显，或伴有伤口愈合不良，此情况常由轻度感染引起。

#### 3. 痔疮

随着妊娠后子宫的增大，腹压增加，特别是妊娠后期，下腔静脉充血扩张，尤其是分娩时产妇屏气用力，极易发生痔嵌顿。痔嵌顿后，内痔脱出肛门外，不能自行复位而充血水肿，脱出的内核也刺激肛门周围的末梢神经，使之肿胀疼痛。

#### 4. 产后便秘

分娩时产妇盆腔肌肉及肛门周围肌过分紧张，产后因外阴疼痛或痔疮疼痛而不敢大便，加上产后卧床活动减少和腹壁松弛、进食少渣食物等，易发生产后便秘。

#### 5. 产后尿潴留

正常产妇一般于分娩后4～8小时可以顺利地排出小便，但有的产妇会发生排不出小便或排尿不净的现象，致使尿液在膀胱潴留，称为“尿潴留”。尿潴留发生的原因有：产程太长，胎头压迫膀胱而使膀胱内膜水肿、充血，暂时失去收缩力；会阴伤口疼痛，反射性地引起尿道括约肌痉挛；等等。

#### 6. 产褥感染

产褥感染是指产褥期内（产后42天）生殖道创面受感染所引起的局部或全身的炎症性变化。严重的产褥感染是产妇死亡的四大原因之一，其临床表现包括以下几个方面。（1）全身症状：分娩24小时后的最初10天内，体温有两次达到或超过38℃，称为产褥病。产后发热主要是产褥感染所致，也可能是生殖系统以外的感染，如呼吸道、泌尿系统、乳腺感染等所致。所以凡是发热的产妇都要做仔细的鉴别诊断。（2）局部症状：因感染的部位及范围不同而异。①外阴、阴道：会阴部可出现疼痛，常不能取坐位，可有低热。局部伤口红肿、发硬、压痛明显，或伤口裂开，伴有脓性分泌物。阴道裂伤部位的感染表现为黏膜充血、溃疡、脓性分泌物增多。②宫颈炎：宫颈裂伤感染向深部蔓延，可达宫旁结缔组织，引起下腹部的疼痛。③急性子宫内膜炎、子宫肌炎：子宫复旧不良、

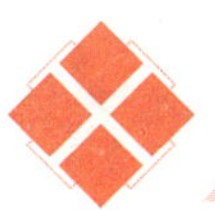

宫底部有压痛、恶露有臭味甚至有脓性分泌物，高热、头痛、白细胞增高。④急性盆腔结缔组织炎，子宫旁充血、水肿，形成炎块，下腹部出现明显压痛，高热不退，白细胞持续升高。⑤急性盆腔腹膜炎：炎症继续发展，形成盆腔腹膜炎，继而可发展成弥漫性腹膜炎，出现全身中毒症状，如高热、恶心、呕吐、腹胀等，检查时下腹部有明显压痛、反跳痛。直肠子宫陷凹形成局限性脓肿时，若波及肠管与膀胱可出现腹泻、里急后重与排尿困难。⑥血栓性静脉炎：多于产后 1 ～ 2 周发病。病变在下肢的股、腘或大隐静脉时，有下肢疼痛、局部静脉压痛或触及硬索状，下肢水肿，皮肤发白，习称“股白肿”。单侧居多。如果病变发生在盆腔内静脉，则表现为弛张热、寒战，症状可持续数周或反复发作。

以上表现通过腹部、盆腔及会阴伤口等全身与局部的检查，可确定感染的部位和严重程度。

### 7. 晚期产后出血

分娩 24 小时后，在产褥期内发生的子宫大量出血，称为晚期产后出血。以产后 1 ～ 2 周发病最常见，也有迟至产后 6 周发病者。阴道流血量可为少量或中等量，持续或间断，也可表现为急骤大量流血，同时有血凝块排出；可伴有低热、寒战，且常因失血量过多导致严重贫血甚至出血性休克。晚期产后出血常因子宫胎盘附着面感染或复旧不全，胎盘、胎膜残留，剖宫产子宫切口感染或坏死而引起。

### 8. 急性乳腺炎

哺乳期细菌进入乳腺，可引起乳腺炎症。急性乳腺炎常于产后 7 日发病，可出现畏寒、发热，患侧乳房肿胀、疼痛，多为跳痛；感染灶常局限于一侧乳房的某一象限，该处皮肤发红，有明显肿块，质硬触痛，常伴同侧的腋下淋巴结肿大并有压痛；血常规显示白细胞增加。

### 9. 产后抑郁症

产后抑郁症是由于妊娠和分娩引起产妇的生理、心理和社会角色方面发生巨大变化，产妇在这一特殊时期不能调整适应而出现的精神障碍性疾病。其发病率最近有升高的趋势。产后抑郁症的主要临床症状除有一般抑郁症状，如悲伤、沮丧、哭泣、孤独、焦虑、恐惧、易怒外，还可能有以下的表现特征：白天情绪低落，夜晚情绪高涨，呈现昼夜颠倒的现象。患抑郁症的产妇几乎对所有事物失去兴趣，感觉到生活无趣无味，活着等于受罪；食欲大增或大减，体重增减变化较大；睡眠不佳或严重失眠，因此白天昏昏欲睡；精神焦虑不安或呆滞，常为一点小事而恼怒，或者几天不言不语、不吃不喝，身体处于异常疲劳或虚弱状态；思想不能集中，语言表达紊乱，缺乏逻辑性和综合判断能力；有明显的自卑感，常常不由自主地过度自责，对任何事都缺乏自信。

现将产褥期常见的并发症和合并症的表现特征及其提示的疾病、危急征象及其提示的疾病列表如下。（见表 8-1、表 8-2）

表 8–1　产褥期常见的并发症和合并症的表现特征及其提示的疾病

| 表现特征 | 提示的疾病 |
|---|---|
| 产后 10 天内体温两次在 38℃以上 | 产褥病 |
| 会阴伤口疼痛、有硬结 | 会阴伤口轻度感染 |
| 宫底有压痛、恶露有臭味 | 子宫内膜炎 |
| 高热、寒战、下腹部有明显压痛，一般感染经治疗无好转者 | 产褥感染 |
| 一侧下肢水肿 | 下肢血栓性静脉炎 |
| 乳腺肿块发热、经一般处理无效 | 乳腺炎 |
| 阴道出血特别是剖宫产产后 | 晚期产后出血 |
| 悲伤、沮丧、哭泣、孤独、焦虑、恐惧、易怒、自责、处世能力低下 | 产后抑郁症 |

表 8–2　产褥期危急征象及其提示的疾病

| 危急征象 | 提示的疾病 |
|---|---|
| 产后高热、寒战 | 产褥感染 |
| 产后大出血 | 晚期产后出血 |

## （二）分类处理

### 1. 康复正常者的处理

进行常规产褥卫生、母乳喂养、产后营养、产后心理指导。

### 2. 有一般异常情况者的处理

（1）子宫复旧不全

①产后鼓励产妇早起床、早活动，如产后早哺乳、适当活动、做产后保健操等。②休息，取半卧位，以利于恶露引流。③适当选用子宫收缩剂如益母草、产复康等。④抗生素预防感染可应用口服抗生素，首选青霉素和氨基糖苷类。

（2）会阴伤口愈合不良或硬结

①局部用 95% 乙醇湿敷或 50%$MgSO_4$ 湿热敷，每天 2 次。②保持会阴部清洁、干爽，内裤常换常洗。

（3）痔疮

①产后及早下床活动，饮食上要适当多吃纤维素含量较多的蔬菜，如芹菜、白菜、菠菜、萝卜等，避免吃辛辣等刺激性食物，每天保持大便通畅，防止发生便秘。②温热水坐浴或湿敷，熏洗完毕后，侧卧位，用痔疮膏涂于嵌顿的痔核上，用手轻轻按摩，使嵌顿在肛门外的痔核全部进入肛门，必要时用纱布卷压迫、胶布固定，以免脱出。③如有便秘，可服用一些缓泻药如麻仁丸、蓖麻油、液状石蜡等。

（4）产后尿潴留

鼓励产妇多饮水，增加尿量，定时小便。可尝试以下方法诱导排尿：①听流水声，利用条件反射缓和排尿抑制，使产妇产生尿意，促使排尿；②采用热敷法，将热毛巾或热水袋置于产妇下腹部膀胱区；③以热气熏蒸外阴部，产妇取蹲位，将盛有开水的水盆

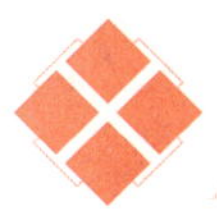

置于产妇会阴部，利用水蒸气刺激尿道口周围神经感受器而促进排尿；④由于新斯的明对膀胱平滑肌的兴奋作用较强，可为产后尿潴留的产妇肌内注射新斯的明 0.5 ～ 1mg，以促使膀胱平滑肌收缩而排尿；⑤在诱导排尿无效时，采用无菌导尿术留置导尿管 3 ～ 7 天，使膀胱及括约肌得到充分休息，同时预防性应用抗生素。

（5）早期乳腺炎

①尽快排空乳汁，用如意黄金散热敷。乳腺炎并非乳腺管内的发炎，可以继续哺乳。用胸罩将乳房托起，尽量使乳汁排空。②局部冷敷，同时用抗生素如普鲁卡因青霉素 80 万 U/ 次，肌注，2 次 / 天，连续治疗 3 ～ 5 天。

（6）产褥感染

①一般治疗：首先，通过半仰卧位休息、加强营养来提高产妇免疫力；同时，做分泌物培养、血尿培养以明确病原体，再通过药敏试验选择敏感抗生素，必要时做肝功、肾功、电解质等化验检查。②抗生素治疗：根据培养结果给予抗生素治疗；无培养结果者兼顾厌氧菌、需氧菌和混合感染。厌氧菌可用甲硝唑，需氧菌则需要广谱的抗生素。应用抗生素时要注意做到足量、广谱、有效。③手术治疗：子宫肌壁间多发脓肿保守治疗无效时可手术治疗。根据情况必要时行全子宫切除术、后穹隆切开引流。根据医院条件，必要时及时带液转院。

（7）对产后抑郁症状者使用抑郁自评量表进行测定。同时，重视产妇的心理保健，避免精神刺激，鼓励并指导母乳喂养，协助新生儿护理指导，减轻产妇的体力和心理负担。

## 第三节　产后访视及产后检查

### 一、产后访视

#### （一）产后访视工作的目的

产后访视是妇女、儿童保健工作的重要组成部分，产褥期是妇女的一段特殊生理时期，产褥期的妇女和新生儿都属于脆弱或高危人群，可能存在大量的健康问题。所以，产后访视工作的主要目的是保证产褥期母亲和新生儿的健康，促进母乳喂养，防止感染、产后忧郁症等危险因素的发生。

#### （二）访视对象

出生到 28 天内的新生儿以及在本地区产后休养的所有产妇，均为访视对象。

#### （三）产后访视的时间和次数

产后访视时间：第一次家庭访视时间为产后 7 天或出院后 3 天内；第二次家庭访视时间为产后 14 天；第三次家庭访视时间为产后 28 天。有特殊情况应酌情增加访视次数或转医院诊治。产后 42 天回医院检查。

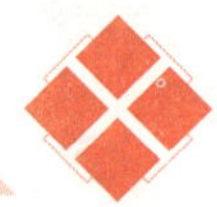



产后访视次数至少 3 次。要对产妇及新生儿进行访视，并要求及时将访视情况记录在《母子健康手册》及相应的管理登记中，高危产妇及体弱儿或有异常者应增加访视次数，并进行专案管理。

### （四）产后访视的内容和方法

产后访视的工作内容可归纳为母婴体格检查、心理咨询护理、营养指导、卫生指导、健康宣教、母乳喂养技术等六个方面，但每次访视内容都有不同的侧重点。产后访视的具体方法包括询问观察、检查和指导，通过《孕产妇保健手册》了解产前、产时、产后母婴情况，了解产妇产后一般情况、睡眠、饮食、精神及大小便、心理状态等。具体内容解析如下。

（1）产妇的休息、睡眠、饮食、大小便情况是否正常。通常可能遇到的情况是产后早期宝宝的睡眠时间较多，产妇的休息与睡眠较好。随着宝宝长大，活动增多，哺乳按宝宝需要来进行，昼夜作息规律乱，可能影响产妇的休息与睡眠。此时要注意产妇的精神心理状态与全身感受。家庭中所有成员应对月子中产妇的变化予以充分理解与各方面的支持，使产妇能获得较好的睡眠与休息。

（2）产妇的体温、脉搏、呼吸、血压是否在正常范围内。产后最初 10 天内，如果每日测量口腔温度 4 次，有 2 次超过 38℃则称为“产后发热”，但产后第 1 天除外。出现这种情况时，要注意是否有感染性疾病，如子宫内膜炎、泌尿道感染、乳腺炎、肺炎、伤口感染等。一时性的低热在阴道分娩的产妇中比较常见，体温在 38℃左右，大多数不久后自退。这可能是补充水分不足或因细菌暂时性侵入的反应。但在剖宫产分娩者的产后低热中，约 30% 可能自退，多数应寻找原因予以治疗才能消退。产后无心血管病、大出血、贫血者若脉搏增快，而无其他出血征象时，要注意可能为产后感染的先兆，应进一步做相应检查，寻找原因。

（3）检查乳房情况，如乳房胀满的程度、乳量多少，有无红肿、硬结、触痛，乳头有无破裂等。这方面的检查应经常又仔细，因为乳头破裂、乳汁淤积、乳腺炎是初产妇常见的问题，及时发现可以把问题解决在萌芽状态。

（4）子宫下降程度。产后 10 ～ 12 天内应当检查子宫底下降程度。事先要排空膀胱再检查，子宫底应每天下降 1 ～ 2 横指，在产后 10 天大多数已不能在耻骨联合上触及子宫底了。还需注意触及宫体时有无压痛，局部有压痛常是该处有炎症的表现。恶露量的多少、颜色如何，还有气味是否难闻都应逐日注意。量多而鲜红则可能还有较多量的出血，色由深而渐淡表示出血渐减少，色呈脓样则为感染。恶露正常者微有血腥味，如为难闻之臭味或腐臭味，常提示为感染或有遗留的胎膜组织，应由医生检查确定原因和处理。会阴和阴道如有伤口，要检查愈合情况，有无红肿、硬结、分泌物等。正常情况下会阴伤口在最初 24 小时内有些疼痛，以后逐日减轻，如需拆去缝线者通常在产后 5 ～ 6 天拆除，此后疼痛不适的感觉几乎全消。

（5）产妇保健指导：修养环境应安静、清洁、空气流通和温湿度适宜；注意个人卫生；保证充足的睡眠和休息；膳食合理；产后适当活动；丈夫、家属应关心产妇的情

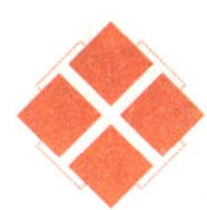

绪变化；进行计划生育指导，关注产妇盆底康复，动员产后42天到医院进行母子健康体检。

（6）产后访视中对以下异常情况应及时处理，必要时转诊：血压高，贫血，易疲倦或呼吸急促，阴道出血较多，发烧>38℃并伴有腥臭味恶露，尿淋漓不尽，伤口感染，外阴瘙痒，情绪低落或易哭泣。

（7）检查产妇有无合并症或并发症。对有心脏病、先兆子痫等疾病的产妇，应对有关疾病的病情恢复情况进行评定，对体征进行复查，对病体康复的程度做出评价，指导产妇的治疗与护理。该项访视工作需要间隔多长时间进行一次，依病情及恢复情况来决定，应直至产妇症状消失，功能恢复至正常水平，再定期到有关专科随诊。此过程有时颇为冗长，但对产妇今后的健康无疑非常重要，如不予重视可造成慢性疾病，损害心血管、肾脏等。

## 二、新生儿访视

### （一）新生儿访视的目的

进行新生儿访视的目的是及早发现问题，及时指导处理，降低新生儿的发病率和减轻发病的程度。

### （二）新生儿访视的内容

第一次访视又称初访，是对出生后7天内的新生儿进行访视，最好能在新生儿出院或出生后2～3天内尽早访视。初访的重点是进行全面的检查和指导，发现高危新生儿，注意新生儿的各种特殊生理状态，如生理性体重下降、生理性黄疸、乳腺增大、假月经等。

#### 1.询问

（1）询问母亲新生儿是否有高危因素，如早产、低出生体重、产时窒息等。

（2）了解新生儿出生情况：出生时体重、身长、头围、母亲的分娩方式及孕周等。

（3）了解新生儿预防接种情况：包括卡介苗、乙肝疫苗等。

（4）询问新生儿生活情况：包括新生儿的喂养、大小便、睡眠、哭声等情况。

（5）了解母亲的情况，如睡眠、饮食、喂乳情况。

#### 2. 观察

（1）观察新生儿的一般情况：新生儿在安静状态下，每分钟呼吸次数、全身及面部皮肤的颜色。

（2）观察新生儿居室的卫生状态，包括室温、湿度、通风状况、室内用具是否清洁卫生、新生儿的衣被及尿布是否合乎要求等。

#### 3. 检查

（1）体格测量：主要测量体重，有条件者可测量身高及头围。

（2）全面体格检查：应对新生儿的头部、颈部、口腔、胸部、腹部、心肺听诊及会阴、下肢、肛门及皮肤等进行检查。检查时应特别注意脐部有无分泌物或感染，颈、腋、腹股沟及臀部等处有无皮肤糜烂等情况。

（3）检查身体各部位有无畸形、各种神经反射及四肢活动情况等。

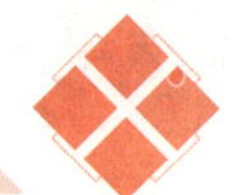



（4）测量体温，以指导保温。

4. 指导

指导是新生儿访视的主要内容，包括以下内容。

（1）护理指导：对新生儿的皮肤、脐部的护理，新生儿的衣着，新生儿居室的清洁卫生等方面的指导；指导母亲合理补充营养，纠正不良的风俗习惯，如用脏布擦口腔、用针挑马牙、挤新生儿的肿大的乳房、不吸安慰奶头等。

（2）喂养指导：强调母乳喂养，做到母婴同室，按需喂乳，不要轻易放弃母乳喂养。尤其是在新生儿出现生理性体重下降时，决不可轻易补充母乳代用品，致使母乳喂养失败。当母乳确实不足时，应合理采用喂养方法。

（3）保暖指导：注意室内温度适中，衣着多少要合适，避免过热或过冷，以免发生蒙被综合征或寒冷损伤综合征。采取保暖措施时要避免发生烫伤。

（4）疾病的预防：按规定进行乙肝疫苗、卡介苗的接种，发现有皮肤或脐部感染时应及时处理，以防病情进一步发展。

## （三）第二次访视

第二次访视又称复访，即在新生儿出生后 14 天左右时进行第二次访视。具体访视内容如下。

（1）观察脐带脱落情况，注意脐部有无感染；查看黄疸消退情况，如逐渐加深应送医院进一步诊治。

（2）测量体重，了解体重恢复情况，如体重仍未恢复到出生时体重，应查找原因，予以妥善处理。

（3）测量体温，如温度过低，应注意指导保暖，如温度过高，应及时查找原因并给予治疗。

（4）指导母亲预防佝偻病的方法，此时应服用维生素 D 和预防投药。

（5）了解初访时发现的异常情况是否得到矫治。

（6）特别强调并指导母乳喂养。

## （四）第三次访视

第三次访视又称满月访，即在新生儿满 28 天时进行第三次访视。具体访视内容如下。

（1）测量体重，并与出生时体重做比较，若增长值不足600g，应作为体弱儿收案管理，查找原因，进行分析，采取相应措施。

（2）进行全面体格检查，可开始指导家长使用小儿生长发育监测图，以纵向观察小儿体重增长情况。

（3）指导户外活动，多晒太阳，以预防佝偻病的发生。

（4）宣传预防接种的基础免疫程序，按时进行各种疫苗的接种。

（5）指导家长在小儿出生后42天或3个月时转入儿童系统管理，进行定期体格检查。

（6）有条件的地区可进行小儿听力筛查。每次访视后，均应将访视结果记录在新

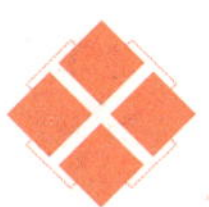

生儿访视卡中。每季度对已访视结束的新生儿的访视卡进行主要项目的统计分析，为改进访视质量提供依据，统计分析的项目有访视率、初访率、纯母乳喂养率、各种疾病的发生率、满月增磅率等。

## 三、新生儿健康及母乳喂养指导

### 1. 新生儿日常护理指导

指导产妇每天给新生儿测体温 2 次，沐浴 1 次。沐浴时室温应调节在 18 ～ 26℃之间，水温为 40 ～ 45℃，保持脐部干燥清洁，每次沐浴后，新生儿肚脐处用 75% 酒精消毒；若发现臀红，用鞣酸软膏涂擦患处，及时更换尿布；若双眼出现分泌物，可用生理盐水浸湿的棉签从内向外清洁，出现脓性分泌物时应到眼科就诊；观察新生儿口腔有无鹅口疮。沐浴后，指导产妇给新生儿进行抚触。

### 2. 新生儿啼哭的观察指导

面色正常，哭声洪亮，哺乳后哭声立即停止，这是饥饿性啼哭；出现烦躁而颤抖的尖声哭叫，并有难产或分娩损伤史者，常提示颅脑损伤；哭声低弱、呻吟伴有面色青灰、呼吸急促、精神萎靡，应警惕有心肺功能异常或衰竭的可能。

### 3. 新生儿大小便的观察指导

消化不良时，大便呈黄绿色、稀薄状；摄入蛋白质过多时，大便硬结、呈块状，粪臭味浓；进食不足时，大便色绿量少，次数多；肠道感染时，大便次数多，溏薄或水样，或带黏液，脓性，粪便腥臭，此时新生儿厌食、呕吐、腹泻、烦躁不安，发热甚至嗜睡脱水。

### 4. 母乳喂养指导

（1）帮助产妇树立信心，坚持用纯母乳喂养新生儿至出生后 4 ～ 6 个月。

（2）母乳喂养应实行不定时的按需哺乳，夜间也要喂奶，将有助于乳汁的持续产生。

（3）乳头清洁：每次哺乳前可用含有清洁水的毛巾清洁乳头、乳晕，忌用肥皂或酒精之类物品擦洗，以免引起局部皮肤干燥破裂。哺乳结束后挤出一点乳汁覆盖于乳头上起保护作用。

（4）指导产妇正确哺乳。正确的哺乳体位应是：乳母应取舒适、放松体位，婴儿头和身体呈直线，面向乳房，鼻子对着乳头，身体紧贴母亲，下颌贴乳房。母亲应将一只手的拇指和四指分别放在乳房上、下方，托起整个乳房喂哺。婴儿吸吮时必须正确含接，即婴儿将乳晕的大部分含入口中，使乳头、乳晕形成一“长奶头”，吸吮时婴儿的舌头卷住“奶头”，齿根压迫乳窦。让婴儿吸空一侧乳房后，再吸吮另一侧乳房，直到他自己放松乳头为止。

（5）母婴暂分离时的母乳喂养。当母婴生病时或因特殊原因分离时，仍应通过各种渠道坚持母乳喂养。例如，挤出母乳即送至奶库后喂养婴儿。喂养时忌用奶瓶和橡皮奶头，应选用鼻饲管、滴管、小杯或小匙喂养。喂前需加温，可将盛母乳的器具放在盛有温水的碗中，不要放在炉上，更不能用微波炉加温。

（6）手法挤奶技巧。挤奶前清洗双手与乳房，湿热敷双侧乳房 3 ～ 5 分钟，按摩拍打和抖动乳房，将大拇指和食指放在乳晕上方与下方，朝胸壁方向轻轻下压，然后放松，反复进行，并有节奏地在乳晕周围反复转动手指位置，以便挤空乳腺管内的乳汁。双侧乳房交替挤压。为促进乳汁分泌，应至少每隔 3 小时挤一次奶。

（7）母乳喂养中常见问题的处理：

① 奶胀。哺乳前用热毛巾湿敷 3 ～ 5 分钟，随后柔和地按摩拍打和抖动乳房，用手和奶泵挤出足够的奶汁，使乳晕变软以便婴儿含住乳头和大部分乳晕，进行频繁和有效的喂哺，哺乳后应戴支持胸罩，改善循环。

② 乳头皲裂。哺乳姿势不正确容易产生乳头皲裂，已发生皲裂后，首先应纠正哺乳方式，并先吸吮损伤较轻的一侧乳房，以减轻对另一侧乳房的刺激，交替改变抱婴位置使吸吮力分散在乳头和乳晕四周。中断哺乳时应用食指轻轻向下按压婴儿下颌，使其自动放松乳头。哺乳后挤出少许乳汁涂在乳头和乳晕上，短暂暴露和干燥乳头有助于乳头皮肤愈合。婴儿患有半乳糖血症，或产妇有严重心、肝、肾功能不全和各种传染病急性期都不宜喂奶。

③ 乳腺炎。喂奶时湿热敷，频繁哺乳，首先让婴儿吸吮病侧乳房，吸吮后挤空余奶。饮食宜清淡。如发热则要多喝水，并适当应用止痛或抗生素药物。

## 思考与训练

### 一、名词解释

1. 产褥期　　2. 产后宫缩　　3. 恶露

### 二、选择题

1. 产褥早期血液处于（　　）。

A. 高凝状态　　B. 稀释状态
C. 纤溶状态　　D. 血容量减少状态
E. 白细胞减少状态

2. 正常恶露持续时间为（　　）。

A. 1 ～ 2 周　　B. 2 ～ 3 周
C. 3 ～ 4 周　　D. 6 周
E. 5 ～ 6 周

3. 下列选项中不是产褥期产妇心理变化特点的是（　　）。

A. 依赖　　C. 羞怯
B. 喜悦　　D. 抑郁
E. 恐惧

4. 产后早期因宫缩引起下腹部阵发性剧烈疼痛称（　　）。

A. 子宫痛　　B. 疼痛
C. 腹痛　　D. 痉挛痛

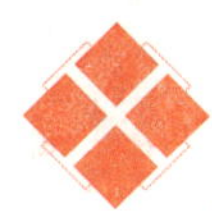

E. 产后宫缩痛

5. 产后不能久站、久行、久坐、久看，目的是（　　）。

A. 避免过劳　　B. 节制自己

C. 保养身体　　D. 休息为主

E. 适当活动

6. 下列选项是产后 7 天检查与监测最重要的内容的是（　　）。

A. 子宫复旧及恶露　　B. 下肢温度及血管搏动

C. 一般情况　　D. 合并症及并发症

E. 生命体征

7. 下列选项不是预防便秘的措施的是（　　）。

A. 多喝水　　B. 多吃青菜和水果

C. 尽早离床活动　　D. 做产褥期保健操

E. 温肥皂水灌肠

8. 关于产后饮食指导不正确的是（　　）。

A. 产后饮食要品种多样

B. 产后 1 ～ 2 天可进清淡易消化饮食

C. 产后每天 3 餐外，可加 2 ～ 3 餐

D. 产后产妇疲劳不宜进食

E. Ⅲ度会阴裂伤产后 1 周内进无渣饮食

9. 下列选项不是产褥期卫生保健指导内容的是（　　）。

A. 每天 2 次冲洗或擦洗会阴

B. 每天应用温水洗漱

C. 为保温以盆浴为宜

D. 产妇褥汗多，应勤洗澡

E. 擦洗会阴用 1 ： 5000 高锰酸钾溶液或 1 ： 2000 苯扎溴铵

10. 产妇会阴有伤口，应该采取（　　）休息。

A. 半卧位　　C. 俯卧位

B. 平卧位　　D. 同侧卧位

E. 健侧卧位

## 三、简答题

1. 简述产后访视时间及检查与检测的内容。

2. 简述产褥期保健的目的。

# 第九章
# 哺乳期保健

## 学习目标

1. 掌握泌乳生理及影响因素。
2. 熟悉母乳喂养的优越性。
3. 了解母婴保健的工作评价指标。

## 预习案例

雪莉是个职场孕妇，坚持母乳喂养 6 个月后，在重返职场的前几天给宝宝断了奶。她听信婆婆的土办法，通过揉乳房，硬生生把奶给憋回去。结果，半年后乳房胀痛，到医院检查发现是乳腺炎。

思考

试分析雪莉得乳腺炎的主要原因。

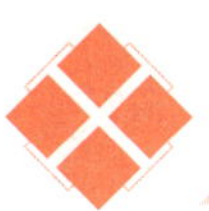

为了保护母婴健康，降低乳幼儿死亡率，国际上已将保护、促进和支持母婴喂养作为妇幼卫生工作的一个重要内容。哺乳期保健是指指导母乳喂养与哺乳期卫生，包括掌握母乳分泌量及影响乳汁分泌量的因素，指导喂养方法及乳房护理、乳母饮食、休息、睡眠、断乳等。

科学的哺乳姿势

# 第一节　哺乳

## 一、哺乳的基本知识

### （一）母乳喂养水平的分类

1989 年联合国儿童基金会将母乳喂养水平分为六类：纯母乳喂养（全部母乳喂养）、几乎纯母乳喂养、高比例母乳喂养（部分母乳喂养）、中等比例母乳喂养、低比例母乳喂养、象征性母乳喂养。

1. 全部母乳喂养

①纯母乳喂养（Exclusive BF）：除母乳外不给婴儿吃其他食物。②几乎纯母乳喂养：除母乳外，给婴儿吃维生素、水果汁，但每天不超过 1 ～ 2 次，每次不超过 1 ～ 2 口。

2. 部分母乳喂养（Partial BF）

①高比例母乳喂养（High Partial BF）：母乳占婴儿全部食物 80% 以上的喂养。②中等比例母乳喂养（Medium Partal BF）：母乳占全部婴儿食物的 20% ～ 79% 的喂养。③低比例母乳喂养（Low Partial BF）：母乳占全部婴儿食物的 20% 以下的喂养。④象征性母乳喂养（Token BF）：几乎不提供母乳喂养。

### （二）母乳的成分

母乳含有婴儿生长发育所需要的各种营养物质。尽管科学家与营养学家不遗余力地改良乳制品，使其营养价值尽量接近母乳，但始终无法取代母乳的地位。母乳所含的成分如下。

1. 蛋白质

人乳和牛乳中乳白蛋白与酪蛋白的比率不同。人乳中乳白蛋白占总蛋白的 70% 以上，与酪蛋白的比例为 2 ∶ 1。牛乳中此比例为 1 ∶ 4.5。乳白蛋白可促进糖的合成，在胃中遇酸后形成的凝块小，利于消化。而牛奶中大部分是酪蛋白，在婴儿胃中容易结成硬块，不易消化，且可使大便干燥。

2. 氨基酸

母乳中含牛磺酸较牛乳为多。牛磺酸与胆汁酸结合，在消化过程中起重要作用，它可维持细胞的稳定性。

3. 乳糖

母乳中的乳糖含量比牛羊奶中的含量高，对婴儿脑发育有促进作用。母乳中所含的

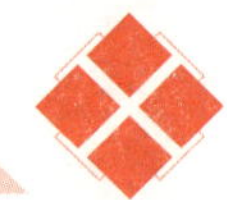



乙型乳糖有间接抑制大肠杆菌生长的作用。而牛乳中是甲型乳糖，能间接促进大肠杆菌的生长。另外，乙型乳糖还有助于钙的吸收喂养。

4. 脂肪

母乳中脂肪球少，且含多种消化酶，加上小儿吸吮乳汁时舌咽分泌的舌脂酶有助于脂肪的消化，故对缺乏胰脂酶的新生儿和早产儿更为有利。此外，母乳中的不饱和脂肪酸对婴儿脑和神经的发育有益。

5. 无机盐

母乳中钙磷的比例为 2 ： 1，易于吸收，对防治佝偻病有一定作用。牛奶中钙磷的比例为 1 ： 2，不易吸收。

6. 微量元素

母乳中锌的吸收率可达 59.2%，而牛乳仅为 42%。母乳中铁的吸收率为 45% ～ 75%，而牛奶中铁的吸收率为 13%。此外，母乳中还有丰富的铜，对保护婴儿娇嫩的心血管有很大作用。

## 二、母乳喂养和人工喂养

### （一）母乳喂养

母乳喂养（breast feeding）是一种自然的、传统的喂养方法。人类属哺乳动物，所有哺乳动物的幼仔出生后都依赖吮吸母乳而成长。自古以来，婴儿也都是吸吮母亲的乳汁，在母亲的怀抱中成长起来的。20 世纪 40 年代，随着现代工业的发展，牛乳制品——奶粉、配方奶批量生产，人工喂养逐渐成为一种时髦的喂哺方式，使母乳喂养率大幅度下降，并逐步影响到发展中国家。20 世纪 70 年代中期，大量有关母乳喂养的科研证明了母乳喂养对母婴身心健康的无比优越性，发达国家的母乳喂养率逐步回升，而在不少发展中国家母乳喂养率却仍在下降。

人们深切担忧大量婴幼儿由于接受不适当喂养，其营养状况、生长与发育、健康乃至生存受到损害。世界卫生组织统计全世界每年因腹泻病和急性呼吸道感染引起的婴儿死亡人数中，高达 55% 可能是由不适当的喂养造成的。每年 5 岁以下儿童中有 1090 万人死亡，其中 60% 直接或间接是由营养不良造成的。在这些死亡的儿童中，2/3 以上通常与不适当的喂养方式有关。全世界儿童在生命的最初 4 个月期间以纯母乳喂养的不超过 35%，并且补充喂养方法通常不合时宜、不适当和不安全。缺少母乳喂养，尤其是在生命最初的半年中缺少完全母乳喂养，是婴幼儿发病和死亡的重要危险因素，而不适宜的补充喂养只会加大这种风险，其终生影响包括学习成绩低下、生产能力减弱以及智力和社会发育受损。断续的母乳喂养和不适当的补充喂养也增加营养不良、疾病和死亡的风险。不管何种原因，未经母乳喂养的婴儿构成一个高危群体，应获得卫生和社会福利系统的特别关注。

世界卫生组织和联合国儿童基金会于 2003 年联合制定了婴幼儿喂养全球战略，以尊重、保护、促进和实现公认的人权原则为基础，描述了保护、促进和支持母乳喂养的基本干预措施，其目的是通过最佳喂养改进婴幼儿的营养状况、生长与发育、健康乃至

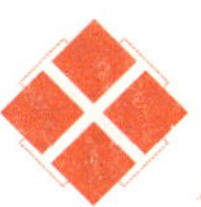

生存。该项全球公共卫生建议提出，在生命的最初6个月应对婴儿进行纯母乳喂养，以实现婴幼儿的最佳生长、发育和健康。世界母乳喂养行动联盟组织发起了一项全球性的活动，把每年的8月1～7日定为“世界母乳喂养周”，旨在促进社会和公众对母乳喂养重要性的认识，提高6个月以下婴幼儿的纯母乳喂养，更新6个月以上小儿需要的食物和饮品的信息，关注2岁以内儿童持续母乳喂养的质量，以便更好地提高婴幼儿健康水平。目前，母乳喂养观念已经得到了一定程度的提升，但是在全球范围内，母乳喂养仍面临严峻的挑战，特别是在发展中国家，母乳喂养还需要从观念上突破。母乳喂养是为婴儿的健康生长与发育提供理想食品的一种无与伦比的方法，它也是生殖过程的一个有机组成部分，对母亲的健康具有重要影响，全社会应该关注和支持母乳喂养。

### （二）母乳喂养的优点

#### 1. 母乳喂养对婴儿的好处

（1）提供足够营养

1）母乳含有最天然的营养成分。母乳蛋白质中，乳蛋白和酪蛋白的比例最适合新生儿和早产儿的需要，能保证氨基酸完全代谢，不至于积累过多的苯丙氨酸和酪氨酸。

2）母乳成分随婴儿月龄的增加而变化，以适应婴儿的需求，是其他代乳品所无法取代的。

（2）保护婴儿健康

1）保护婴儿免受感染、腹泻、中耳炎、过敏性疾病侵袭。

母乳喂养减少了细菌感染的可能，母乳能增强新生儿的抗病能力，初乳和过渡乳中含有丰富的分泌型IgA，能增强新生儿呼吸道的抵抗力。

母乳中溶菌素高、巨噬细胞多，可以直接灭菌。乳糖有助于乳酸杆菌、双歧杆菌生长，乳铁蛋白含量也多，能够有效地抑制大肠杆菌的生长和活性，保护肠黏膜，使黏膜免受细菌侵犯，增强婴幼儿胃肠道的抵抗力。

2）降低婴儿猝死症（SIDS）、坏死性小肠结肠炎（NEC）的危险。

母乳中不饱和脂肪酸含量较高，且易吸收，钙磷比例适宜，糖类以乳糖为主，有利于钙质吸收，总渗透压不高，不易引起坏死性小肠结肠炎。

3）预防过敏性疾病，如哮喘、过敏性湿疹等疾病。

4）预防肥胖、高血压、糖尿病等慢性病。

研究表明，吃母乳的新生儿，成年以后患心血管疾病、糖尿病的概率，要比未吃母乳者小得多。

（3）促进婴儿发育

1）促进脑细胞和智力的发育。母乳中，半胱氨酸和氨基牛磺酸的成分都较高，有利于新生儿的脑生长，促进智力发育。

2）吸吮的运动对语言能力的发展有促进作用。

（4）利于增强母婴感情，使新生儿得到更多的母爱，增加安全感，有利于成年后建立良好的人际关系，也为婴儿的情商培养奠定基础。

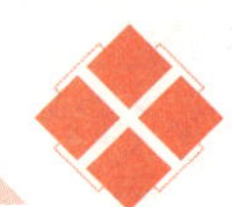



2. 母乳喂养对孕妇的好处

（1）促进产后恢复

1）促进子宫恢复，减少产后出血。

2）降低孕妇患乳腺癌和卵巢癌的危险。

3）帮助孕妇尽快恢复体形，每天消耗 500 卡路里。

（2）增进母子感情，对孕妇与宝宝一生的交流起到重要的作用。

## （三）人工喂养

### 1. 人工喂养的优点与缺点

母亲因各种原因不能喂哺婴儿时，可选用牛、羊乳或其他兽乳、其他代乳品喂养婴儿，称为人工喂养。各种代乳食品不含免疫物质，又很容易被细菌污染。因此人工喂养儿发病率较母乳喂养者高，且易引起过敏及消化不良，但如能选用优质高适应的乳品或代乳品，调配恰当，供量充足，注意消毒，则也能满足小儿营养需要，使其生长发育良好。人工喂养需要适量而定，否则不利于婴儿发育。

人工喂养的优点：人工喂养宝宝的工作可以由别人来分担。母乳喂养只能是孕妇一个人来做，而人工喂养可以让爸爸、奶奶爷爷、外公外婆、保姆等都来参与，减轻孕妇的劳累，让宝宝和更多的家人亲密接触。采用人工喂养，每次宝宝吃了多少毫升的奶是显而易见的，便于掌握喂奶的量。

人工喂养的缺点：最大的不利之处是可能由于消毒不严格引起婴儿腹泻、胃部不适。此外，人工喂养需要购买很多器具以及奶粉，没有母乳喂养经济，且需要掌握一系列的调配制奶、消毒等技术（不过这很简单），没有母乳喂养那么便利。因此，采用人工喂养方式喂哺婴儿时，带着婴儿外出需要带很多喂奶用品，还要谨防配好的奶变质。

### 2. 人工喂养用的牛、羊奶和代乳品

（1）牛奶。牛奶所含乳糖较人乳为少，矿物质成分较高，不仅使胃酸下降，且加重肾溶质负荷，不宜直接用来喂养新生儿、早产儿、肾功能较差的婴儿。牛奶含锌、铜较少，含铁量虽与人乳相仿，但其吸收率仅为人乳的 1/5。为了提高牛奶品质，人们将牛奶制成了各种乳制品。其中，全脂奶粉其成分与鲜牛奶相似，因经热处理，较鲜牛奶易于消化；蒸发乳是鲜牛奶经蒸发浓缩至一半容量，高温消毒后装罐保存，加等量开水即成全脂牛奶；酸奶其凝块细、酸度高，有利于消化吸收；婴儿高适应配方奶粉是将全脂奶粉改变成分使之接近人乳，并加 β 乳糖及强化维生素、锌、铜、铁等而成，适合喂养年幼的婴儿；甜炼乳、麦乳精等因含糖太高不宜作为婴儿主食。

（2）羊奶。其成分与牛奶相仿，蛋白质与脂肪稍多，尤以白蛋白为高，故凝块细，脂肪球也小，易消化。由于其叶酸含量极低，维生素 $B_{12}$ 也少，故羊乳喂养者应添加叶酸和维生素 $B_{12}$，否则可引起巨幼红细胞性贫血。

（3）代乳品。大豆类代乳品的营养价值较谷类代乳品为好，因大豆含蛋白质量多质优，氨基酸谱较完善，含铁也较高，但脂肪和糖较低，供能较少，钙也少，制备时应补足所缺成分，可作 3 ～ 4 个月以上婴儿的代乳品。因大豆类代乳品不易消化，3 个月

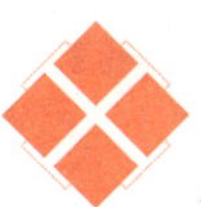

以下婴儿最好不用豆类代乳品。

### 3. 人工喂养的注意事项

（1）选择好的代乳食品。4个月以内的婴儿可选择含蛋白质较低的婴儿配方奶，6～8个月可选用蛋白质含量较高的配方奶。那些对乳类蛋白质过敏的患儿，可选用以大豆作为蛋白质来源的配方奶。新鲜牛奶要经煮沸消毒、稀释及加糖调配后才可食用。

（2）奶量按婴儿体重计算。一般而言，婴儿每日每千克体重需牛奶 100mg，如婴儿 6kg，每天就应喝牛奶 600mL，约 3 瓶奶，每 3 ～ 4 小时喂 1 次奶。

（3）奶粉的浓度。需要注意的是奶粉的浓度不能过浓，也不能过稀。过浓会使宝宝消化不良，大便中会带有奶瓣；过稀则会使宝宝营养不良。

（4）母亲每次喂奶前试奶温。可将乳汁滴几滴于手背或手腕处，试试奶温，以不烫手为宜。

（5）喂奶时，奶瓶斜度应使乳汁始终充满奶头，以免婴儿将空气吸入。哺乳后应将婴儿竖抱拍气。

（6）适量补充水。母乳中水分充足，因此吃母乳的宝宝在 6 个月以前一般不必喂水，而人工喂养的宝宝则必须在两顿奶之间补充适量的水。

（7）重视奶具消毒。宝宝用的奶瓶、奶嘴必须每天消毒，清洗后高温蒸煮 10 分钟左右即可。

（8）4 个月以内的婴儿不宜以米糊为主食，以免引起蛋白质缺乏而导致营养不良。

（9）应提早添加辅助食品，如婴儿米粉及麦粉，其营养均衡全面，蛋白质、脂肪含量较高，还含有多种蛋白物质及维生素，容易消化吸收，能满足婴儿生长发育需要。

### 4. 新生儿如何进行人工喂养

（1）配方乳喂养

在没有母乳的情况下，配方乳喂养是较好的选择，特别是母乳化的配方乳。目前，市场上配方乳种类繁多，应选择品质有保证的配方乳。有些配方乳中强化了钙、铁、维生素 D，在调配配方乳时一定要仔细阅读说明，不能随意冲调。婴儿虽有一定的消化能力，但调配过浓会增加婴儿消化的负担，冲调过稀又会影响婴儿的生长发育。正确的冲调比例有两种：若是按重量比应是 1 份奶粉配 8 份水，若按容积比应是 1 份奶粉配 4 份水。按后一种比例冲调比较方便。奶瓶上的刻度指的是毫升数，如将奶粉加至 50mL 刻度，加水至 200mL 刻度，就冲成了 200mL 的牛奶，这种牛奶又称全奶。消化能力好的婴儿也可以试喂全奶。比起母乳喂养，冲调奶粉显得有些麻烦，尤其是在夜间喂奶时，没等奶冲好，饥饿的孩子已经啼哭不止，这时急急忙忙冲好的奶又很烫，孩子不能立即吃。使用配方乳要妥善保存，否则会影响其质量。配方乳应贮存在干燥、通风、避光处，贮存环境温度不宜超过 15℃。

（2）牛奶喂养

牛奶含有比母乳高 3 倍的蛋白质和钙，虽然营养丰富，但牛奶中所含的脂肪以饱和脂肪酸为多，脂肪球大，又无溶脂酶，消化吸收困难。牛奶中含乳糖较少，喂哺时应加 5% ～ 8% 的糖，其矿物质成分较高，不仅使胃酸下降，而且会加重肾脏负荷，不宜用

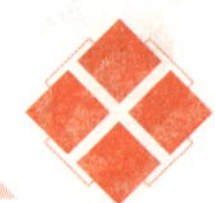



来直接喂养新生儿、早产儿、肾功能较差的婴儿。所以牛奶需要经过稀释、煮沸、加糖3个步骤来弥补其缺点。出生后1～2周的新生儿可先喂2 ∶ 1牛奶，即鲜奶2份加1份水，以后逐渐增加浓度，吃3 ∶ 1至4 ∶ 1的鲜奶到满月后，如果孩子消化能力好，大便正常，可直接喂哺全奶。婴儿每日需要的能量为100～120kcal/kg，需水分150mL/kg。100mL牛奶加8%的糖可供给能量100kcal。

（3）羊奶喂养

羊奶成分与牛奶相仿，蛋白质与脂肪稍多，尤以白蛋白为高，故凝块细，脂肪球也小，易消化。由于其叶酸含量低，维生素$B_{12}$也少，所以羊奶喂养的孩子应添加叶酸和维生素$B_{12}$，否则可引起巨幼红细胞贫血。

（4）混合喂养

混合喂养是指采用母乳喂养的同时也使用代乳品来喂养婴儿，当母乳分泌不足或因其他原因不能完全母乳喂养时可选择这种方式。混合喂养可在每次母乳喂养后补充母乳的不足部分，也可在一天中1次或数次完全用代乳品喂养。但应注意的是母亲不要因母乳不足而放弃母乳喂养，应至少坚持母乳喂养婴儿6个月后再完全使用代乳品。混合喂养比单纯人工喂养好，比人工喂养更有利于婴儿的健康成长。在选择配方奶粉时，尽量选择口味、营养成分接近母乳的奶粉。

（5）添加鱼肝油

不论是母乳喂养还是人工喂养的孩子，如果出生后没有注射过维生素D，在孩子3～4周时应及时添加鱼肝油，以防止佝偻病的发生。由于食物（奶）中含维生素D较少，加之新生儿期基本没有户外活动，孩子接触不到阳光的照射，很容易发生佝偻病，出现哭闹、多汗、易惊吓等症状。目前鱼肝油有两类：一类是普通鱼肝油，它每毫升含维生素D 5 000国际单位、维生素A 5万国际单位，这种鱼肝油长期服用会出现维生素A中毒，对孩子造成一定的危害；另一类是新型鱼肝油，它减少了维生素A的含量，降低了发生维生素A中毒的可能性。不管是哪种鱼肝油都不宜长期服用，因为一旦发生中毒，孩子并无特异性症状，不能早期发现。最安全和最有效的是让孩子多晒太阳，多做户外活动。

5. 人工喂养的误区

（1）什么东西都是越新鲜的越好，所以给婴儿喝鲜牛奶比喝配方奶粉好。

①婴幼儿的胃肠道、肾脏等系统发育尚不成熟，给婴儿喝鲜奶会产生很多危害。鲜奶中的钙磷比例不合适，含量较高的磷会影响钙的吸收，而高含量的酪蛋白，遇到胃酸后容易凝结成块，也不容易被胃肠道吸收，可以尽量选择含有益生菌和益生元配方的奶粉，有助于宝宝更好地吸收。②鲜奶中的乳糖主要是$\alpha$型乳糖，会抑制双歧杆菌，并促进大肠杆菌的生成，容易诱发婴儿胃肠道疾病。同时，鲜奶中的矿物质会加重肾脏负担，使婴儿出现慢性脱水、大便干燥、上火等症状。③鲜奶中的脂肪主要是动物性饱和脂肪，会刺激婴儿柔弱的肠道，使肠道发生慢性隐性失血，引起贫血。鲜奶中还缺乏脑发育所需的多不饱和脂肪酸，不利于婴儿大脑的发育。如果条件允许，配方奶粉可以一直喝，只要注意选择适合婴儿年龄的高适应配方奶粉即可。

（2）给婴儿买配方奶粉要买贵的，因为越贵的奶粉越好。

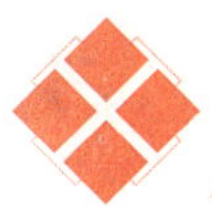

有些奶粉制造企业会利用妈咪们的消费心态，故意炒作价格，所以妈咪们选择的时候要擦亮眼睛。一般来说，进口奶粉相对要贵一些，但并不说明它们的质量就一定优于同类的国内奶粉。进口奶粉之所以贵，是因为要额外分担销售、运输、异地开启市场等费用和关税，而国产奶粉是根据国情、人民生活水平与各类食品的比价来定价，并延续了以前国家统一的定价，所以价格相对就较低，而且国产奶粉是针对中国宝宝体质研发的，更适合中国的宝宝。

（3）挑选奶粉时，最重要的是要特别注意说明上的营养成分配比，不必过于关注奶粉中包含多少营养成分。

目前，市场上的配方奶粉不管是国产的还是进口的，只要是喂养1岁内婴儿的，各种奶粉中含有的营养成分都大致与母乳接近。虽然，有些品牌的奶粉中强化了某些营养成分，但对于婴儿来说，增加的营养成分并没有对他们有什么效果。因为除了喝奶以外，6个月以上的婴儿还要吃辅食，许多营养成分在辅食中一样可以得到补充。由此可见，父母在选购时，不必只是为了某一两种营养成分而精挑细选了，更重要的是为婴儿选择那些质量可靠的厂商生产的配方奶粉。再者，来自海外的奶粉多为根据西方人的体质特点而设计，配方未达到本土化。纵然个别成分技术领先，却未必适合中国婴儿的体质。正所谓一方水土养一方人，宝宝成长过程中更需要高适应性奶粉的全程呵护，国产奶粉会根据中国宝宝的体质，量身打造出专属的高适应营养配方，采用100%新鲜专属牧场奶作为奶粉原料，通过独有高吸收营养融合工艺，为宝宝送上专属高适应配方，专注50年适应性研究，让丰富营养在宝宝体内得到充分吸收。而且家长在挑选奶粉时，也要关注该奶粉是否可以追溯到生产、销售等各个环节，以确保奶粉的安全性。

（4）味道越香浓的配方奶粉越好，不仅口味婴儿喜欢，而且里面的营养含量高。

奶粉原本淡香、无特殊气味。由于我国饮食讲究色、香、味俱全，因此生产商就有意识地在奶粉中添加一些香兰素、奶香精等芳香物质，使其冲饮时香气扑鼻，以增强人的食欲。但芳香物质仅能改变奶粉的口感，并不能增加奶粉的营养。所以，奶粉不能仅以味道是否香浓来论其好坏。

（5）买配方奶粉就买能快速溶解的，这往往说明奶粉质量高。

奶粉速溶度高确实可以省事，但这只是奶粉的一项外在感官指标，并不代表奶粉尤其是配方奶粉有更好的营养成分。因为配方奶粉是奶粉、乳清粉、奶油粉、微量元素等诸多原料混合而成的，而实际上这些原料的质地、多寡、配比才是决定奶粉质量的关键因素。

（6）婴儿生长发育需要大量的钙，含钙量和浓度越高的配方奶粉越适合婴儿。

各厂家的配方奶粉原料——牛奶本身的含钙量差别并不大，有些厂家为了寻找卖点，在天然牛奶当中加进了化学钙，人为提高了产品的含钙量，但过多的化学钙并不能被人体所吸收利用，反而会使大便变得坚硬，难以排出，久而久之还容易在人体中沉淀，甚至造成结石。

（7）婴儿喝配方奶粉容易上火，在奶粉中多加糖就可以败火。

许多父母认为喝奶粉的婴儿容易上火，认为加一些糖可以败火，有的甚至一勺奶粉

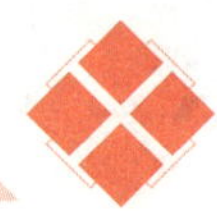



就要配一勺糖。这种做法是不对的。按照配方奶粉的成分，饮用时并不需要另外加糖。如果加糖过多，会导致营养搭配不合理，造成婴儿体内高糖，容易导致婴儿肥胖。

（8）对于 1 岁以内的婴儿来说，只要喝足够的配方奶粉，营养就够了。

母乳或奶粉虽能为婴儿提供生长发育所需要的大部分营养，但它还是满足不了全部营养需求。如果不及时增添辅食：就会引起一些营养素缺乏，如贫血、缺锌等。因此，一定要按月龄为婴儿添加辅食。4 个月开始逐渐加蛋黄；5 个月大的时候喂菜泥；6 个月喂鱼泥；8 个月喂碎豆腐、动物血和肝泥。这些辅食的添加，能满足婴儿身体快速生长发育的需要。

### （四）影响母乳喂养的因素

#### 1. 母亲个人因素

影响母乳喂养的母亲个人因素主要有母亲自身健康及心理状况、文化程度、分娩方式、职业等。母亲自身健康及心理状况是影响母乳喂养的直接因素。例如，若母亲患妊娠合并症，如重度妊高征、先兆子痫、产后大出血、妊娠合并心脏病等，疾病救治期间暂不能进行母乳喂养，待治疗后恢复母乳喂养困难较大。此外，母亲患有乳房疾病、活动性结核、人类免疫缺陷病毒（HIV）感染等也可造成母乳喂养困难。例如，母亲患有乳头平坦或凹陷、乳房肿胀、乳腺管堵塞、乳腺炎、乳头痛和乳头皲裂等，可导致婴儿含接乳头困难而达不到有效吸吮。母亲心理状况方面的研究发现：信心充分、态度积极的母亲与信心不足或担忧、态度消极者相比，开奶时间更早，母乳喂养持续时间长。母亲的文化程度以及所采取的分娩方式也影响母乳喂养状况。母亲文化程度与喂养知识显著相关，具有积极作用。就分娩方式而言，行剖宫产手术的产妇对手术容易产生焦虑情绪。另外，受手术麻醉、术中出血、术后切口疼痛和限制进食等因素的影响，剖宫产分娩者母乳喂养率低于自然分娩者。在职业因素方面，由于中国妇女就业率普遍较高，特别是年轻妇女大多数有工作，对于职业女性来说，需要按照规定按时重返工作，有时可能由于工作的需要必须缩短产假，进而影响母乳喂养。另外，某些特殊职业者如演员、舞蹈职业者等，母乳喂养者更少。

#### 2. 婴儿因素

婴儿自身因素也是影响母乳喂养的原因之一。婴儿疾病状况可影响母乳喂养的开展，如新生儿舌系带过短或患口腔疾病，可导致婴儿不能做有效的吸吮。早产儿、低体重儿和出生时 Apgar 评分 <7 分者一方面吸吮功能欠佳，常吸吮无力；另一方面，这些婴儿常需特殊治疗，与母亲分离时间较长，影响母亲泌乳，进而导致母乳喂养难度加大。

#### 3. 医源性因素

有研究表明，产妇能否母乳喂养还与医护保健人员的知识、信念以及行为有关。许多妇女在怀孕之前或怀孕前期即已决定喂哺的方式，这种分娩前既定的思想直接影响母亲母乳喂养的准备和开展。医护人员的知识、信念和行为可改变母亲先前的态度，进而采取母乳喂养。有资料表明，经过培训的医护人员可以为母亲提供有说服力的母乳喂养建议，同时加上医院的各种配套措施和制度，如爱婴医院提倡早接触、早开奶、早吸吮，

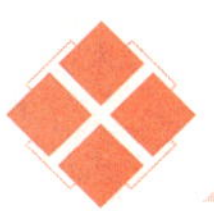

母婴同室，按需哺乳，取消橡胶奶头与奶瓶等，均可促进母乳喂养。实践证明，自我国制定了婴幼儿母乳喂养的目标以及创建爱婴医院以后，母乳喂养率有所提高。如果医护人员知识欠缺或责任心不强，未认真履行岗位职责，产后未及时指导，将增加母乳喂养的难度。

4. 家庭因素

很多产妇的婴儿喂养知识主要通过家庭成员获得。家庭成员、亲朋好友的态度和行为对母亲是否采用母乳喂养具有很大影响，其中丈夫的态度对产妇的影响最大，其次是产妇的父母。另外，家庭结构、家庭收入等对母乳喂养也有一定影响。单身母亲的母乳喂养率显著低于同配偶生活在一起的母亲。家庭收入高者反而母乳喂养率低。

5. 社会因素

社会因素包括媒体的宣传、国家相关法规的制定以及医院建立的促进母乳喂养的规章制度、健康咨询等。这些因素直接或间接地影响母乳喂养率。母乳喂养的宣传有利于提高群众的母乳喂养知识。如果宣传力度不够，导致很多孕产妇没有真正知晓母乳喂养的优点，难以树立母乳喂养的信心和决心；相反，非母乳喂养知识的宣传，如国内外奶品商对配方奶、代乳品的大力宣传，反而使孕产妇的人工喂养意识日趋强烈。

## 第二节　泌乳生理及其影响因素

女性从青春期、成熟期到妊娠期、哺乳期，其乳腺组织结构及功能发生着巨大的变化，这些变化是在垂体及性腺激素的影响下完成的。女性进入青春期，下丘脑－垂体活动增加，乳房发育，在卵巢激素的作用下脂肪组织沉积，大量腺管增生，乳头乳晕发育。随着卵巢周期性的激素变化，成熟期的乳腺腺体和导管发育，腺体组织有分泌物沉积。而妊娠期激素水平的变化，更使乳腺导管－小叶－腺泡发生重大变化，为泌乳做好了充分的准备。女性分娩时，随着胎盘的剥离，激素水平产生了变化。而且，通过婴儿吸吮等，刺激腺垂体催乳素释放和神经垂体催产素释放，促进了乳汁合成及乳汁排出。

### 一、泌乳生理

#### （一）母亲成功哺乳需要的 3 个反射

分娩后每一个母亲均产生 3 种生理反射，以保证喂哺的成功。

1. 泌乳反射

乳汁的产生是通过催乳素的作用实现的。催乳素产生于脑底部的腺垂体，它可使乳房的腺细胞分泌乳汁，又称乳汁分泌激素。婴儿每次吸吮奶头时，刺激了乳头的神经末梢，将信息传递至腺垂体，使之产生催乳素，经过血液输送到乳房，使乳腺细胞分泌乳汁。外界各种刺激如婴儿的哭声、婴儿的吸奶愿望，尤其是婴儿对乳头吸吮的刺激等传入母亲的中枢神经系统，使腺垂体分泌催乳素增多，泌乳增多。刺激越早，催乳素分泌也就

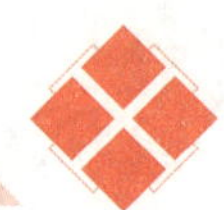


越快越多；婴儿吸吮乳头的次数越多，母亲泌乳越多；若婴儿少吸吮，乳汁分泌就少；如果停止吸吮或不开始吸吮，乳房便停止泌乳。如果婴儿很饿而急剧吸吮，或双胞胎同时吸吮，那么乳房会分泌更多的乳汁，以满足婴儿的需要，这是母乳喂养特有的供需关系。研究证明，在分娩后 30 分钟内尽早给新生儿吸吮母亲的乳头（早吸吮），促使催乳素反射的早建立，有助于母乳喂养成功。如果乳母希望增加乳量，最好的方法是鼓励婴儿延长吸吮时间和增加吸吮次数，而不应该为节省乳汁而减少喂哺，这样反而导致乳量的减少。

2. 喷乳反射

喷乳反射是靠下丘脑合成、神经垂体分泌的一种激素即催产素来调节的。催产素可刺激子宫收缩，有催产及产后止血、促进子宫复旧的作用，但同时它也可以促使乳腺导管的肌肉收缩，使已产生的乳汁能通过输乳管，经过乳头内输乳管的开口排出来，这种反射强烈时，可使乳汁从乳头喷出。当婴儿吸吮乳头时，感觉冲动传到大脑，刺激脑下垂体后叶分泌催产素。许多妇女在刚开始哺乳时会感到乳房内有挤压感，就是这个反射的作用。婴儿也需要有喷乳反射的帮助，才能得到足够的乳汁，催产素反射建立不好，乳汁流出不畅，会增加婴儿哺乳的困难。催产素反射更易受母亲思想、情绪的影响而促进或阻碍其发生。母亲情绪良好，对哺乳能力有信心，都能促进反射；婴儿的形象、声音和母亲对婴儿的抚摩、接触引起母亲挚爱的感受也有利于此反射的建立。相反，担忧或恐惧的情绪、疼痛或困窘，以及对自己的喂哺能力发生怀疑，都可能抑制反射的建立，也可阻止乳汁的流通。因此，实行母婴同室，医务人员及家庭人员对乳母哺乳多加鼓励和支持，营造温馨的环境，都是很重要的。

3. 立乳反射

立乳反射是指乳头肌肉受到刺激而收缩，使乳头变硬，有利于婴儿吸吮。

### （二）成功哺乳婴儿需具备的 3 个反射

1. 觅食反射：在婴儿的脸颊部予以刺激，婴儿的头会转向刺激的方向，并张开嘴要吸吮。

2. 吸吮反射：当婴儿的口中放入东西后就会吸住此物并做有节奏的吸吮。

3. 吞咽反射：当婴儿吸出乳汁或其他液体后能很协调地咽入食管、胃，而不流入气管内。

成熟的婴儿出生时就已经具备了这 3 个反射，如早产儿（尤其是 32 ～ 34 周以前的早产儿）及发育异常的婴儿，这些反射很差，常常需要用胃管来喂养。

### （三）母乳中的抑制因子

乳汁内存在乳汁分泌抑制因子，它是一种多肽，如果大量乳汁存留在乳房内，抑制因子就抑制泌乳细胞的分泌。若通过婴儿吸吮或挤奶的方式排空乳房，抑制因子被排除，乳房就能分泌更多的乳汁。这是自我保护机制，可保护乳房不致因过度充盈而受损害。但亦提示在哺乳过程中，如不注意排空乳房，常有乳汁积聚在乳房内，就会减少乳汁的分泌量。

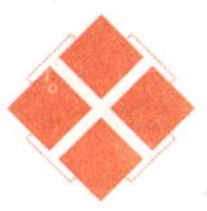

## 二、产妇泌乳不足的影响因素及处理措施

### （一）产妇泌乳不足的影响因素

乳腺泌乳是一个神经体液调节的复杂过程，产妇受到不良因素的刺激都可影响乳汁的分泌。常见的导致产妇泌乳不足的原因有如下几点。

1. 精神因素

产妇分娩时精神、体力消耗很大，疲劳或因会阴切开术、剖宫产术造成切口疼痛而使产妇得不到充分的休息，心情急躁等，影响乳汁分泌，使射乳减少。部分产妇由于产后激素的突然改变或出生的婴儿不是自己期盼的性别而出现产后忧郁症，经常生气、忧虑、对哺乳孩子信心不足等，可影响下丘脑和垂体功能，从而减少或抑制催乳素的分泌，使泌乳量减少。有些年轻产妇因担心母乳喂养后乳房形状改变，影响身材而拒绝哺乳，对泌乳产生了负面心理暗示而减少泌乳。同时，由于不给婴儿频繁吸吮，射乳反射不能建立，也会减少泌乳。

2. 产妇自身身体条件

常见原因是乳头凹陷。有的产妇由于乳头凹陷便在心理上对母乳喂养信心不足，特别是有的产妇哺乳尝试暂时失败后，就产生精神紧张、忧虑等不良情绪，有些甚至认为自己不能进行母乳喂养。这些不良情绪都将影响乳汁的分泌。

3. 缺乏哺乳技巧和喂养知识

最常见的是母亲抱婴儿的姿势不正确，婴儿未能将乳头及大部分乳晕充分含在嘴里，而出现乳头皲裂，母亲因疼痛而减少或停止让婴儿吸吮，影响乳汁分泌。

### （二）有利于产妇泌乳的措施

1. 消除或减少精神因素的影响，使产妇保持良好的精神状态

为产妇创造一个温馨和谐的家庭环境，让产妇减轻心理负担，保持精神愉快，减少紧张感，帮助产妇建立母乳喂养的自信心，并向产妇讲解清楚产后头几天虽然奶量少，但少量初乳完全能满足新生儿的需要，要坚持母乳喂养，而且让婴儿多吸吮，通过刺激建立射乳反射。

2. 加强母乳喂养知识宣传教育

宣教内容不仅包括母乳喂养的优点及喂养的具体姿势，而且还着重指导并帮助产妇及时做到早接触、早吸吮、按需哺乳。注意医患沟通，获得产妇及家属的信任，有利于知识的传授和感情的沟通，有利于产妇和家属发挥主观能动性，尽快熟练掌握母乳喂养的技巧。

3. 加强营养

多给予产妇温热营养的饮食，多喝鸡汤、鱼汤或猪蹄汤，促进产妇泌乳。

4. 其他辅助措施，如乳房按摩、纠正乳头凹陷等

产妇在产后因精神紧张、疲劳过度、气血虚弱引起产后缺乳，或乳汁分泌与新生儿吸吮能力尚未协调适应可造成乳汁淤积、乳胀、乳腺管不通。在产后 2 ～ 3 天内进行适

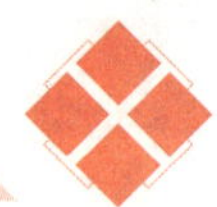



当的乳房穴位按摩，充分运动乳房，可起到改善乳房血液循环的作用，刺激乳头、乳晕、乳腺导管，使神经末梢兴奋传入垂体前叶，释放催产素，能反射性引起泌乳和喷乳。产后早期乳房穴位按摩可促进泌乳，早期泌乳可有效消除产妇对母乳喂养的畏惧心理，充分调动产妇的情感，建立母乳喂养的信心。产妇乳头如果凹陷不明显，只要喂奶的姿势正确或在医务人员的帮助指导下，婴儿也会顺利吸吮。

## 第三节　母乳喂养指导

### 一、母乳

母乳是婴儿成长所需的最自然、最安全、最完整的天然食物，它含有婴儿成长所需的所有营养和抗体，特别是母乳含有 50% 的脂肪，除了供给宝宝身体热量之外，还能提供宝宝脑部发育所需的脂肪（脑部 60% 的结构来自于脂肪）。母乳中丰富的钙和磷可以使宝宝长得又高又壮；免疫球蛋白可以有效预防及保护婴儿免于感染及慢性病的发生；比非得因子和寡糖可以抑制肠道病菌增生和帮助消化。除此之外，哺喂母乳的亲密接触和亲子关系可刺激婴儿脑部及心智发育。

母乳是产后女性乳房产生的用作哺育婴儿的汁液，母乳内含有乳铁蛋白（重要）、碳水化合物、蛋白质、脂肪、维生素、矿物质、脂肪酸和牛磺酸等，是新生儿降生初期最主要的营养物质来源。

有的母亲放弃哺喂母乳的主要原因分别有：缺乏奶水、担心宝宝吃不饱或不够营养、宝宝拒绝吸吮或吸吮时感到疼痛、体力不足、乳头酸痛或破皮、乳房肿胀疼痛、上班不方便等。

### 二、母乳喂养指导

为了保证婴儿正常生长、发育，婴儿在生命的最初 6 个月应完全接受母乳喂养。“完全母乳喂养”界定为不喂给除母乳之外的任何食物或饮料，甚至不喂水。但是，允许婴儿服用滴剂和糖浆（维生素、矿物质和药物）。母乳是婴儿健康生长和发育的理想食物，也是生殖过程的一个组成部分，对母亲的健康具有重要的影响。虽然母乳喂养是一种天生的行为，但它也是一种后天的行为，在作为一个自然行为的同时，也同样需要学习。大量研究证实，母亲和其他照护者在开始及持续进行适宜的母乳喂养时需要得到积极的支持。世界卫生组织和联合国儿童基金会在 1992 年发起了爱婴医院行动，以此来加强孕产妇的习惯做法，支持母乳喂养。爱婴医院行动为改善全世界范围内的纯母乳喂养状况做出了贡献，并支持了整个卫生系统，有利于母亲持续地进行纯母乳喂养。事实证明，只要获得充足的信息以及家庭、社区和卫生保健系统的支持，几乎所有母亲都能进行母乳喂养。她们还应获得训练有素的卫生工作人员、非专业和同辈咨询人员以及经正式证明合格的哺乳咨询员的帮助，他们可帮助母亲树立信心，改进喂养技术和防止或解决母

乳喂养问题。其中，指导产妇正确喂哺尤为重要。

### （一）正确的抱哺姿势

正确的喂哺姿势使母亲和孩子都感到舒适，轻松愉快。母亲卧位、坐位均可。

（1）坐位姿势：座位高矮要合适，孕妇的双下肢能踏到地面，足底平放在地上，如不够高，可通过加垫等方式调整，使孕妇全身放松。也可以坐在有扶手及靠背的椅子上，在扶手上放一个枕头，孕妇一侧手臂环抱孩子，托住孩子的头、背及臀部，将孩子身体面向自己，孩子腹部紧贴孕妇的腹部，下颊及嘴紧靠乳房，头颈略微伸张，当婴儿嘴张大时，把孕妇的奶头及乳晕送入孩子口中。

（2）骑马式姿势（适合较大些的婴儿）：让婴儿两腿分开，骑在孕妇腿上，与母亲面对面，同样让婴儿的嘴及下颊紧贴母亲的乳房。

（3）卧位姿势：母亲在剖宫产术后，会阴侧切伤口疼痛，不方便采取坐位时，孕妇与婴儿面对面可采用侧卧位，让婴儿的腹部紧贴孕妇的腹部，嘴与下颊贴乳房，头颈略微伸张，婴儿可枕在孕妇的手臂上，这样的姿势母子同样感到舒服。

### （二）固定乳房的正确姿势

将拇指和四指分别放在乳房上下方（呈 C 形），四指沿胸壁向上托起乳房，使乳房向前、向下，乳头外伸，便于婴儿的含接。避免用“剪刀式”夹住乳房（乳汁过急、孩子呛溢除外），以免乳头后缩阻碍含接及影响部分乳晕含入口内，同时也会造成吸吮时乳窦挤压受限，影响孩子摄入乳汁。

### （三）正确的含接姿势

含接姿势正确能使母亲与婴儿均感到舒适，婴儿吸吮时能充分吸到母亲的乳汁，而母亲不感到奶头疼痛或奶头破裂。喂奶的含接姿势要求是：婴儿的整个身体靠近母体，而且面向母亲；婴儿的嘴及下颊部紧靠乳房，鼻尖对着乳头，用乳头逗引孩子上唇诱发觅食反射，当婴儿口张大、舌向下的瞬间，将乳头及部分乳晕含入婴儿口内。此时孩子上、下唇及舌的吸吮动作可挤压乳晕下的乳窦，既可使乳汁顺畅排出，又可刺激乳头上的感觉神经末梢，促进泌乳反射和排乳反射。

### （四）哺乳后的注意事项

由于婴儿吞咽功能发育还不完善，如果吸食母乳时速度过快或吃得过饱，经常会有溢乳现象。在哺乳后可将婴儿轻轻抱直，头靠母肩，轻拍其背，使吸乳时吞入胃中的空气排出，防止发生溢乳。

### （五）对乳头有凹陷产妇的哺乳指导

乳头有凹陷的产妇可尝试以下解决方法：①婴儿饥饿时先吸凹陷的一侧乳头，此时婴儿的吸吮力强而能吸出乳头及大部分乳晕；②可将两副 10mL 注射器用细管联结，去除其中一副注射器的内栓，将空筒扣在乳头部，抽吸另一副注射器，反复多次，直到乳头吸出后不再回缩为止。

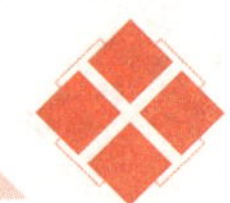



## 三、涨奶的原因及处理

涨奶的乳房会因肿胀而不舒服，感觉乳房沉重、坚硬、发热并变得敏感，就像要胀破一样。涨奶可能会疼，也可能引发其他哺乳问题，因此应及时发现涨奶并尽早做适当处理。

### （一）涨奶的原因

涨奶最常见于产后头一周。当体内荷尔蒙水平发生变化，乳房开始分泌较多奶水时，孕妇的乳房可能就会膨胀并增大。乳房像是充满了奶水，如同气球充气后开始膨胀。

其实涨奶不仅仅是因为储存了大量的乳汁。哺乳开始时，流向乳房的血液也会增加。乳房组织的液体积聚即造成充血膨胀。幸好孕妇的身体适应泌乳过程后，肿胀程度会相应减轻。孕妇的乳房在整个哺乳期间，即使是乳房大量分泌乳汁时，也不会永远如此饱胀。

### （二）处理

如果乳房变得硬实、透亮甚至有硬块，此时必须采取措施减轻乳房肿胀并使奶水顺畅流动。以下是几点建议。

第一，白天黑夜都要频繁授乳。婴儿强劲而有效率的吸吮是自乳房排出乳汁的最有效方法。新生儿每天 24 小时内必须吃奶 8 ～ 12 次。涨奶期间，白天让婴儿每 1.5 ～ 2 小时吃奶 1 次，夜间则 2 ～ 3 小时喂 1 次。该阶段避免使用奶瓶、安抚奶嘴或添加辅食。婴儿所有的吸吮动作都应作用在孕妇的乳房上。这将缓解孕妇涨奶引起的不适，并且有助于调节乳汁的分泌以适应婴儿的需要。如果婴儿从孕妇身上吸食不到足够的母乳，可以用杯子或汤匙喂母乳。

第二，要确认宝宝以正确的方式裹奶。宝宝的嘴要张得够大以含入大部分的乳房组织。乳头应深入口内以便宝宝的牙床可以压迫到乳晕（乳头周围深色的区域）下面的乳窦。宝宝每吸一、两口后应有吞咽的声音，这表明吃奶够效率。如果乳房饱胀，婴儿难以裹奶，则在喂奶前应先挤出一些乳汁让其变软。孕妇可以用手轻挤或将挤奶器调到最小吸力档，不必担心挤奶会造成泌乳增加。帮助宝宝自乳房吸到母乳更为重要，这有助于孕妇的身体去调节乳汁的分泌量。

第三，喂奶前穿戴乳房（保护）罩约 30 分钟，让乳头突出。乳房罩是一个衬在胸罩内的、为乳头准备了一个出口的塑料杯状物。它的原理是压迫乳头周围的组织使乳头突出并促进溢奶，以缓解某些不适。

第四，喂奶前热敷乳房几分钟。有些孕妇发现这很舒服，并且有助于乳汁流动。具体方法是用一块温湿毛巾盖住整个乳房，或使用莲蓬头温水淋浴，让温热的水从背后流过胸部。乳房热敷仅限于喂奶前使用，因为温热水会使更多体液留向乳房，加剧乳房肿胀。

第五，两次哺乳间使用冰敷。用够大的冰袋盖住大部分的乳房，每次敷 15 ～ 20 分钟。也可以试着用塑料袋装碎冰或冷冻蔬菜包取代（但可别继续食用解冻又冷冻数次的蔬菜），并将冰袋包在薄毛巾里以保护皮肤。产妇也可以用生的卷心菜叶子取代冰块放在胸罩里冷敷。有些孕妇发现这是缓解肿胀的有效的家庭配方。叶子打蔫或用了 2 小时

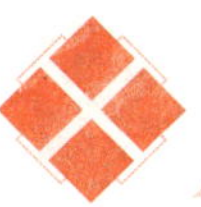

左右后应换掉。卷心菜叶子只能在开始消肿后使用，一旦出现皮疹或其他过敏症状时应停止使用。

第六，使用支撑力好的胸罩可能也有帮助。该阶段避免使用带钢箍的胸罩，因为钢箍可能会过分压迫乳房局部区域。某些妇女在胀奶期间喜欢用运动型胸罩支撑乳房。

此外，还可请医生运用非处方的、抗发炎的药物以缓解疼痛和肿胀。大部分药物可供哺乳妇女使用。很多孕妇在涨奶时会有低烧，但体温在 38.4℃以下通常不是感染，不需要停止授乳或母子隔离。

虽然涨奶现象通常在生产一两周内消失，但是在往后的哺乳期间，当孕妇错过一次喂奶或（挤奶器）挤奶，或宝宝不能或不愿意好好吃奶时仍会发生涨奶。上述建议将有助于缓解乳房涨奶。此外，发现涨奶时，孕妇不妨自己先思考为什么会发生涨奶问题以及该如何处理。比如，如果跟宝宝分开时用挤奶器挤奶，或许挤奶次数要频繁一些。

如果因为断奶而发生涨奶，你可能需要放慢断奶过程，让乳房有机会去调适乳汁需求量的减少而减少分泌。如果情况不允许增加喂奶次数，可用手或用挤奶器挤出适量的乳汁以减轻不适。

## 四、哺乳期用药原则

哺乳期用药的注意事项

多数药物如磺胺类抗生素、四环素及苯巴比妥等均能进入乳汁，通过哺乳进入婴儿体内，乳母长期或大量服用此类药物可对婴儿产生不良影响，故哺乳期服药必须慎重。

### （一）不可随意服药

有些药物对宝宝是安全的，有的药物却会产生不良甚至非常严重的后果，致使婴儿发生病理性黄疸、紫绀、耳聋、肝肾功能损害或呕吐等。因此，哺乳期一定要慎重使用药物。明智的做法是需要用药时，应向医生说明自己正在喂奶，尽量使用不能通过乳汁的药，不可自己随意乱服药。

### （二）不应随意中断哺乳

除了少数药物在哺乳期禁用外，其他药物在乳汁中的排泄量很少超过母亲用药量的 1% ～ 2%，这个剂量不会损害宝宝的身体。在安全用药期间，不应该中断哺乳。

### （三）服药后调整哺乳时间

使用药物时，为了减少宝宝吸收的药量，可在哺乳后马上服药，并尽可能推迟下次哺乳时间，至少要间隔 4 小时，以使更多的药物排出体外，使乳汁中的药物浓度达到最低。

### （四）不宜使用避孕药

避孕药中含有睾丸酮、黄体酮以及雌激素类衍生物等，这些物质进入母亲体内，会抑制泌乳素生成，使乳汁分泌量下降，分泌的母乳不够宝宝吃。而且，避孕药物中的有效成分会随着乳汁进入宝宝体内，使男婴乳房变大、女婴阴道上皮增生。因此，哺乳的妈咪不宜采取药物避孕的方法。

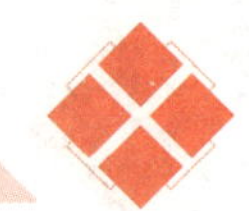



### （五）不可滥用中药

有些中药对产妇有滋阴养血、活血化瘀的作用，可增强体质，促进子宫收缩和预防产褥感染。有些中药会进入乳汁中，使乳汁变黄或有回奶作用，如大黄、炒麦芽、逍遥散、薄荷等。因此，不可滥用中药。

## 五、乳头皲裂

乳头皲裂是指乳头表面有大小不等的裂口、溃疡或皮肤糜烂。有时，沿着乳头基部发生裂痕很深的环状裂口，使乳头几乎从乳晕上脱落下来，致使哺乳时痛不可忍。裂口中分泌物干燥则结成黄色痂皮，故发生干燥性疼痛。严重时乳头可部分断裂，垂直的皲裂能使乳头分成两瓣。致病菌可由乳头皲裂处进入乳房组织内，引起急性乳腺炎等乳房疾患。因此，预防皲裂的发生是至关重要的，其具体措施如下：

（1）用一玻璃罩橡皮乳罩住乳头，或用消毒纱布包住乳头使勿触碰，以减轻疼痛。

（2）勤换内衣，使内衣保持干燥。

（3）授乳前后用温开水清洗乳头乳晕。哺乳后裂口处用 10% 鱼肝油铋剂或复方安息香软膏等涂用。

（4）乳头皲裂严重时，应暂停哺乳，将乳汁用手挤出再喂婴儿，以减轻炎症发展，促进皲裂愈合，待皲裂愈合后再哺乳。

（5）对经久不愈的皲裂口，可用少许 25% 硝酸银轻涂患处，再用生理盐水洗净，可促使裂口愈合。

## 六、乳腺炎

乳腺炎是指乳汁淤积和乳头皲裂后，细菌由破裂处侵入乳腺管引起感染。患乳腺炎时，乳房局部出现肿块，肿痛并有压痛，患者畏寒、发热。严重者乳房肿块增大，疼痛加剧，出现高热，多有脓肿形成。当哺乳期出现乳房胀痛、乳汁淤积时，应做局部湿热敷，并将乳汁排空，及早应用抗生素控制感染，如有脓肿应切开引流。预防乳腺炎要做到以下几点：

（1）注意妊娠期乳房卫生。妊娠最后 2 个月，应经常用肥皂水或清水擦洗乳头，或用 70% 的酒精（或烧酒）棉球涂擦乳头、乳晕，以加强乳头的抵抗力。因酒精能脱去油脂，长期使用可使乳晕腺皮脂分泌减少，引起乳头干燥，造成皲裂，故不能长期使用。

（2）矫正乳头凹陷。在妊娠中期就要设法纠正乳头凹陷：可用小酒盅扣罩乳头，外用布带固定；或用吸乳器吸引，1 ～ 2 次 / 天；也可行乳房按摩，或经常用手牵拉。

（3）正确哺乳。每次哺乳时应双侧乳房轮流哺喂，并不断改变抱婴姿势，使乳腺管充分吸空。

（4）保持乳汁排出通畅。乳汁的淤积是发病的重要因素，故应定时哺乳，哺乳后要排尽剩余乳汁。可用吸奶器或手按摩挤出乳汁，使乳汁排空。为了预防乳汁过稠，发生凝乳阻塞乳管，要鼓励哺乳妇女多饮汤水。

（5）及时处理乳头皲裂。乳头皲裂可引起疼痛，影响哺乳。此时，可用黄柏、白

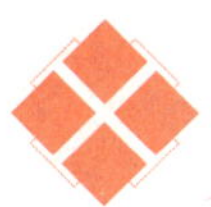

芷各半研磨，再用香油或蜂蜜调匀后涂患处，或涂以次碳酸铋搽剂（碱式碳酸铋 4g 研末，加植物油 6mg），也可涂安息香酊，用吸奶器吸出乳汁喂育婴儿。

（6）加强婴儿口腔护理。注意婴儿口腔的清洁，可每天用清水轻擦婴儿口腔黏膜和牙床 1 ～ 2 次，不让婴儿含乳而睡。

（7）断乳适用证。如病人有高烧或脓肿形成，应停止哺乳进行一侧或双侧断乳，以防感染的乳汁对婴儿产生影响。断奶前可用生山楂 30g、生麦芽 30g、枇杷叶 15g，煎汤代茶饮；或己烯雌酚 5mg，3 次 /d，口服；或用苯甲雌二醇 2mg，2 次 /d；肌内注射或予以 50% 硫酸镁 30mL 顿服，均至回乳为止。用芒硝 60g 装入纱布袋中，外敷乳房，湿时更换，放于一侧乳房，仅使一侧乳房断乳。

## 七、断奶

婴儿喂哺至 10 个月左右，其胃肠的消化能力逐渐增强，需要的营养也不断增加，母乳已不能满足婴儿生长发育的需要，应予断奶。回奶的方法可用皮硝 250 g 包敷两侧乳房，潮解后除去，一般两三天内即可退奶，或口服己烯雌酚 5mg，每日 3 次，共用 5 ～ 7 天。

### （一）循序渐进，自然过渡

断奶的时间和方式取决于很多因素，每个孕妇和宝宝对断奶的感受各不相同，选择的方式也因人而异。如果孕妇已经做好了充分的准备，孕妇和宝宝也都可以适应，断奶的时机便已成熟，可以很快给宝宝断掉母乳。特别是加上客观因素，如果孕妇一定要出差一段时间，那么很可能几天就完全断奶了。如果孕妇上班后不再吸奶，那么白天的奶也很快就会断掉。

### （二）减少对孕妇的依赖

断奶前，要有意识地减少孕妇与宝宝相处的时间，可以增加爸爸照料宝宝的时间，给宝宝一个心理上的适应过程。让宝宝明白爸爸一样会照顾他，逐渐减少对孕妇的依赖心理。这个时候就要充分发挥爸爸的作用，来帮助宝宝渡过“断奶期”。

### （三）培养宝宝良好的行为习惯

在断奶前后，孕妇适当多抱一抱宝宝，多给他一些爱抚是必要的，但是对于宝宝的无理要求，却不要轻易迁就，不能因为断奶的歉疚而养成了宝宝的坏习惯。

### （四）少吃母乳，多吃牛奶

开始断奶时，可以每天都给宝宝喝一些配方奶，也可以喝新鲜的全脂牛奶。尽量鼓励宝宝多喝牛奶，但只要他想吃母乳，孕妇不该拒绝他。孕妇也可以为宝宝做一些辅食的准备。

### （五）断掉临睡前的喂奶和夜奶

大多数的宝宝都有半夜里吃奶和晚上睡觉前吃奶的习惯。最难断掉的恐怕就是临睡前和半夜里的奶了。可以先断掉夜奶，再断临睡前的奶，这时候需要爸爸或家人的积极

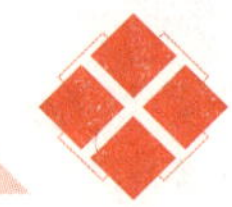



配合。刚开始宝宝可能会闹腾几天，但只要坚持下来就会得到好转的。

## 八、哺乳期避孕

生育间隔短于 2 年对母子健康均不利。做好产后避孕方法的指导、选择及研究，对计划生育和家庭健康保健有重要意义。

母乳喂养避孕是一种主要的自然避孕法。有研究结果显示，产后不哺乳的妇女一般在分娩产后 6 ～ 10 周即行排卵，哺乳妇女平均产后 33 周月经复潮，36 周恢复排卵。在产后 6 个月不完全哺乳的妇女排卵的危险率低于 10%，而完全哺乳的妇女排卵率降低至 1% ～ 5%。许多分娩研究报告，哺乳闭经期间的妊娠率在 10% 以内。产后 6 个月内完全或几乎完全母乳喂养分娩的妇女妊娠率 <2%。

哺乳闭经避孕机制主要是吸吮乳头的刺激立即产生神经内分泌反射，引起释放泌乳素（PRL）和内啡肽，抑制排卵所需的激素，从而抑制了卵巢排卵或黄体功能，起到避孕作用。此外，吸吮还引起促性腺激素释放激素（GnRH）的脉冲分泌方式改变，使 GnRH 分泌减少，也是卵巢功能受抑制的主要机制。吸吮刺激几分钟内即使 PRL 升高 30 ～ 50 倍，吸吮停止则立即下降到间歇期水平。夜间哺乳的 PRL 水平比白天还要高出 23 倍。因此，每日坚持足够的哺乳频率和时间及夜间哺乳是维持高 PRL 哺乳闭经的必要条件。

然而，这种哺乳引起的高 PRL 水平会随着哺乳期的延长而下降。性腺轴对吸吮的敏感分娩性也随时间的推移自发性下降，使哺乳闭经有一定排卵的危险性。有调查表明，首次月经前已有 33% 的产妇排卵，但其中有 41% 的产妇有黄体缺陷，在平均哺乳 40.3 周的妇女中，仍继续哺乳者 50% 有排卵。除时间因素影响外，幼儿补充副食尤其是用橡胶奶头喂养，可降低母乳喂养时乳头刺激强度，从而降低避孕效果。因此，哺乳闭经不是一个很可靠的长期避孕方法，尤其对于产后月经恢复时间早的部分哺乳者和非哺乳者，产后早期应采用安全期避孕和工具避孕。

哺乳期妇女可采用的避孕方法很多，如使用避孕套、外用避孕药、放置宫内节育器等。其中，放置宫内节育器是较常用的方法，一般顺产后满 3 个月、剖宫产后满半年的哺乳期妇女，即可放置。这种避孕方法避孕效果好，放置一次可避孕数年，不影响性生活。当然它也有一些缺点，如必须由医师放置，可引起腹痛、阴道不规则出血、月经过多、易导致炎症等。而且，放置后并非可以一劳永逸、高枕无忧。因为大多数节育器有规定的使用年限，到年限时必须更换。有的节育器会移位，有的节育器会在不知不觉中脱落。不注意以上这些问题，都可能导致意外妊娠。另外，宫内节育器有可能使宫外孕发生机会增多。所以，用这种方法避孕的妇女必须定期检查，若出现不规则出血、白带增多、月经延迟、腹痛等，应尽早就医。

# 思考与训练

## 一、名词解释

1. 泌乳反射　　2. 立乳反射　　3. 乳头皲裂

## 二、选择题

1. 关于哺乳期保健内容，下列选项不正确的是（　　）。
   A. 保持室内空气新鲜　　B. 指导婴儿服饰
   C. 指导避孕　　D. 了解母乳喂养状况
   E. 母乳喂养应定时、定量
2. 哺乳期保健的中心任务是（　　）。
   A. 促进产妇身体的恢复　　B. 促成纯母乳喂养
   C. 保证婴儿的健康　　D. 保证产妇的合法权益
   E. 加强母婴的营养
3. 以下选项不是哺乳期保健人员访视内容的是（　　）。
   A. 了解母乳喂养状况　　B. 指导婴儿服饰
   C. 保持室内空气新鲜　　D. 指导产妇用药　　E. 指导再孕
4. 降低孕产妇死亡率及围生儿死亡率属于（　　）。
   A. 孕期保健　　B. 生育期保健
   C. 产时保健　　D. 哺乳期保健　　E. 围婚保健
5. 关于母乳喂养的优点，错误的是（　　）。
   A. 母乳易消化和吸收　　B. 增加机体免疫力
   C. 防止产后出血　　D. 有避孕的作用
   E. 降低母亲患乳腺癌的危险性
6. “妇女各期保健”对象中，不包括（　　）。
   A. 儿童期幼女　　B. 青春期少女
   C. 老年期妇女　　D. 围生期妇女　　E. 围婚期妇女
7. 关于保护哺乳期妇女休假的陈述，不妥的是（　　）。
   A. 安排乳母享受 1 年哺乳假　　B. 每天两次享受带薪哺乳
   C. 需要时可加夜班　　D. 未满周岁婴儿的母亲不加班
   E. 单胎乳母的哺乳时间为 30 分钟 / 次
8. 我国女职工正常产假为（　　）。
   A. 30 天　　B. 42 天
   C. 60 天　　D. 90 天　　E. 120 天
9. 影响泌乳的因素不包括（　　）。
   A. 婴儿吸吮　　B. 乳母心理状况　　C. 乳母营养
   D. 家庭环境和经济条件　　E. 乳母运动

## 三、简答题

1. 简述正确哺乳的方法。
2. 哺乳期乳房的保健措施有哪些？

# 第十章
# 新生儿期保健

## 学习目标

1. 掌握新生儿期保健的内容和措施。
2. 了解新生儿的生理特点。
3. 掌握新生儿期常见疾病的预防。

## 预习案例

李某，女，26岁，上海人，为广州某外资企业职员。张某，男，29岁，东北人，为广州某合资企业职员。俩人于2006年5月结婚，婚后用“安全期避孕法”进行避孕，但6月李某发现自己意外怀孕。

婴儿出生后，为了坚持母乳喂养，女婴一直在母亲身边，尤其夜间要喂2～3次，而且每次哺乳完后要哄近1个小时才能入睡，虽然张强有时会在夜间帮忙哄孩子，但李红还是觉得很累。

思考

请就上述案例提出富有针对性的健康宣教和指导建议。

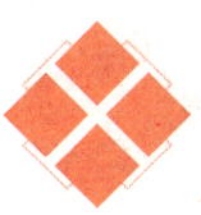

新生儿期是指自胎儿娩出脐带结扎时开始至出生后 28 天内。由于此期在生长发育和疾病方面具有非常明显的特殊性，且发病率高，死亡率也高，因此被列为婴儿期中的一个特殊时期。在此期间，小儿脱离母体转而独立生存，所处的内外环境发生根本的变化，但其适应能力尚不完善。此外，由于分娩过程中的损伤、感染延续存在，先天性畸形也常在此期表现，因此新生儿期保健是非常重要的。

## 第一节　新生儿期保健概述

新生儿期保健的内容包括：建立和加强新生儿家庭访视制度，定时进行访视；进行全面体格检查，如体重、身长、体温、头围、面色、皮肤等；了解新生儿出生后的健康、喂养、疾病等方面的情况；指导母亲做好新生儿脐带、皮肤及其他方面的护理；指导并鼓励母乳喂养；做好预防接种及定期体格检查的安排；预防各种常见的新生儿疾病；接种卡介苗和乙肝疫苗等。

新生儿护理保健

### 一、新生儿的分类

根据分娩时的孕周，新生儿可分为足月儿（胎龄满 37 周，不满 42 周）、早产儿（胎龄满 28 周，不满 37 周）、过期产儿（胎龄超过 42 周以上）；根据体重值，新生儿可分为正常体重儿（体重大于 2 500 g、小于 4 000 g）、低体重儿（体重小于 2 500 g）、巨大儿（体重大于等于 4 000 g）；根据体重与孕龄的关系，新生儿可分为适于胎龄儿（胎龄与体重相符）、小于胎龄儿（体重小于相应的胎龄）、大于胎龄儿（体重大于相应胎龄）。

### 二、新生儿的生理特点

#### 1. 体格发育

（1）出生体重：出生体重是对新生儿营养状况的概括。

凡胎龄满 37 ～ 42 周，体重等于或大于 2 500 g，为“足月正常体重儿”，这样的新生儿适应环境的能力较强。

（2）出生身长：指新生儿处于卧位时头顶到足跟的距离。足月新生儿平均身长为 50 cm，男婴略长于女婴。

（3）出生头围、胸围：新生儿的头围平均为 34 cm。头围可以间接地反映脑的发育状况。但是在正常范围内，并非头围大些的新生儿就比头围小些的聪明。头围过大、过小都为病态。出生时胸围比头围小 1 ～ 2 cm。

（4）身体各部分的比例：胎儿时期，中枢神经系统尤其是脑优先发育，其次是躯干，发育最慢的是四肢。所以，新生儿的体型是：头大，占去身长的 1/4；较长的躯干；短小的四肢。

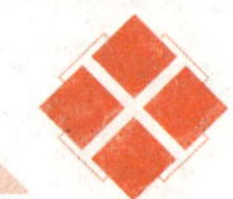



## 2. 各系统的特点

（1）骨骼、肌肉、关节

出生后，新生儿的骨头不少还是软骨。比如，8 块腕骨就全是软骨。由于脊柱的生理性弯曲尚未形成，脊柱的负重、支撑能力很差，新生儿无力抬头。新生儿的关节还没有发育好。

（2）皮肤

①表皮：新生儿的皮肤薄嫩，保护功能差。若皮肤被擦伤、抠烂，细菌就可乘虚而入，使“病从皮入”。

②皮下脂肪：由于皮下脂肪较少，容易使体热散失，环境温度低时，新生儿很容易受凉。

③汗腺：因汗腺未发育完善，环境温度高时，体热散发受阻，容易受热。

（3）呼吸

新生儿呼吸时，腹部可见明显起伏，称为“腹式呼吸”。

（4）心脏和血液

新生儿新陈代谢旺盛，但心肌力量薄弱、心腔小，每次心跳搏出的血液量少，因此以增加每分钟心跳的次数来代偿。一般，新生儿每分钟心跳的次数为 140 次。新生儿血流多集中于躯干和内脏，四肢较少，所以四肢容易发凉或青紫。

（5）消化

新生儿胃容量为 30～60 mL。胃的入口（贲门）和胃的出口（幽门）几乎在一个水平上，贲门比较松，幽门比较紧，所以在吃饱以后容易溢奶。

新生儿的肾脏尚未发育完善，对钠盐的排泄能力有限，如果给新生儿喂菜水，不要加盐。

（6）神经系统

脑重：新生儿的脑重约 350g。

新生儿神经细胞的突起短而且数量少，比起成熟的神经细胞，就像一根小树苗。有的神经细胞轴突的外面尚无髓鞘，所以刺激传导容易“泛化”。

新生儿初离母体，环境中的各种刺激，如声、光、风等，对新生儿来说都是过强的刺激。

新生儿的本能：吸吮反射、觅食反射、握持反射、踏步反射、瞬目反射等。

（7）感觉器官

①视觉：新生儿刚出生即有光感；光可引起新生儿的“瞬目反射”（眨眼）；适宜的刺激可促进新生儿视觉的发育。

②听觉：新生儿已有听觉，突发的声音可引起新生儿惊吓或闭眼；生后两周左右，新生儿就会把头转向声源。

③触觉：新生儿的触觉灵敏，特别是嘴唇、手心、脚心、前额等部位更是如此；新生儿特别需要温暖、爱抚，以解除“皮肤饥渴”。

④温度觉：新生儿的温度觉已很敏锐。

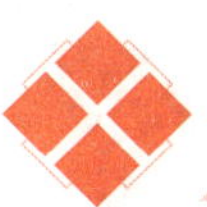

（8）水、电解质平衡和能量代谢

新生儿体液总量占体重的 65% ～ 75%，以细胞外液较多。每日总需要量：第一天 60 ～ 80mL/kg，第二天 80 ～ 100mL/kg，第三天以后 100 ～ 120mL/kg。初生 1 周内丢失较多水分，可发生“生理性”体重减轻，约减少原体重 10% 以内，1 ～ 10 天恢复。生后 1 ～ 2 天血钾偏高，可不必补钾。新生儿刚出生时每日需能量 209.2 ～ 313.8kJ（50 ～ 75 kcal/kg），10 天后增至 418.4 ～ 502.08kJ（100 ～ 120kcal/kg），早开奶能防止低血糖。

### 3. 新生儿的几种特殊生理状态

（1）生理性黄疸：50% ～ 70% 的新生儿黄疸在生后 2 ～ 3 天出现，5 ～ 6 天达高峰，10 ～ 14 天后应迅速消退。

（2）假性月经（阴道出血）：女婴生后第 5 ～ 7 天出现阴道少量出血，持续 1 ～ 2 天，自止，不必处理。这是孕妇雌激素进入胎儿体内，在生后突然中断所致。

（3）乳腺肿大：男女婴儿均可发生，第 3 ～ 5 天出现，乳腺呈蚕豆或鸽蛋大小，2 ～ 3 周消失，不必处理，但应避免暴力挤压而造成继发感染。

## 三、新生儿护理

### （一）一般护理

#### 1. 刚生后护理

胎儿娩出后应用干软毛巾吸去皮肤上的羊水并包住其全身，加强保暖，减少散热。

（1）呼吸：开始呼吸前，用吸管或插管吸出口咽部的黏液。

（2）脐带：娩出后 1 ～ 2 分钟内以无菌方法在根部剪断包扎，1 ～ 7 天自行脱落。脐窝有分泌物可涂 1% ～ 2% 的龙胆紫，保持干燥，如有肉芽形成，用 5% ～ 10% 的硝酸银液点灼，有脓性分泌物可用 1% 的双氧水冲洗。

（3）眼：用 0.25% 氯霉素眼药水或 5% 弱蛋白银眼药水滴眼，以预防新生儿眼炎。

（4）皮肤：用软纱布醮温开水将头面、耳后、腋下、皮服褶皱处血渍轻轻拭去，尿布区、皮肤皱褶处可涂无菌植物油，胎脂不必洗掉。

#### 2. 日常护理

（1）保暖：室温以 22 ～ 24℃、湿度以 50% ～ 60% 为宜。如生后需多次检查时，可将新生儿裸体于暖箱中，箱温 31 ～ 34℃、相对湿度 50% 为宜。其他保暖方法有热水袋法、电热毯等。

（2）哺乳：生后 2 ～ 4 小时开始哺乳，母乳少者可添加少许糖水，用牛乳者，生后 1 ～ 2 天用 1 ∶ 1 稀释，3 ～ 4 天后用 2 ∶ 1 稀释，满月后可给全奶。

（3）预防感染：严格无菌操作和消毒隔离制度，护理人员必须健康，患感染性疾病或带菌者须调离。每护理一名新生儿后要洗手，以免交叉感染。

（4）皮肤：脐带脱落前不给盆浴，换尿布后，会阴、臀部用温水冲洗擦干，防止尿布疹。脐带脱落后可盆浴，用无刺激性肥皂，浴后用吸水毛巾吸干，臀部、皮服褶皱

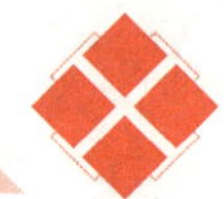


处可抹少许滑石粉。

（5）衣服：衣着应柔软、宽松，不要将樟脑丸放置于衣服中，防止溶血发生。

3. 新生儿家庭访视

新生儿家庭访视为新生儿保健的主要一环，尤其对体弱儿、低出生体重儿来说，家庭访视更加必要。第一次访视在生后 1 周，以后每周 1 次，持续 2 ～ 3 次。访视时要观察新生儿面色、呼吸、吸吮力、反应性等，询问出生体重、胎次、睡眠、喂养、二便、卡介苗接种等情况，并测量体重、身长、头围、胸围、体温，做全身检查，尤其要注意畸形和黄疸消退情况。最后要宣传育儿、护理、用药等知识。

### （二）高危新生儿保健的系统管理

1. 对象

高危新生儿是指出生体重 <2500g、胎龄 <37 周、有宫内缺氧或产时窒息的新生儿，有先天畸形的新生儿，其母亲孕期患有疾病的新生儿。

2. 专案管理

①对出生体重达到 3000g、一般情况正常、家庭访视未见异常者，可转入婴儿保健系统管理。②对出生体重 <2500g、胎龄 <37 周者接到报告后立即专案管理，当日访视，以后根据情况增加访视次数。③对出生体重 <2000g 的新生儿，若体温不升，吸吮能力和生活能力弱者，每日访视 1 次，至体温正常、吸吮能力增强后每周访视 1 次；若出生后情况较好者，每周访视 1 ～ 2 次，满月后每两周访视 1 次至出生后 2 个月。④对出生体重 <1500g 的新生儿，要增加访视次数，专案管理延长至出生后 3 个月。⑤对出生体重过低、吸吮能力很差的新生儿，应送医院治疗。

3. 建立转诊制度

各地应根据当地实际情况建立转诊制度，以保证重症患儿及时得到治疗。

## 第二节　新生儿窒息的预防及复苏

新生儿窒息是导致新生儿死亡、脑瘫和智力障碍的主要原因之一。全世界每年近 500 万新生儿死亡中约有 19% 为出生时窒息（世界卫生组织 1995）。无论是出生前还是出生后，氧对新生儿的生存来说都是至关重要的，他们在产前、产时或出生后可能遇到各种危险因素导致缺氧，出现窒息。

新生儿复苏

当供氧减少时，新生儿肠道、肾脏、肌肉和皮肤内的小动脉收缩，但心脏和大脑中的血流保持稳定或增加，从而维持氧气的输送。这种血流的重新分布有助于维护重要器官的功能。但是否继续缺氧，则心肌功能减弱，心排出量降低，血压下降，会造成所有器官损伤，甚至死亡。

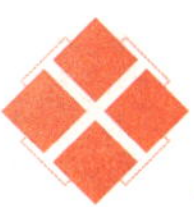

## 一、新生儿窒息的相关危险因素

新生儿窒息的危险因素可分为产前因素、产时因素和产后因素（表 10–1）。

表 10–1 新生儿窒息的危险因素

| 产前因素 | 产时因素 | 产后因素（新生儿） |
|---|---|---|
| 产妇有糖尿病 | 急诊剖宫产 | 胃食管反流 |
| 过期妊娠 | 持续胎儿心动过缓 | 呼吸道感染 |
| 妊娠高血压 | 产钳或胎吸助产 | 胎粪黏液阻塞气道 |
| 慢性高血压 | 胎心图可疑 | 后鼻孔、咽部气道畸形 |
| 胎儿贫血或同种免疫疾病 | 臀先露或其他异常先露 | 先天性膈疝 |
| 既往死胎或新生儿死亡史 | 产妇使用全身麻醉剂 | 肺脏发育不全 |
| 妊娠中、后期出血 | 早产 | 严重肺发育不成熟 |
| 孕妇心、肾、肺、甲状腺或神经疾病 | 急产 | 先天性神经肌肉疾病 |
|  | 子宫强直性收缩 |  |
| 胎膜早破 | 产前 4 小时内使用过麻醉剂 |  |
| 胎儿水肿 | 羊膜炎 |  |
| 孕妇年龄 <16 岁或 >35 岁 | 羊水胎粪污染 |  |
| 多胎妊娠 | 多胎妊娠胎膜早破（超过 18 小时） |  |
| 胎儿大小与孕期不符 | 脐带脱垂 |  |
| 孕妇用药（镁剂、肾上腺素能阻滞剂） | 滞产（超过 24 小时） |  |
| 孕妇吸毒 | 胎盘早剥 |  |
| 孕妇感染 | 第二产程延长 |  |
| 羊水过多、过少 | 前置胎盘 |  |
| 胎儿畸形或异常 | 巨大儿 |  |
| 胎动减弱 | 明显的产时出血 |  |
| 无产前检查 |  |  |

## 二、临床表现和诊断

窒息儿由于心脑、肌肉和其他器官供氧不足导致肌张力低下，可能出现以下一种或几种临床表现：①脑供氧不足导致呼吸抑制；②心肌或脑干供氧不足导致心动过缓；③心肌缺氧、失血或在出生前和产时胎盘回流血量不足导致低血压；④肺内液体吸收障碍导致呼吸增快；⑤低氧血症导致发绀。

目前，判断窒息程度仍采用新生儿 Apgar 评分法。要求在新生儿出生后 1、5、10 分钟正确评分，一般由非接生者评定，最好备有计时报警器，评分高低也可以反映低氧血症和酸中毒的程度。评分 3 分为重度窒息（苍白窒息），4 ～ 7 分为轻度窒息（青紫窒息），8 分为正常。窒息程度以出生后 1 分钟内评分为标准，5 分钟评分 <7 时，应每隔 5 分钟评分 1 次，直至 20 分钟。虽然 Apgar 评分不是估计预后的良好指标，但作为量化评价新生儿情况的客观方法，有助于反映新生儿的总体状况和复苏效果。当然，在 1 分钟评分之前，复苏就必须开始。因此，Apgar 评分并不用于决定是否需要复苏，需要哪些复苏步骤，以及何时使用这些步骤，但用于决定如何和何时复苏的三项体征（呼吸、

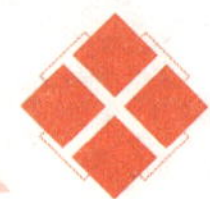



心率和肤色）却是评分的要素。

## 三、新生儿窒息的预防

1. 提高产前检查质量，建立孕产妇保健卡，定期产前检查，及时发现和治疗妊娠合并症及并发症。

2. 加强对胎儿，特别是高危儿的宫内监测。目前主要通过定期测定孕妇体重、宫高、腹围，B超测定胎儿双顶径、股骨长度及测量胎盘成熟度来发现胎儿宫内发育迟缓。对内因性不匀称型者，应早期终止妊娠；外因性不匀称型者，应积极治疗并发症，加强营养，适当休息。

3. 产程中严密观察，及时发现和处理宫内窘迫。严格掌握手术适应证，按正规方法接生，避免损伤胎儿，慎用镇静、麻醉药。

4. 胎儿头部娩出后，不应急于娩肩，而是应立即挤压胎儿面部，并用吸管或吸球及时清除其鼻、口部黏液，保持呼吸道通畅。胎体娩出后，第1次呼吸前再次清理口腔、鼻腔。注意保暖。采取各种措施预防、治疗感染。

## 四、复苏准备

约有10%的新生儿在出生时需要帮助才能开始呼吸，大约有1%需要使用各种复苏手段才能存活。经过对各种危险因素的慎重考虑，一半以上可能需要复苏的新生儿可在出生前被识别出来。要做到迅速而有效的复苏，需事先有充分的准备，包括了解病史、训练有素的抢救人员到场、配备必要的器械和药物等。复苏成功的原则有以下几点。

（1）每次分娩时，至少应该有一名医务人员立即到场，其唯一的责任是照料新生儿且能胜任整个复苏过程的技能。如果预计分娩会有高度危险性，可能需要做更进一步的新生儿复苏，则至少应该有2人主要照料新生儿，一人具备完整的复苏技能，另一人或更多人协助。要有“复苏小组”的概念：一个专门的指挥者和各自明确分工的成员。多胎分娩的每个新生儿都应该有一个独立小组。

（2）产房、手术室的医务人员不仅要知道各自在复苏中的工作职责，而且还要能完善、熟练地去做好每一项抢救工作，平时反复强化技能知识。

（3）同一组复苏人员必须配合默契，形如一体。

（4）复苏时不断根据患儿反应进行正确、快速评价（30秒内），并决定下一步操作。

（5）应备齐整个复苏过程所必需的、功能良好的全部器械，定点安置，以便随时取用。

## 五、评价与决策

决定新生儿是否需要复苏，应注意：①是否为足月儿；②羊水是否清亮；③新生儿是否有呼吸或哭声；④肌张力是否良好。只要其中任何一个答案为“否”，就应立即启动复苏。在复苏过程中要反复评价的主要指标是呼吸、心率、肤色，一般在30秒内完成1次评价。最初的步骤包括保持体温、摆正体位、清理气道（必要时）、擦干全身、给予刺激、重新摆正体位。最初的步骤应贯穿于整个复苏过程中。

目前认为，Apgar评分不是决定是否要开始复苏的指标，更不是决定下一步该怎么

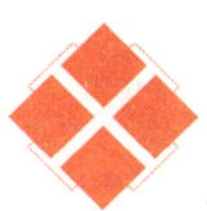

复苏的决策依据，若等到新生儿出生后 1 分钟评分结果出来再开始复苏，会失去宝贵的抢救时间。然而，这并不意味着 Apgar 评分与窒息无关，新生儿出生后 1 分钟和 5 分钟的 Apgar 评分对窒息及评价复苏效果仍很重要。

### 六、复苏方案

在窒息抢救过程中，应遵循著名的 ABCD 方案进行，即 A——Airway，表示呼吸道通畅；B——Breathing，建立呼吸；C——Circulation，恢复循环；D——Drug，药物的应用；其中 ABC 最为重要。如熟练和及时地执行复苏步骤，99% 以上需要复苏的新生儿无须用药就会好转。在给药前，应多次评估人工呼吸的有效性。未经初步复苏而先使用药物是错误的。

在复苏过程中，应反复评价每个步骤后新生儿的呼吸、心率和肤色。保暖、摆正体位、通畅气道、擦干、刺激呼吸是对所有新生儿都必须进行的步骤。必要时给氧、正压辅助通气，而气管插管、胸外按压和用药是少数新生儿需要的步骤。

### 七、复苏后监护

接受长时间正压人工呼吸、气管插管和（或）胸外按压的新生儿处于严重的应激状态，可能有多脏器损伤的危险，而这些损伤可能不会立即表现出来。不能认为复苏成功的新生儿是健康的，应在继续监护的环境中护理。复苏后护理包括温度控制、生命体征监测、合并症的防治等。

## 第三节 不正常产儿的特点及护理

### 一、早产儿的特点及护理

早产儿是指胎龄不足 37 周、体重 2 500 g 以下、身长 47cm 以下的活产婴儿。

#### （一）特点

早产儿的体格特点为：头大，头高为身长的 1/3，囟门宽大，颅缝分离；皮肤红薄嫩、水肿，胎毛多且细长而软，指甲软，常不超过指端；肌张力低；乳腺无结节；足底纹少，足跟光滑；男婴睾丸未下降，女婴大阴唇不能盖住小阴唇。

1. 呼吸

早产儿呼吸中枢不成熟，缺少碳酸酐酶等呼吸酶，肺泡数少，表面活性物质少；呼吸浅快且不规则，可出现呼吸暂停或喂奶后青紫现象；咳嗽反射弱，易发生呼吸道梗阻、肺不张、吸入性肺炎等；肺发育欠成熟，易有肺透明膜病及肺出血。

2. 神经

早产儿胎龄越小，各种反射越差。因早产儿毛细血管脆性大，凝血机制不完善，加上缺氧，易引起颅内出血。

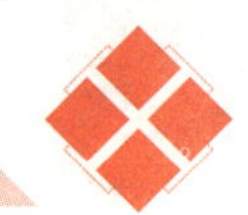



3. 消化

早产儿吸吮能力差，吞咽反射弱，易呛奶和溢奶。胃容量小，消化吸收能力差，易致呕吐、腹泻、腹胀等消化紊乱表现。

4. 体温

早产儿体温调节中枢未成熟，体温调节能力差，新陈代谢低，体表面积大，皮下脂肪薄而少，棕色脂肪少，产热少而散热多，若保暖不好，易体温不升。

5. 代谢

早产儿肾功能不成熟，尿浓缩力差，肾小球滤过率低，清除率也低。肝糖原贮备少，易发生低血糖；肝功能不完全，葡萄糖醛酸转换酶不足，生理性黄疸时间长，程度深；肝储存铁、维生素 A、D、K 少，易发生贫血、佝偻病等。

### （二）护理

早产儿生活能力差，抵抗力低，需要加强护理，要严格消毒隔离制度。

1. 保暖

生后即擦干婴儿，注意保暖，体重 2000g 以下均应放入暖箱，根据出生体重调节暖箱的温湿度，维持婴儿肛温在 36.5 ～ 37℃。

2. 供氧

呼吸困难、青紫者需给氧，可用漏斗式面罩，如无效而自主呼吸有力者，可用持续气道正压给氧。呼吸功能差或频频出现呼吸暂停者，可用人工呼吸或给氨茶碱，首剂 5mg/kg，静滴，以后 6 ～ 9 小时按 3 ～ 4mg/kg 静滴。

3. 喂养

生后 2 小时喂糖水，4 小时开始喂母奶或静滴 10% 葡萄糖液 50 ～ 100mL/kg，同时给复方氨基酸或血浆。吸吮能力差可用胃管喂养，奶量每次为 2 ～ 4mL/kg，2 ～ 3 小时 1 次，1 ～ 2 天后每次可增 1 ～ 2mL。热储开始时每日为 104.6 ～ 209.2kJ（25 ～ 50kcal/kg），1 周后增加为 502.08 ～ 585.76kJ（120 ～ 140kcal/kg）。生后第一天起肌注维生素 E 1 mg，连用 3 天；第 2 天肌注维生素 E 50 mg，连用 2 ～ 3 天；第 10 天开始每日给维生素 D1000 单位，维生素 A1000 单位；第三周开始给维生素 C，第 5 周后加用铁剂。

4. 预防感染工作人员必须健康

应加强对早产儿脐、臀部及皮肤皱褶处的护理，有感染的早产儿需隔离，积极治疗。

## 二、小于胎龄儿的特点及护理

小于胎龄儿指出生体重低于该胎龄应有体重第 10 个百分位以下的新生儿，足月儿、早产儿、过期产儿均有小于胎龄儿，但常见的是足月小于胎龄儿，即胎龄已足月，但体重在 2500 g 以下，也称足月小样儿。

### （一）特点

双胎、多胎，孕母患妊娠高血压综合征、慢性心肾疾病、严重贫血，胎盘功能不全，宫内胎儿感染、畸形等因素均可影响胎儿生长发育。这些因素影响在妊娠早期，则胎儿

头围、体重、身长均小，但比较匀称，如影响在晚期，头围、身长不受影响，仅营养差，皮下脂肪少，似营养不良儿，其外形与正常新生儿相仿，但易发生多种疾病，如低血糖、颅内出血、红细胞增多症等。

### （二）护理

护理原则和早产儿相仿，需保暖、正确喂养等。为防止低血糖，生后应测血糖，偏低者可在生后 1～2 小时喂糖水或静滴葡萄糖液，按 1 g/kg 供给，直到血糖稳定 24 小时后，随进食增加而减量，若突然停止可重新出现低血糖，顽固性低血糖可加肾上腺皮质激素。需给氧时，以青紫消失为原则。

## 三、过期产儿及巨大儿的特点与护理

### （一）过期产儿

过期产儿指胎龄超过 42 周的新生儿。胎儿在宫内发育正常，胎盘功能正常，仅因妊娠延长使胎儿体格巨大，出生体重 >2500 g 者称生理性过期产儿。若由于胎盘老化或功能不全，影响宫内供氧和营养者称病理性过期产儿，其与高龄初产妇、遗传、胎盘异常等因素有关。病理性过期产儿的特点是身长、头围正常，体重偏低，可 <2500 g，外形消瘦似“老人状”；皮肤干燥多皱，皮下脂肪少，颅骨硬，颅缝窄，头发丛密；四肢细长。其危害性表现在胎儿缺氧使肛门松弛，胎粪污染羊水，代谢性酸中毒、宫内窒息等，死亡率较高。在明确胎盘功能不良后，要尽早结束妊娠，行人工破膜或剖宫产。未娩出前给产妇吸氧，静滴葡萄糖液，娩出后积极消除新生儿呼吸道分泌物，给氧，纠正酸中毒，防止低血糖、心衰、吸入性肺炎、颅内出血等并发症。

### （二）巨大儿

凡出生体重 >4000 g 者称巨大儿，主要为足月巨大儿，即足月大于胎龄儿。生理性巨大儿多因父母体格高大、孕期过食、单纯过期产等所致。病理性巨大儿多见于糖尿病孕母的婴儿、血型不合 Rh 溶血的水肿型、大血管转位先心病儿等。巨大儿的危险性表现在易引起难产、产伤、低血糖、红细胞增多症。护理重点是做好抢救准备，减少产伤发生，早给喂养。伴低血糖者静滴葡萄糖液。

# 第四节　新生儿常见病的防治

## 一、新生儿窒息

新生儿窒息是指因各种原因导致新生儿缺氧，发生宫内窘迫并造成出生后出现呼吸衰竭。其临床表现为：胎心增快或减弱，胎动增加，胎粪污染羊水；出生后有青紫窒息，进一步发展为苍白窒息，呼吸微弱，肌张力降低。急诊处理原则为：消除呼吸道黏液和

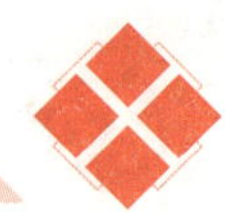



异物，保持通畅；刺激呼吸，及时供氧，注意保暖；纠正酸中毒，处理脑水肿；防止出现吸入性肺炎、颅内出血、坏死性小肠炎等。预防措施为；孕妇要定期检查，发现不正常应及早处理；提高接生技术，正确处理难产。

## 二、新生儿硬肿症

新生儿硬肿症是指新生儿由于受寒、早产、感染、窒息缺氧引起皮肤和皮下脂肪变硬，伴水肿、全身反应低下的一种疾病，冬季多由天气寒冷、保暖不够，夏天多由感染引起。硬肿症多发生在出生后 1 周内，表现为反应差，体温偏低甚至不升，哭声低，精神萎靡；呼吸缓慢，时有暂停，心率慢，心音低钝，周围循环不良；皮肤紧贴皮下组织，不易捏起或移动，按之似硬橡皮感，可伴凹陷性水肿；皮肤暗红色，甚至发紫，见于小腿、大腿外侧，面颊、臀部、上肢，直至全身；常伴有酸中毒、低血糖、肺炎，败血症等，重症可发生肺出血、播散性血管内凝血（DIC）。

预防硬肿症的措施有：做好孕妇保健，避免早产，提高接生技术，防止新生儿窒息、胎儿窘迫等；提高产房室温，胎儿一娩出立即擦干，防止散热，冬天加强保暖；提早喂奶，进食差的需经胃管喂养或静脉补液，发现羊膜早破或羊水混浊者要及早防感染。

硬肿症的治疗措施为：供给充足热量，改善循环，用正确复温方法在 12 ～ 24 小时内使体温恢复正常；纠正缺氧、酸中毒；采用抗生素及支持疗法；用肝素治疗 DIC 血凝期，有出血者可用维生素 K、止血敏等。

## 三、新生儿败血症

新生儿败血症是指致病菌通过宫内、产时、产后等感染途径进入新生儿的血循环，且在血中繁殖，产生毒素造成全身感染。出生后 3 天内发病的多属宫内或产时革兰阴性杆菌感染，3 天后发病多为革兰阳性球菌感染。新生儿败血症症状不典型，缺乏特异性，如呼吸急促、哭声无力、体温不升、反应性差、黄疸、呕吐、腹胀等。新生儿败血症的防治措施为积极加强新生儿护理，正确应用抗生素，加强支持疗法，及时处理局部病灶。

## 四、新生儿肺炎

新生儿肺炎是新生儿死亡的重要原因之一。

### （一）吸入性肺炎

吸入性肺炎常见于宫内窒息缺氧的新生儿，因胎粪污染羊水吸入所致。其表现为：皮肤、指甲及口腔黏膜被胎粪染黄，出生时窒息，复苏后出现呼吸困难、发紫；吸气三凹征，肺呼吸音减低，有啰音，心脏可扩大；常伴意识障碍、凝视、尖叫或惊厥；X 线示肺气肿伴节段性肺不张及斑片状阴影，严重的有气胸、纵隔气肿。其治疗方法为迅速吸出胎粪污染的羊水，加强保暖，供氧，正确选用抗生素。预防措施包括积极防治胎儿窒息、缺氧，过期产妇要监视胎心，娩出后禁止给窒息儿注射呼吸中枢兴奋剂，以防气管内胎粪吸入到小气道。

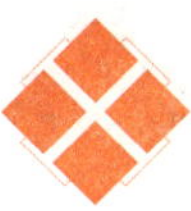

### （二）感染性肺炎

感染性肺炎是指由细菌或病毒直接蔓延、血行感染、医源性感染所引起的肺炎，多在出生后 3 天起病，开始表现为上呼吸道感染症状，继而气促、鼻塞、青紫、口吐白沫、吸气征。新生儿肺部体征常不明显，有时在啼哭、深吸气末有细湿啰音，患病毒性肺炎者常有哮鸣音。患金黄色葡萄球菌肺炎者易并发脓胸、气胸等。治疗要正确合理选用抗生素，产前、产时感染多选用对革兰阴性杆菌有效的抗生素，如氨基糖苷类、氨卡青霉素等；产后感染多选用对革兰阳性球菌有效的抗生素，如苯甲异恶唑青霉素、红霉素等，重症者抗生素宜联合应用。此外，也必须重视保暖、供氧，纠正酸中毒，保持呼吸道通畅。

## 五、新生儿颅内出血

新生儿颅内出血主要由缺氧或产伤引起，少数可由颅内先天性血管畸形或出血性疾病导致。早产儿多见。临床表现以颅内压增高、中枢神经系统兴奋或抑制为特征。预后差，幸存者多患有脑积水、脑性瘫痪、智力低下、癫痫等后遗症。诊断需要了解异常分娩史、产伤、窒息史，生后有无烦躁不安、拒食、嗜睡、脑性尖叫等。检查有无前囟饱满，颅缝增宽，生理反射消失。腰穿做脑脊液检查要防止“脑疝”及加重出血，一般不做。预防首先要做好孕妇保健，防止早产、难产、急产，适当放宽剖宫产指征，对可能有难产或早产的孕妇，临产时可肌注维生素 K。对有颅内出血的新生儿，要严密观察，并肌注维生素 K 3 天。治疗应减少搬动，提高头位。需保暖，细心护理，耐心喂养。控制出血可用维生素 K 10 mg 静滴，每日 1 次，连续 3 日，也可用输鲜血或血浆的方法。惊厥者须止惊，可用地塞米松降低颅内压。

# 思考与训练

## 一、名词解释

1. 新生儿　　　　2. 病理性黄疸　　　　3. 高危儿

## 二、单项选择

1. 新生儿期保健的重点时间是（　　）。

A. 出生后 1 小时内　　　　B. 出生后 1 天内

C. 出生后 3 天内　　　　D. 出生后 1 周内

E. 出生后 2 周内

2. 新生儿期指的是（　　）。

A. 从孕期 28 周至出生后 28 天内

B. 从孕期 28 周至出生后 1 个月内

C. 从出生后脐带结扎时起至出生后 28 天内

D. 从出生后脐带结扎时起至出生后 30 天内

E. 从出生后脐带结扎时起至出生后1个月内

3. 新生儿脐带脱落的时间多在出生后（　　）。

A. 1周内　B. 2周内　C. 3周内　D. 4周内　E. 5周内

4. 新生儿出生后（　　）不排胎粪者需检查排除肛门闭锁。

A. 8小时　B. 12小时　C. 24小时　D. 36小时　E. 48小时

5. 新生儿出生后（　　）不排尿，需检查原因。

A. 12小时　B. 24小时　C. 48小时　D. 36小时　E. 72小时

6. 新生儿体内抗体水平较高的是（　　）。

A. IgM　B. IgG　C. IgA　D. IgD　E. IgE

7. 新生儿娩出后最主要的护理是（　　）。

A. 保暖　B. 清除口鼻腔内分泌物　C. 擦洗皮肤　D. 喂奶　E. 吸氧

8. 新生儿溶血症的黄疸多出现于（　　）。

A. 出生后24小时　B. 出生后2天　C. 出生后3天　D. 出生后4天　E. 出生后7天

9. 新生儿黄疸采用蓝光照射的目的是（　　）。

A. 增强肝脏内葡萄糖醛酸转移酶的活性

B. 促进未结合胆红素向结合胆红素的转变

C. 防止红细胞的继续破坏溶解

D. 促进血浆蛋白与胆红素结合

E. 增强肝脏对胆红素的摄取能力

10. 新生儿正常的呼吸频率是（　　）。

A. 25～30次/分　B. 30～35次/分　C. 35～40次/分　D. 40～45次/分　E. 45～50次/分

## 三、简答

1. 简述生理性黄疸与病理性黄疸的区别。

2. 简述新生儿硬肿症的复温方法。

# 第十一章
# 婴儿期保健

## 学习目标

1. 掌握婴儿期保健的内容和婴儿期的特点。
2. 掌握婴儿期常见疾病的预防。

## 预习案例

萍萍，女，10 个月，体重 7kg，身高 65cm。因胃口不好、经常哭闹而由母亲带至儿保门诊咨询。发展历史：这是萍萍母亲的首次怀孕，足月顺产。出生体重为 5 kg，Apgar 评分为 7 分。母亲否认在怀孕期间服用任何药物或者酒精滥用。她说，在怀孕的前一半时间中，她经历了持续的呕吐。直至她怀孕的第 6 个月为止，她几乎吃不下任何食物。她说她和丈夫在孩子出生后不久就离婚了，由她独自抚养女儿。在谈话期间，萍萍很少对她母亲或护士有主动交往的表示，她不理会任何人的任何要求，对护士的逗弄也不加理睬。当母亲假装离去时，她也反应淡漠，当母亲返回时，也没有喜悦的表示。她没有规律的睡觉时间或者睡觉习惯。她的母亲常允许她待着不睡，直到她在地板上睡着了为止。家庭和社会支持：萍萍母亲离了婚，住在一个一居室的房子里。在她上班时，由她母亲来照顾婴儿。她认为她的孩子现在进展良好，除了不肯吃东西和吵闹。在观察时，萍萍母亲是一个瘦小、单薄、大部分时间里看上去悲伤的妇女。她甚至在萍萍靠近她的时候都没有快活起来。甚至当萍萍看她时，她也避免与女儿的目光接触。萍萍母亲有一份固定的工作，工资不高，但可供养这套房子和维持生计。

思考

1. 萍萍在生理发展、情感发展方面可能存在哪些问题？
2. 萍萍与母亲之间在情感方面可能存在什么问题？
3. 萍萍母亲应该如何应对这些问题？

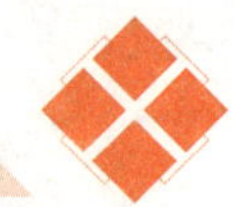



婴儿在婴儿期的生长发育非常迅速，对能量和蛋白质的要求也很高，而消化和吸收功能发育尚不完善，容易出现消化系统功能紊乱和营养不良等疾病。同时，婴儿从母体获得的免疫能力逐渐消失，而后天的免疫能力尚未产生，容易患肺炎等感染性疾病和传染病，所以此期间婴儿的发病率和死亡率仍然较高。

## 第一节　婴儿期及其特点与发育

### 一、婴儿期的概念

出生后 28 天至满 1 周岁为婴儿期，它是婴儿出生后生长最为迅速的时期。由于生长迅速，婴儿对营养素和能量的需要量相对较大，但其消化吸收功能尚未发育成熟，因此容易发生消化功能紊乱和营养不良；同时，婴儿后半年因从母体所获得的被动免疫物质逐渐消失，故易患感染性疾病。此期母乳喂养十分重要，还需有计划地接受预防接种。

婴儿从出生到 1 岁的阶段是个体身心发展的第一个加速时期。在这个阶段内，婴儿不仅身体迅速长大，体重迅速增加，而且脑和神经系统也迅速发展起来。在此基础上，婴儿的心理也在外界环境刺激的影响下发生了巨大的变化。他们从吃奶过渡到断奶，学会了人类独特的饮食方式；从躺卧状态、不能自由行动发展到能够随意运用自己的双手去接触、摆弄物体和用两腿站立，并学习独立行走；从完全不懂语言、不会说话过渡到能运用语言进行最简单的交际；等等。这一切都标志着婴儿从一个自然的、生物的个体向社会的实体迈出了第一步。他们在遗传的生物性的基础上逐步形成社会化的人性——社会性，逐渐适应着人类的社会生活。

### 二、婴儿期的特点

#### （一）身长和体重

婴儿出生后增长速度开始减慢，但第一年中身长仍增长 20 ～ 25cm，为出生时的 40% ～ 50%；体重增长 6 ～ 7kg，约为出生时的 2 倍，是出生后生长最快的一年。

#### （二）皮肤、肌肉、骨骼

婴儿皮肤层薄嫩，皮下血管丰富而汗腺功能差，体温调节不佳易使婴儿着凉或受热，也易使皮肤遭受损伤和发生感染。婴儿肌纤维较细，间质组织较多。出生一两个月的婴儿屈肌紧张性较高，四肢总是弯曲的。随着月龄的增长，躯干和下肢的肌肉会逐渐发达起来。婴儿骨骼水分较多，而固体物质和无机盐成分很少，富有弹性，不易折断，但压迫时较易变形。随着小儿学会抬头、独坐和行走，会分别形成颈曲、胸曲和腰曲。如此期母亲营养不良，婴儿户外活动的时间少，又没及时添加辅食，极容易患佝偻病。

#### （三）乳牙生长特点

婴儿乳牙萌出时间有早晚，乳牙萌出早者为出生后 4 个月、晚者为出生后 9 ～ 10

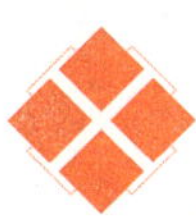

个月，一般6～7个月萌出。最先长出的是下切牙，然后是上切牙。1周岁左右长出6～8个切牙。出牙的时候，一般没有不良反应，如个别出现发热、腹泻、流口水等症状时，应当就医诊治。

### （四）消化系统的特点

婴儿在最初的3个月，唾液分泌极少，4～5个月唾液分泌增多，因不能完全吞入胃内，会出现流涎现象。6个月后逐渐添加辅食，唾液能起到分解淀粉和帮助吞咽的作用。

婴儿在头3个月时，吸饱奶后常有溢奶现象，这对婴儿的营养和生长并无影响。3个月以后，随着胃神经调节功能的加强，胃由出生时横置逐渐变为直立，溢奶现象也就自行消失。

婴儿肠的长度超过了身长的6倍。由于婴儿肠神经支配尚未完善，消化力差，如辅食添加过多很容易引起腹泻。又由于婴儿肠道黏膜层发达而肌肉层薄，易发生腹胀，加之肠肌壁的渗透性高，因而消化不完全的产物或肠毒素易被吸收入血液，引起中毒。

婴儿肝脏占体重的4%～5%。肝脏将血液中的营养物加工与合成，为身体所利用，同时将带毒物质进行解毒，经肾随尿排出或随胆汁一起从粪便中排出。

婴儿期生长速度快，对能量和蛋白质的需求特别高。若能量和蛋白质供给不足，又由于其消化功能尚未发育成熟，易患消化功能紊乱、腹泻、营养不良等疾病或发育落后。由于婴儿铁贮备在生后4～6个月常常耗竭，因此最易缺乏的营养素是铁。缺铁性贫血不仅影响婴儿的大脑发育和认知能力，同时还会降低机体免疫功能，造成反复感染。

### （五）呼吸系统的特点

婴儿鼻腔短小，鼻道窄，黏膜柔嫩，富含血管。发炎时由于黏膜充血肿胀，常使鼻腔发生闭塞，出现呼吸困难。耳咽管宽而短，呈水平位，如感染后很容易从咽部侵入中耳，并发中耳炎。喉腔也较窄，富于淋巴组织和血管，当有炎症时，容易引起呼吸困难。右侧支气管较易吸入异物或病原体，易发生炎症，并导致呼吸困难。

婴儿由于呼吸道的管腔狭小，肺泡数目又较少，常以增加呼吸次数来补偿，气体交换不充分。当小儿患有呼吸道疾病时，由于组织缺氧，而呼出二氧化碳不足，常表现为呼吸困难、口周发青，在口唇及指端等末梢出现明显的青紫。

### （六）免疫系统的特点

6个月后婴儿从母体获得的被动免疫抗体逐渐消失，而主动免疫功能尚未成熟，易患感染性疾病。儿童计划免疫的实施使一些传染病通过预防接种得到有效预防，但仍有许多疾病尚缺乏有效的预防措施，所以婴幼儿期的感染性疾病的发病率和死亡率仍较高。

### （七）神经系统发育

婴儿神经系统的发育还不成熟，大脑皮质的功能是随着小儿的发育而逐渐完善的。随着月龄的增加，应从视觉、听觉、嗅觉、味觉、触觉等方面给婴儿以适当的训练，使大脑对外界刺激的反应逐渐提高，也可促进大脑的发育。

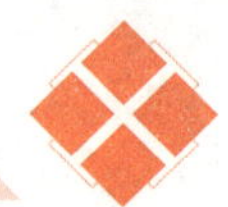



随着神经系统的发育和智力的发展，婴儿清醒的时间越来越长，认识的东西越来越多，大脑的分析和综合能力也越来越强。此期不能过长时间和小儿谈话或活动，但周围太安静对小儿发育也是有害的。

### （八）感知觉的发育

视觉在婴儿6个月前发展非常迅速，是视力发育的敏感期，12个月时视觉调节能力基本完成。4～12周的婴儿两眼能追随物体移动180°，3个月能主动搜寻视觉刺激物，3～4个月对明亮、鲜艳的色彩，尤其是红色感兴趣。10～12个月的婴儿可以根据成人的表情做出不同的行为反应。

婴儿对语言声音反应敏感，2个月的婴儿已能辨别不同人说话的声音；6个月龄时能区分父母的声音；8个月时眼和头能同时转向声源；而12个月时对声音的反应可以控制。

人类的味觉系统在婴幼儿期最发达，3～4个月龄时能区别愉快和不愉快的气味，4～5个月龄婴儿对食物的任何改变会表现出非常敏锐的反应，7～8个月龄时开始分辨出芳香的刺激。

### （九）动作的发育

婴儿运动能力的发展与大脑的发育、肌肉的功能有密切的关系，并遵循一定的规律。1个月的婴儿俯卧时稍能抬头；3个月时可以控制头部和抬胸；4个月时能够翻身，并能抓住玩具；5个月时能从俯卧翻成仰卧，而6个月时能拉手坐起，此时能独自玩弄小玩具，并可从一只手换到另一只手；8个月时可以坐得很稳，开始用上肢向前爬；9个月时可以灵活地使用拇指和食指捡拿物品或撕纸；10个月可拉着双手向前走；12个月时可以独自站立行走。此时的婴儿在开始抓握物体之前可以对物体进行准确的定位。

### （十）语言的发展．

婴儿期是语言的准备期，主要是通过哭、表情变化和身体接触与大人交流。婴儿在1个月以内，哭是与人交流的主要手段；5个月左右开始出现牙牙学语，9个月时达到了高峰；8～9个月已能听懂大人的一些语言，并做出反应；9～12个月能够辨别母语中的各种音素，经常模仿成人的语音；11个月才真正理解词的意义；大多数12个月的小儿开始会说第一个与特定对象相联系的词。

### （十一）情绪和气质的特点

情绪是事情或观念所引起的人的主观体验和客观表达，它通过人们内在或外在的活动及行动表现出来。婴幼儿良好的情绪表现为依恋、高兴、喜悦、愉快，不良的情绪主要有恐惧、焦虑、愤怒、嫉妒等。小儿7～8周出现第一次微笑，2～3个月对人的接近和语音产生了兴趣，2～7个月的婴儿可能会出现快乐、惊奇、愤怒、悲伤和恐惧情绪，但看见熟悉的面孔会发出有意识的微笑。婴儿在6个月时，可区分母亲和陌生人，对母亲有一种特殊的亲近感，7个月左右对家庭成员的亲密感也会增加。6～8个月时见陌

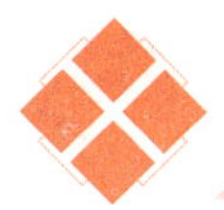

生人可能出现焦虑的情绪。8～10个月的婴儿在不确定的情况下，能开始根据他人的情绪线索做出相应的反应。气质是婴儿出生后最早表现出来的一种较为明显而稳定的个人特征，是人格发展的基础。一般将婴儿气质类型划分为容易型、困难型、迟缓型和混合型。容易型婴儿情绪愉快，作息制度规律，能很快地接受新的事物，参加活动的愿望高；困难型婴儿表现为情绪消极，作息制度不规律，适应新环境慢，哭闹无常、烦躁易怒；迟缓型婴儿表现为情绪消极，对新环境适应较慢，活动水平低，反应强度弱。

## 三、发育

### （一）大脑发育

#### 1. 可塑性

研究表明，大脑的发育是生物因素和早期经验两者结合的产物。大量实验表明，剥夺动物（也有少数人类婴儿的研究）的早期经验会出现中枢神经系统发展停滞甚至萎缩现象，并构成永久性伤害。早期营养不良也会对婴儿大脑的生长产生严重影响。

#### 2. 可修复性

研究发现，婴儿早期的大脑具有良好的修复性。婴儿大脑的某一部分受损伤，其本身可以通过某种类似学习的过程获得一定程度的修复。过去认为脑细胞的数量出生后不会再增殖，其实大脑具有一定的补偿能力。一侧脑半球受损伤后，另一侧脑半球可能会产生替代性功能。例如，在5岁以前语言中枢受损伤，另一侧脑半球很快会产生替代性功能，使语言中枢转移。但是超过5岁，这种语言中枢的修复性功能便难以实现，致使语言障碍无法克服。大脑的可塑性、可修复性的新观点告诉我们，婴儿大脑的发展在很大程度上受后天环境的影响和制约。对婴儿身体和神经系统实施刺激，对促进其大脑的发展具有重要作用。

### （二）动作发育

#### 1. 主要动作

婴儿的主要动作：手的抓握技能、独立行走。手抓握技能发展要点：五指分化、手眼协调。到婴儿末期，婴儿通过手摆弄物体的动作向精细化和协调化发展，这有助于培养他们的生活自理能力。手抓握动作发展的意义在于：抓握动作是婴儿主动地探索和认识周围事物的表现；为认识发展奠定了基础；开始操作工具，使动作具有间接性。

#### 2. 独立行走

独立行走是婴儿动作发展的一个重要的里程碑。独立行走的意义在于：婴儿的躯体移动由被动转为主动，使活动具有一定的主动性；主动行走可以扩大认知范围，增加与周围人的交往机会。到婴儿末期，婴儿的独立行走动作变得熟练和自如。

#### 3. 影响婴儿动作发育的因素

影响婴儿动作发育的因素包括成熟程度、刺激物的支持、环境提供动作活动的机会、成人激发婴儿掌握操作事物的技能、探究环境的愿望、母亲的抚养方式等。

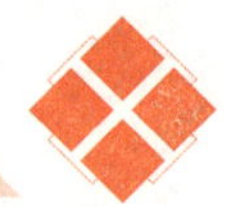



### （三）感知觉发育

感知觉是个体认知发展中最早发生、也是最先成熟的心理过程，所以说感知觉是婴儿认知的开端，他们通过感知觉获取周围环境的信息并以此适应周围环境。婴儿的感知觉活动不是被动的，其突出特征在于它是主动的、有选择的心理过程。婴儿感觉的发展包括视觉技能的发展和听觉技能以及知觉的发展。其中，视觉技能的发展包括视觉集中、视觉追踪运动、颜色视觉、对光的察觉、视觉敏锐度的发展；听觉技能的发展包括听觉辨别能力、语音感知、音乐感知、视听协调能力等的发展；知觉的发展包括各种分析器的协调活动，共同参加对复合刺激的分析和综合，它是对来自周围环境的信息的察觉、组织、综合及解释。

#### 1. 跨感觉通道的知觉

跨感觉通道的知觉是指婴儿将从不同感觉通道获得的信息整合起来的知觉能力，它是多种感觉形式协同活动而产生的知觉，最明显的表现形式是手眼协调和视听协调。

#### 2. 模式知觉

模式知觉是指婴儿在知觉一个图形时，不仅知觉到它的各个组成部分，而且能将这些部分知觉为一个有机的整体（如人脸图案）。这种知觉能力是通过“视觉偏爱程序”（范兹设计的研究）揭示的。该研究表明新生儿具有先天的模式知觉。

#### 3. 深度知觉

吉布森运用“视觉悬崖装置”研究婴儿的深度知觉。约从 6 个多月开始，婴儿就具有深度知觉。后来的研究进一步表明，两个月的婴儿也对深度不同的刺激有不同的反应（如心率变化）。这说明婴儿的深度知觉不太可能是后天经验的产物。

婴儿具有一定的先天知觉能力，其发展和完善很大程度上还需后天经验的作用。有学者认为，“感知觉发展在婴儿期业已完成”，并认为婴儿感知觉发展的关键期在出生以后的头三年。在知觉发展的关键期中，经验因素与成熟因素之间相互作用，共同促进知觉的发展和完善。

## 第二节　婴儿营养与喂养

出生至 1 周岁为婴儿期，其中出生至 1 月以内称为新生儿期。婴儿期是小儿出生后生长发育最快的时期，1 周岁时婴儿体重增加至出生时的 3 倍，身长增至出生时的 1.5 倍。婴儿期脑细胞数量和体积持续增加，至 6 月龄时脑重增加至出生时的 2 倍，达 600 ～ 700g，1 岁时达 900 ～ 1000g，接近成人脑重的 2/3。此期对营养的需求高，而婴儿期消化器官功能尚未发育完善，不恰当的喂养易致消化功能紊乱和营养不良，影响其生长发育。

## 一、婴儿的营养需要

### （一）能量

婴儿膳食能量供给不足，其他营养素就不能在体内被很好地利用，影响生长发育；能量供给过多又会引起肥胖症。建议1岁以内的婴儿每日能量的适宜摄入量为397kJ/kg。婴儿的生长状况是评价能量需要量是否得到满足的重要指标。

### （二）蛋白质、脂肪和碳水化合物

婴儿的蛋白质需要量是依营养状况良好、母乳喂养的婴儿的需要来确定的，中国婴儿的蛋白质的RNI为1.5～3g/（kg • $d^{-1}$）。婴儿期蛋白质营养不良不仅影响其体格发育，还会影响其智力发育，使机体免疫功能低下等。蛋白质过多不但没有好处，而且可增加肾的溶质负荷，产生负面影响。脂肪在婴儿的营养供给中占有特别重要的地位。0～6个月婴儿的脂肪供能占每日所需总能量的45%～50%，6～12个月占35%～45%。不饱和脂肪酸对婴儿有重要作用，婴儿需要摄入约相当于总能量1%的不饱和脂肪酸，才能保证脑和神经系统的发育与正常生长。以母乳或婴儿配方奶喂养基本能满足需要。

碳水化合物的主要作用是供给能量，帮助机体蛋白质的体内合成及脂肪氧化。乳类中的碳水化合物主要是乳糖，还有少量低聚糖。新生儿体内缺乏淀粉酶，4～6个月婴儿可开始添加适量的淀粉，但不宜过多，原因是碳水化合物在婴儿肠内发酵，产生大量短链脂肪酸，刺激肠的蠕动而引起腹泻。不宜让婴幼儿养成吃糖或甜食的习惯，以预防龋齿的发生。

### （三）水

婴幼儿发育尚未成熟，调节功能和代偿功能差，易出现脱水等水代谢障碍，应注意婴幼儿水的补充。

### （四）无机盐

无机盐是人体必需的营养物质，在婴儿期具有极其重要的作用，较容易缺乏的有钙、铁、锌。婴幼儿骨骼生长和牙齿钙化都需要大量的钙和磷。母乳可提供适量的钙、磷。我国0～6个月婴儿钙的AI为300mg/d，6～12个月为400mg/d。应注意维生素D的营养状况。足月产新生儿肝脏内储留了大量的铁，可供出生后6个月使用，4个月前一般不会出现缺铁性贫血，4～6个月就应该添加含铁的食物，如铁强化米粉、猪肝泥等。我国每日膳食中半岁以上婴儿铁的参考摄入量为10mg。

### （五）维生素

几乎所有的维生素缺乏都会影响婴儿的生长发育。维生素D可调节钙、磷代谢，缺乏时可发生佝偻病。维生素A和D摄入过多可引起中毒，婴幼儿维生素A的适宜摄入量为400μg，维生素D则为10μg。硫胺素、核黄素和烟酸都随能量需要量而变化，可从母乳中获得；维生素C受乳母的膳食影响，人工喂养儿应注意补充，可合理摄入菜

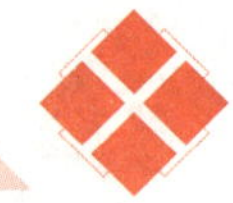



汤、橘子水、番茄汁和其他水果、蔬菜等。我国建议 1 岁以下婴儿每日膳食推荐摄入量为 50mg，1 岁以上为 60mg。

## 二、婴儿的喂养方法

### （一）母乳喂养

母乳是婴儿的最佳天然食品，能满足婴儿头 4 ～ 6 个月生长发育所需的全部营养需要，且有免疫功能，卫生、温度适宜，应大力提倡母乳喂养。母乳喂养是我国的传统习惯，但一度有用牛乳及配方乳替代母乳的错误观念，使母乳喂养率有下降趋势。从 20 世纪 80 年代起，原卫生部将母乳喂养提到儿童保健工作的重要位置上，采取了一系列措施大力宣传和倡导母乳喂养。20 世纪 90 年代中期，我国母乳喂养率有了明显提高。

1. 母乳的成分与功能

母乳中的成分超过 200 种，除了给婴儿提供必需营养外，同时具有免疫功能等其他生物活性。母乳中的营养素在数量、比例及生物活性形式等方面均特别适合婴儿的生理发育及生长需要。母乳喂养的优点有如下几点。

（1）人乳的蛋白质含量虽低于牛乳，但其蛋白质构成以乳清蛋白为主，遇胃酸后生成的凝块较小，易于消化。

（2）人乳中能量的 50% 由脂肪提供，是婴儿能量的主要来源，且人乳的脂肪球小，还含有脂肪酶，故较易消化吸收。另外，母乳中的长链多不饱和脂肪酸，如二十二碳六烯酸（DHA），花生四烯酸（CAA）等是婴儿髓鞘形成和中枢神经系统发育所必需的，视网膜杆状细胞的感光功能和视力发育也有赖于这些营养素。

（3）母乳中碳水化合物主要是乳糖，乳糖可分解为半乳糖和葡萄糖，半乳糖与脂类结合形成半乳糖脂，是形成脑苷脂、促进神经系统发育所必需的。乳糖还可促使肠道乳酸杆菌的生长，抑制大肠杆菌的繁殖，增加婴儿对胃肠道感染的抵抗力。同时，母乳中低聚糖较多，可以作为肠道致病菌的可溶性受体，对肠道致病菌产生的毒素起直接抑制作用，因而可减少婴儿腹泻的发生。

（4）钙、磷是骨骼和牙齿的重要组成成分，并对维持神经与肌肉正常兴奋性和细胞膜的正常功能有重要作用。虽然母乳中钙含量低于牛乳，但钙磷比例恰当，其吸收率远高于牛乳。母乳含锌量与牛乳相仿，但母乳中的锌主要与小分子多肽结合，吸收率高。人乳与牛乳中铁含量都低，但人乳中的铁易于吸收，平均吸收率为 50%，远高于牛乳的 10%。母乳中的钠、氯含量易受乳母食盐摄入量的影响，由于婴儿肾功能未发育完全，摄入无机盐过多会增高肾溶质负荷，对肾脏不利，故应提倡乳母少食盐。

（5）母乳中维生素的含量与母体摄入量有关，若乳母饮食中长期缺乏某种特定的维生素，则母乳中这种维生素的含量也较低。但母乳中维生素的含量与母体摄入量的关系因维生素种类的不同而有所不同。当乳母口服大量维生素 C 时，乳汁中维生素 C 含量也增高，但到一定饱和度后，即使再增加膳食中的维生素 C，也不能使乳汁中维生素 C 含量继续提高，而母乳中 B 族维生素的含量却能随着摄入量的增加而持续升高，如果乳

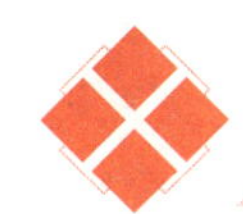

母缺乏维生素B，在乳汁中也能反映出来，所以患脚气病的乳母，婴儿也易患脚气病。在脂溶性维生素中，只有维生素A能少量通过乳腺，维生素D几乎完全不能通过，故母乳中维生素D含量很低，母乳喂养儿应在出生后2～4周补充维生素D和多晒太阳。母乳中维生素K含量也很低，母乳喂养易出现维生素K的缺乏而出现凝血改变。在美国，所有新生儿出生后均肌注维生素K0.5～1mg，以预防维生素K缺乏性出血。

（6）人乳中含有免疫球蛋白和非特异性免疫物质（吞噬细胞、乳铁蛋白、溶菌酶、乳过氧化氢酶、补体），可抑制病毒，杀灭细菌，对婴儿有保护作用。

（7）母乳喂养有利于建立母子感情。哺乳的过程可增进母子间的情感交流，有益于母子双方的身心健康。

2. 母乳喂养的方法

（1）尽早开奶：专家建议产后半小时即可开奶。其理由为：早期吸吮能刺激乳母尽早分泌乳汁，提高泌乳量，延长哺乳时间；早期开奶可让婴儿吸到更多的初乳，初乳含大量的免疫物质和丰富的营养成分，有利于婴儿的健康；早期开奶有利于子宫收缩和产妇的恢复。

（2）按需哺乳：过去强调按时哺乳，近年来的研究表明，按需哺乳在及时给婴儿补充食物的同时，还有利于刺激乳汁分泌。多数母婴在实践中会自然建立起喂奶间隔时间，通常白天吮奶5～10次，夜间2～3次。哺乳时，母亲将婴儿斜抱起，让他躺在怀里吃奶。哺乳后将婴儿直立抱起，让头靠在母亲肩上，用手轻轻地拍其背部，使咽到胃里的空气溢出，以免吐奶。

### （二）混合喂养

因母乳不足或母亲因工作或其他原因不能按时给婴儿哺乳时可采用混合喂养方式，即以婴儿配方奶粉作为母乳不足的补充或每日替代1～2次母乳喂养。较好的方法是每次哺乳后再加喂一定量的配方奶，这样可保证对母亲乳房的吸吮，避免母乳分泌的逐渐减少。

### （三）人工喂养

由于各种原因不能母乳喂养时，则只能采用人工喂养。对婴儿来讲，除母乳之外的其他乳汁如牛乳、羊乳都有不可避免的缺陷，牛乳蛋白质中酪蛋白过高，不利于婴儿消化，牛乳脂肪中饱和脂肪酸太多，不饱和脂肪酸（如DHA、AA）太少而不能满足婴儿的需要。此外，牛乳中蛋白质、钙、钠、钾、氯和磷的高含量会增加婴儿肾的溶质负荷，与婴儿未成熟的肾功能不相适应。婴儿配方奶（infant formula milk）是依据母乳的营养成分及其组成模式，对牛奶或其他奶类进行调整，配制而成的适合婴儿生理特点并能满足婴儿生长发育需要的母乳的替代品。对缺乏母乳喂养的婴儿，应正确选用婴儿配方奶，并按照说明书的要求正确冲调后喂养，不可冲调过稀，也不可过浓。

### （四）断奶过渡期喂养

随着婴儿年龄的增长，单纯母乳已不能完全满足婴儿对营养的需要，同时，婴儿消

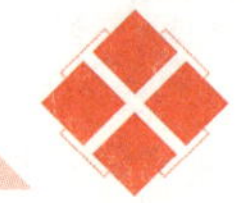



化系统及各器官的协调性已逐步发育成熟，肠道消化淀粉的酶也逐渐活跃，牙齿萌出，对食物有了新的要求。这时应逐步添加辅助食物，补充婴儿的营养需要，为断奶做准备。一般从 7、8 个月到1岁左右逐渐完成，其间母乳喂养照常，直到 1 岁左右断奶。添加辅助食物应从一种到多种，由少到多，先液体后固体。具体顺序如下。

（1）1～3个月：纯母乳喂养者仅需补充鱼肝油以供给维生素A、D，一般出生后2～4周便可添加鱼肝油。人工喂养儿还要注意补充维生素 C，可用菜汤（绿色蔬菜切细或制成泥状后煮汤）、新鲜番茄汁、橘子汁、橙子汁等。

（2）4～6个月：婴儿体内铁的储备已快耗尽，应添加含铁的食物，可喂铁强化米粉、蛋黄、菜泥、水果泥等。

（3）7～8个月：此时婴儿乳牙已有部分萌出，可以喂饼干、馒头干等，使其练习摩擦牙床，帮助牙齿生长。

（4）9～10个月：可逐渐喂肉末、肝泥和鱼肉、碎菜等，还可喂 1～2 次稠粥，为断奶做准备。

（5）11～12个月：可吃的食品较多，如面食、米饭等，食物应尽量多样化，注意煮软，以便容易消化。

预防接种知识

## 第三节　预防接种

### 一、初生婴儿接种

初生婴儿接种是指婴儿从母体娩出后需要预防一些从前大范围爆发过的疾病，而如今对某些疾病能以预防接种的手段来预防，避免以后得这些病，使人体对这些疾病产生免疫功能。预防接种的疫苗应该按顺序在婴儿时期接种。

人类历史上出现了很多次大范围的疾病暴发，到如今科学技术发展迅速的今天，虽然还是有很多疾病不能从根本上杜绝，但也有很多的疾病能用先进的医疗手段防止其大范围暴发，甚至能从根本上杜绝这种疾病。因此，初生婴儿都需要预防接种，这是一种预防疾病的有效手段。

宝宝出生以后，需要按次序进行预防接种。目前，我国实行计划免疫时，进行常规接种的有 7 种计划内疫苗（一类疫苗），即卡介苗、乙肝疫苗、脊髓灰质炎疫苗、百白破三联疫苗、麻疹疫苗、乙脑疫苗、流脑疫苗。这 7 种疫苗可分别预防 9 种疾病，包括结核病、乙型病毒性肝炎、脊髓灰质炎（小儿麻痹）、百日咳、白喉、破伤风、麻疹、流行性乙型脑炎、流行性脑脊髓膜炎。（见表 11-1）

初生婴儿的预防接种应该按照疫苗顺序接种，有些初次接种后，还需到了特定的年龄再去复种，以使人体对这些疾病产生终生的免疫功能，防止疾病再次复发。

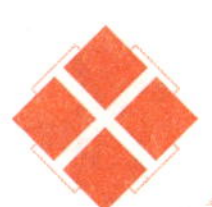

表 11-1　一类（免费）疫苗接种程序表

| 疫苗种类 | 受种对象月（年）龄 | 接种剂次 | 受种对象起始月龄及接种间隔 | | | |
|---|---|---|---|---|---|---|
| | | | 第一针 | 第二针 | 第三针 | 第四针 |
| 卡介苗 | 出生 | 1 | 出生 | | | |
| 乙肝疫苗 | 出生 24 小时 | 3 | 出生 24 小时 | 与第 1 针间隔 1 月 | 与第 1 针间隔 6 月 | |
| 脊髓灰质炎疫苗 | 2 月龄 | 4 | 足 2 月 | 足 3 月 | 足 4 月 | 4 岁 |
| 麻风疫苗或麻腮疫苗 | 2 月龄 | 1 | 足 8 月 | | | |
| 麻腮疫苗或麻风疫苗 | 18～24 月龄 | 1 | 足 1 岁半 | | | |
| 乙脑减毒活疫苗 | 8 月龄、2 周岁 | 2 | 足 8 月 | 足两周岁 | | |
| A 群流脑疫苗 | 6～18 月龄 | 2 | 足 6 月 | 与第 1 针间隔 3 月 | | |
| A+C 流脑疫苗 | 3 周岁、6 周岁 | 2 | 足 3 周岁 | 足 6 周岁 | | |
| 无细胞百白破疫苗 | 3～24 月龄 | 1 | 足 3 月 | 足 4 月 | 足 5 月 | 足 1 岁半 |
| 白破二联 | 足 6 岁 | 1 | 足 3 月 | | | |
| 减毒甲肝疫苗 | 1 岁半 | 1 | 足 1 岁半 | | | |

备注：①从 2003 年 1 月 1 日起出生的儿童接种乙肝疫苗免费
②从 2006 年 10 月 1 日起出生的儿童接种减毒甲肝疫苗免费

## 二、疫苗种类

### （一）主动免疫（自动免疫）

主动免疫是指将特异性抗原或代谢产物接种在易感者体内，使其体内主动产生免疫抗体，以抵抗同抗原的致病菌。

1. 活菌苗和活疫苗用减毒的活病原体（细菌或病毒）制成，如卡介苗、麻疹疫苗、小儿麻痹症糖丸等。其优点是剂量小，易控制，安全有效，维持时间长。若保存不慎易失效。

2. 死菌苗。选择免疫活性较强的细菌或病毒，经加工杀死病原体而制成，如伤寒菌苗、霍乱、百日咳菌苗、乙脑、狂犬疫苗等。这种病原体进入体内不繁殖，刺激时间短，维持时间亦短，应多次注射，剂量偏大。

3. 类毒素。细菌产生内外毒素，用福尔马林处理后，失去毒力而保留原来的抗原性，如白喉类毒素、破伤风类毒素。

### （二）被动免疫

被动免疫是指对未接受过自动免疫的易感儿，在接触传染病后给予丙种球蛋白、胎盘球蛋白等，使机体短期内具有免疫能力。此法应用范围狭窄，只限于预防麻疹、破伤风等。

### （三）联合免疫

联合免疫是指几种预防接种制剂联合应用，可减少注射次数，增加协同作用，提高免疫效果，如百日咳、白喉、破伤风类毒素三联针。

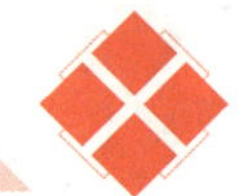



## 三、禁忌证及反应和处理

### （一）禁忌证

发热、急性传染病恢复期，活动性肺结核、高血压、湿疹、有过敏史者及患有心、肺、肾病者不宜作预防接种。有惊厥史者不宜注射乙肝疫苗、百日咳菌苗。

### （二）反应和处理

1. 局部反应。接种后数小时至 24 小时，局部有红、肿、热、痛等表现，一般 2 ～ 3 天可以自行消失，不需处理。

2. 全身反应。发热 37.5℃为轻度反应，38.5℃以上为重度反应，可服退热药，少数人可有恶心、呕吐、腹痛、腹泻，一般 2 ～ 3 天后可消失。

3. 异常反应。空腹和精神紧张者易发生注射反应，表现为晕厥，此时只需平卧、头低位，喝糖水，刺激人中、合谷等穴位即可。血压下降者可注射 1 ∶ 1000 肾上腺素 0.5 ～ 1mL。凡过敏者在接种后可出现过敏反应或严重的过敏性休克，应及时住院治疗。局部有无菌性溃烂时，应湿敷包扎，有积脓者应及时引流并加用抗生素。

## 四、疫苗反应

### （一）正常反应

疫苗接种后，会出现一些正常的局部反应，如轻度肿胀和疼痛。例如，百白破疫苗接种后，宝宝屁股上出现硬结就是吸附制剂接种后常见的现象。

接种疫苗后的全身反应有发热和周身不适，一般发热在 38.5℃以下，持续 1 ～ 2 天均属正常反应。无论是局部还是全身的正常反应一般不需要特殊处理，注意让宝宝多喝水多休息即可。如果宝宝高热，可服用退烧药，可以做物理降温，吃些富有营养又好消化的食物，多喂水并注意观察孩子的病情变化。

有时会赶上接种疫苗刚好和其他病偶合的情况，只有仔细地观察和分析才可鉴别。万万不可以看到接种后发热就只想到接种反应，遗漏了原发病造成误诊。

### （二）异常反应

疫苗接种后的异常反应包括局部感染、无菌性脓肿、晕针、癔症、皮疹、血管神经性水肿、过敏性休克等。遇到晕针、过敏性休克应立即让宝宝平卧，头部放低，口服温开水或糖水，与此同时立即请医生做紧急对症处理。出现皮疹，可在医生的指导下给宝宝应用脱敏药。出现过敏性休克一般表现为接种后很短时间内宝宝面色发白、四肢发凉、出冷汗、呼吸困难，甚至神志不清、抽风等。此时一般医生会立即给宝宝进行皮下注射肾上腺素，同时给激素和脱敏药观察治疗。

疫苗虽经灭活或减毒处理，但毕竟是一种蛋白或具抗原性的其他物质，对人体仍有一定的刺激作用。其实这也是人体的一种自我保护，就像感冒发热一样是机体在抵御细菌或病毒。

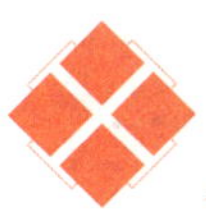

## 五、注意事项

接种疫苗前一周要精心照顾宝宝，减少感冒等不适的症状。如宝宝有不适症状，等康复后再接种疫苗。接种疫苗前应对医生如实回答宝宝的情况。接种脊灰糖丸（脊髓灰质炎减毒活疫苗糖丸）前半小时内不能吃奶、喝热水。接种后在医院或防疫站观察15～30分钟，注射疫苗当天不要洗澡。疫苗都有抗原，要预防宝宝发烧，给宝宝多喝白开水。一些加入吸附剂的疫苗容易出现红肿、发热、疼痛等症状。绝大多数儿童在接种疫苗后出现的不良反应为常见的轻微反应，是由疫苗特有性质引起的反应，不会造成生理或功能障碍。这种反应可分为局部反应和全身反应两种。

局部反应可表现为红肿、疼痛和硬结，一般不需特殊处理，大多数儿童经适当休息即可恢复正常。较重的局部反应可用干净的毛巾热敷，每日数次，每次10～15分钟，能帮助消肿和减轻疼痛。个别严重的红肿、疼痛反应可酌情给予小剂量镇痛退热药。

卡介苗的局部反应因其性质特殊，一般严禁热敷或冷敷，以防细菌带入而发生感染。要加强护理，勤换衣衫，防止注射部位破溃化脓。如局部破溃可涂甲紫，严重时也可外用消炎药，预防感染。

全身反应包括发热及其他反应，如烦躁不安、身体不适、精神不佳和食欲减退等。单纯发热而体温不高，只要加强观察，一般不需任何处理。必要时应适当休息，多喝开水，注意保暖，防止继发其他疾病。高热、头痛可给解热镇痛药。出现其他全身反应时，应加强观察，防止继发感染。全身反应严重的，要做对症治疗。退热剂除可退热外，对头痛、头昏、全身倦怠和烦躁不安也有效果。恶心、呕吐应用止吐剂，或给予维生素B；胃痛、腹痛者可服颠茄合剂；腹泻者一般不使用抗生素，可服用吸附与收敛药。

正在发热，特别是高热时，或伴有明显的全身不适的急性症状时，应暂缓接种疫苗，以免接种后加剧发热性疾病。急性传染病的潜伏期、前驱期、发病期或恢复期若接种疫苗，有可能诱发或加重原有病情。慢性疾病的急性发作期也需推迟接种，待好转后补种。1周内严重腹泻的病人要暂缓服用脊灰疫苗。

过敏性体质的人接种疫苗常会引起过敏反应。吃蛋白质后出现荨麻疹、喉头水肿、低血压和休克、腹痛、腹泻等过敏反应的人不应接种某些用鸡胚组织制成的疫苗，如黄热病疫苗、流感疫苗等。对抗生素有过敏史者不应接种含有该抗生素成分的疫苗。

一般来说，以下疾病的患者不能接种活病毒疫苗：免疫缺陷症，白血病、淋巴瘤以及其他恶性肿瘤，因药物引起的免疫抑制等。结核病低发地区不推荐接种卡介苗，有症状的阳性者也不要接种卡介苗。患有神经系统疾病的人不能接种乙脑、流脑和含百日咳成分的疫苗。重症慢性病病人应暂缓接种或慎用疫苗。孕妇应慎重接种疫苗，禁用水溶性抗原、异种动物血清、活疫苗，限制白喉疫苗的接种，不建议接种卡介苗。

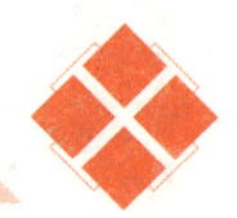



## 第四节 婴儿期保健措施

促进儿童的早期健康发展是婴儿期保健的重点。家庭是婴儿期保健的主要场所，提高家长的科学育儿知识水平和技能是婴儿期保健的主要内容之一。

### 一、合理喂养

婴儿期喂养应根据婴儿的生长发育特点和营养需要，在足量的基础上保证质的营养供给，其中特别要满足热能和蛋白质的需要。通过宣传使家长了解婴儿喂养知识和技术，自觉地实行母乳喂养；通过生长发育监测和体格检查，早期发现婴儿营养不良、肥胖症、佝偻病等，及时进行干预和纠正。

婴儿喂养方式分母乳喂养、混合喂养与人工喂养3种，母乳喂养是最合理的喂养方式。

#### （一）母乳喂养

人乳含乳蛋白多、脂肪颗粒小，易于消化吸收，并含有各种必需脂肪酸，对脑和神经的发育极为重要；人乳的乳糖含量比牛乳含量高；人乳中钾、钠、镁、钙、磷等的含量比牛奶少，可减轻婴儿肾脏负担；人乳温度适宜、新鲜，污染机会少，并可增强婴儿对某些疾病的抵抗能力。哺喂可以密切母子关系，可能使母亲再次受孕有某种程度的推迟等等。

一般母乳从产后15天到9个月，分泌量逐渐增多，质量也不断提高。9个月以后奶汁的质和量都有所下降。当奶量不足时，婴儿常常睡眠不安、哭闹，体重减轻，皮下脂肪减少。在出现上述中任何一种症状时，应查找原因，如母亲奶量不足，应用奶粉或牛奶补充，或适当地添加辅食。周岁左右断奶最为适宜。断奶太早，由于婴儿的消化功能不强，会引起消化不良、腹泻，甚至营养不良等；断奶太晚，又不添加辅食或添加不合理，婴儿就会消瘦、体弱多病，也会影响母亲的健康。断奶应在春秋季，逐步断奶后，每天仍要给婴儿牛奶和其他富于营养、容易消化的食物。

#### （二）混合喂养和人工喂养

当母乳不足或缺乏时，用牛、羊乳或用其他代乳品喂养婴儿，称为人工喂养。用部分兽奶以补充母乳不足，称为混合喂养。当母乳不足或因其他原因不能纯母乳喂养时，可以根据婴儿的月龄和奶量缺少的情况，添加代乳品或辅食，但必须喂完母乳后再补充。

人工喂养是一种不得已的办法，是在母亲确实缺奶，或有结核病、急慢性传染病或严重贫血等疾病而不能喂养时才采取的方法。最常用的食品是牛奶、羊奶、奶粉或大豆制品。人工喂养时需注意奶的质量，奶头、奶瓶等用具每天都要清洗消毒，人工奶头孔不宜过大。而且，要时常观察婴儿大便是否正常，这与奶的调配关系很大。如果奶中脂肪过多，婴儿不仅大便增多，而且会出现不消化的奶瓣；如果奶中蛋白质过多，糖量少，婴儿大便容易干燥；如果奶中糖过多，婴儿大便会发酵而稀，而且有泡沫和气体。2～4个月的婴儿一日所需奶量约等于体重的1/6；6个月时，约为体重的1/7；7～12个月时，

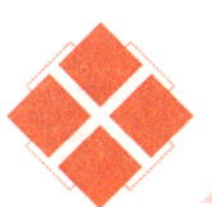

约为体重的 1/8。

周岁以内的婴儿以奶为主食，除奶以外添加的食品都叫辅食。4 个月以内的婴儿可进行纯母乳喂养，以后逐渐开始添加辅食。1 ～ 3 个月龄的婴儿，主要添加含维生素类食品，喂鲜橘、橙等水果汁和菜汁，开始每天添加鱼肝油（尤其北方冬季出生的孩子）。人工喂养的婴儿最好满月后即开始补充鱼肝油、维生素 C 等。婴儿 4 ～ 6 个月时，应及时添加蛋黄，以补充铁质。先将 1/4 煮熟的蛋黄压碎，混在米汤或牛奶中哺喂，以后再增加到半个至整个蛋黄。5 ～ 6 个月后，每天可喂稀粥、米糊、营养米粉、面片、豆腐、菜泥、水果泥等。7 ～ 8 个月，可喂馒头片或饼干，促进牙的生长。8 个月后，可喂肉末、肝泥、鱼肉及 1 ～ 2 次软稠的食品。10 ～ 12 个月，每日可喂软饭、馒头、面包及碎菜和碎肉等食品。

辅食的添加必须与婴儿的月龄相适应。过早添加不适合婴儿消化的辅食，会造成消化功能紊乱；添加过晚，会出现营养不佳。在添加辅食时，必须遵循由少量到多量、由细到粗、由稀到稠的原则，一种食物接受后再添加另一种食物，并注意观察婴儿的大便，以了解食物的消化情况。

## 二、婴儿的卫生及衣着

每天早晨，在哺喂之前先用温水给婴儿洗脸，而后用软毛巾擦干。不要涂化妆品。鼻腔、口腔一般不宜洗，耳朵防止灌水。大小便后要清洗大腿根部和臀部，最好每天洗澡，不要用肥皂，可用刺激性弱的婴儿皂。婴儿住处要清洁，阳光充足，空气新鲜。

婴儿的衣服要用浅色的棉布、法兰绒、厚绒布来缝制，衣服接缝要平展，纽扣、系带尽量少用，便于穿脱。婴儿的鞋不要紧小，也不要太大。尿布要用浅色、易吸水的棉布或一次性的尿布。衣服和尿布要经常换洗，尤其要用专用盆洗涤，不能残留洗涤液，要在日光下晒干。

## 三、婴儿的睡眠

周岁以内的小儿一定要保证有充足的睡眠，这样才能有利于小儿大脑和身体的发育。月龄愈小，需要睡眠的时间也愈长。新生儿一昼夜要睡 20 小时，到 2 个月时，每天除饥饿、大小便后觉醒以外，大部分时间也在睡觉。婴儿 3 ～ 6 个月时昼夜睡眠总量应达 17 小时，6 ～ 10 个月时应达 16 小时，10 个月后应达 15 小时。因此，婴儿从 2 个月开始，就要养成定时睡眠的良好习惯。

## 四、体格锻炼

婴儿的体格锻炼主要是通过日常生活来进行，如晒太阳、呼吸新鲜空气、进行户外活动、接受一些不同温度的冷热刺激等。锻炼要循序渐进、坚持，并同合理的生活制度、正确的护理和教养相结合。这样不仅能使小儿身体健壮，减少疾病，而且能够锻炼意志。

### （一）体操

婴儿在出生 2 个月后就可以开始做体操。婴儿体操共分 16 节，其中 8 节完全在成

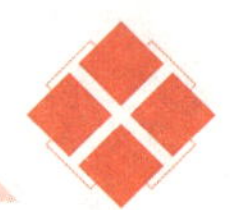



人的帮助下进行，称为被动操，适用于6个月以内的婴儿；另外8节需要成人稍加帮助，婴儿自己就能完成，叫作主动操，适用于6个月以上的婴儿。体操主要是促进婴儿基本动作的发展，增强骨骼、肌肉的发育，增强心肺功能，促进新陈代谢。同时，促进婴儿的语言、意志、情绪和注意力的发展。被动体操主要做胸部、上肢、肘关节、肩关节、下肢、膝关节和举腿运动；主动操主要做牵双臂坐起、牵单臂坐起、脊椎后屈、顿足运动，以及扶腰部站立，做跳跃运动。做操的房间室温为15～20℃，空气要新鲜，高于20℃时可在户外进行。时间一般安排在喂奶前后30分钟到1小时为宜，每天做1～2次。婴儿衣服要宽大、轻便。做操前应先和小儿说话，使之情绪愉快，做完后让小儿躺在床上休息一会。

### （二）活动

户外活动可以让小儿更早地认识外界环境，接受阳光和空气的刺激，增强身体对环境的适应力和机体的新陈代谢，并可促进生长发育，预防佝偻病的发生。户外活动要根据小儿的月龄、身体健康状况及当地气候条件而定，一般每天2次，小于6个月的孩子每次10～15分钟，逐渐增加到2小时，6个月以上可增加至3小时。

### （三）开窗睡眠和户外睡眠

开窗睡眠可使孩子吸收新鲜的空气，皮肤和呼吸道受到凉气流的刺激，可以增强呼吸系统的抵抗力和新陈代谢。开窗睡眠要从夏季开始，逐渐过渡到冬季（室温不低于15℃），常年坚持，但在寒冷的北方开窗换气要在孩子不在屋内时进行。遇到孩子有病、大风和大雨时不要进行，发现孩子发抖、口唇发青时要停止。

户外睡眠是在开窗睡眠基础上的进一步锻炼，一般在午睡时进行，但要避免阳光直射，仔细观察孩子的反应。另外，还可用冷水给小儿洗脸和洗手，增强体质，预防呼吸道疾病的发生。

## 五、预防疾病和意外伤害，做好口腔保健

预防感染首先提倡母乳喂养，培养婴儿良好的卫生习惯，并按计划进行卡介苗、脊髓灰质炎、百白破、麻疹、乙型肝炎等疫苗的免疫接种。必须积极预防影响婴儿生长发育和健康的常见病、多发病，如呼吸道感染、腹泻等感染性疾病，以及贫血、佝偻病等营养性疾病。

婴儿期常见的意外伤害有从床上跌落、吞进异物、婴儿窒息等。预防主要是加强家长的安全意识教育，减少婴儿周围环境中存在的危险因素。

婴儿在长牙前就应进行口腔保健。餐后或吃甜点心后，要给婴儿喝一些温开水；乳牙萌出后，每晚睡觉前要用柔软的婴儿用指套牙刷清理牙上的附着物。婴儿不要含乳头入睡，以免影响乳牙发育，避免婴儿不良吸吮习惯的形成。

要想牙齿好，就要让宝宝从小注意口腔卫生，而且越早越好。父母如何护理宝宝口腔卫生呢？下面向大家介绍宝宝从出生到出牙的口腔卫生护理窍门。

避免含奶瓶入睡。婴儿期最好别给宝宝喂果汁等甜饮料，别让他含着奶嘴（或奶头）

入睡，否则会导致睡眠中口腔内细菌滋生。用奶嘴蘸蜂蜜或糖来安慰宝宝，也会增加其牙龈及牙齿滋生有害菌的概率，容易导致蛀牙。

不要用嘴“清洁”奶嘴或勺子。很多家长爱用嘴巴“清洁”宝宝的奶嘴或勺子，给宝宝喂食之前也爱亲口尝一尝温度。这些做法都容易将成人的口腔细菌传给宝宝。最好的做法是用水冲洗奶嘴或勺子，用另一把勺子尝一尝宝宝食物的温度。

吃完奶后清洁牙龈。从出生后至 4 个月大，宝宝吃完奶后，最好能用干净的湿纱布或毛巾给他清洁牙龈。这有助于清洁口腔中的残留食物，保护牙龈及牙齿健康。

出牙后就该开始刷牙。宝宝出牙后，应该用婴儿牙刷加水或无氟牙膏给宝宝刷牙。6 岁前，很多孩子还没有完全掌握刷牙的手法，不能正确彻底刷牙。这期间，家长要帮助孩子刷牙，先手把手教孩子刷一遍，再亲自给他刷一遍，培养孩子良好的护牙习惯。

关注婴儿食品含糖量。6 个月后，宝宝已经开始吃辅食，这时要关注婴儿食品中的自然糖和添加食糖的含量。糖会增加宝宝口腔的酸度，容易使口腔变成细菌繁殖的温床。

1 岁时开始看牙医。12 个月之后可计划带宝宝看牙医。定期牙科检查对保证宝宝的口腔卫生非常关键，家长应认真听取牙医提出的护牙建议。

## 六、婴儿期的早期教育

婴儿的早期教育以感知觉和动作训练为主，应及早进行语言训练，并通过生活环节提高其认知能力，培养良好的亲子关系及与小朋友之间的友伴关系。

### （一）建立合理的生活制度，养成良好习惯

可根据小儿自身的特点，通过有规律的作息，养成按时睡眠、吃饭、定时大小便，以及爱清洁、讲卫生的良好习惯。这些习惯的培养有利于小儿独立能力、控制情绪能力和适应社会能力的发展，是婴儿期最早和最重要的教育内容。

### （二）视听能力训练

#### 1. 出生至 3 个月

在最初的 3 个月中，婴儿主要是通过看和听从外界向大脑输入信号，发展婴儿心理。此期可以在儿童床上方悬挂颜色鲜艳的物品或能发声的鲜艳玩具，训练小儿两眼视物的习惯，并刺激其脑部功能；父母要经常面对面地与小儿亲切交谈、唱歌或念儿歌；每天定时放悦耳的音乐；等等。

#### 2. 4 ～ 6 个月

玩具宜挂得低些，使婴儿伸手就能碰到，开始可能是偶然碰一下，以后就会有意识地去玩；还可选择体积稍大、色泽鲜艳、不同形状（如各种动物）、带声响的吹塑玩具和可以摇响的玩具，逗引小儿看、摸和倾听，继续训练其视听觉能力；也可以选择手摇铃或能捏响的小玩具，放在婴儿能拿到的地方，以训练手的抓握能力。

#### 3. 7 ～ 12 个月

此时小儿注意仍为无意注意，要引导他们观察周围事物，培养注意力，并逐渐认识周围的事物。随着听觉及运动能力加强，小儿开始学爬行，此时可选择塑料、绒毛、皮

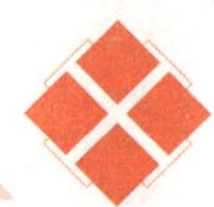



球及能敲打的玩具。10 ～ 12 个月时婴儿手的动作逐渐加强，并开始学走路，可选择小推车、滚动玩具及手拉玩具等，以训练小儿行走及手的活动能力。12 个月后，要注意培养小儿爱护玩具和爱好整洁的习惯。

### （三）促进婴儿的动作发育

动作的发育与神经系统日臻成熟有着密切关系，它可促进小儿的心理发展和体格发育，也可培养小儿的观察力、与人交往的能力和活泼、勇敢、坚毅等优良品质。婴儿期是动作发育的重要阶段，重点发展粗大动作和手及手指的精细动作。

#### 1. 粗大动作

小儿满月后开始训练抬头，可在喂奶前让他俯卧，此时小儿会主动抬头；2 个月开始训练翻身，可用一个鲜艳、带响的玩具，从小儿的一侧向另一侧移动，帮助小儿由仰卧转为侧卧再到俯卧，完成翻身动作；4 个月开始训练拉坐，每次时间不要太长；5 个月开始训练爬，可用玩具在前方吸引他向前爬，但要注意安全；8 个月开始训练扶站；10 个月开始练习牵走，并逐步过渡到独立行走。

#### 2. 精细动作

3个月时，用颜色鲜艳、有响声、带柄的玩具吸引小儿伸手，或将玩具放在孩子的手里，训练用手抓物；6 ～ 10 个月可训练小儿用手指捏取小的物体，促进其精细动作的发展。

### （四）促进婴儿的语言发育

小儿的语言能力是其智力水平的主要标志。促进小儿语言发育最简便的方法是成人多与小儿说话、唱歌、讲故事，对婴儿自发的“baba”“mama”之类的语言，应及时给予应答或微笑。在日常生活中，应把语言与人物、事物、动作等联系起来，为小儿的语言发展打好基础。

### （五）交往能力的培养

良好的亲子关系是幼儿未来与他人进行交往的基础。家长应通过生活上细心的照顾、亲切的语言交流、愉快的共同玩耍和游戏与小儿建立良好的依恋感情，帮助他们逐渐认识周围的世界。

## 七、预防接种

预防接种是预防传染病的有效手段之一。我国计划免疫程序要求在 1 岁内接种乙型肝炎疫苗、卡介苗、脊髓灰质炎疫苗、白喉、百日咳、破伤风疫苗、麻疹疫苗、流脑疫苗和乙脑疫苗。家长要按时带孩子到所属机构进行预防免疫接种。

## 八、婴幼儿便秘

婴幼儿经常便秘不但会导致身体诸多不适，还会影响其生长发育。在过去，一些家长为了防治便秘通常给婴幼儿喂香蕉、蜂蜜、麻油甚至是大黄水、番泻叶水等，但其收效甚微，而且容易反复发作和伤及孩子娇嫩的脾胃。下面介绍一些治疗婴幼儿便秘的有

效方法。

（1）制作玉米糊或以玉米喂养。新鲜玉米粒加水适量放入豆浆（或其他制浆机）中制成浆液，去渣取汁，再将其汁放入锅中加热煮至糊状即可。每隔 2 ～ 3 天喂养一次，每次 30 ～ 50 mL。可以在喂养时制作，也可以一次性多制作一些玉米浆置于冰箱冷藏室内备用，喂养时煮熟即可。此外，还可以将新鲜玉米棒子的外层叶子剥掉，只留一层包裹，置于干盆或格子上，放入高压锅内干蒸（不要浸水）15 分钟，蒸熟后直接食用也可。

（2）泡制中药茶水喂养。将菊花 5 朵、茉莉花 6 朵、胖大海 1 粒、枸杞子 8 粒、橘皮少许、莲子心 7 粒、甘草 3 粒、冰糖适量混在一起加开水浸泡，取汁喂养。每天喂 3 ～ 4 次，每次 10 ～ 30 mL。

（3）按揉小儿腹部。将婴幼儿平放在床铺上，松解部分衣裤，用右手掌面以脐为中心按顺时针方向按揉小儿腹部，每晚睡前进行一次，每次按揉 30 ～ 50 轮次。注意用力要适当，以小儿舒适为宜。同时，操作者要剪去指甲，防止伤及小儿皮肤。

## 九、生长监测和定期体检

要定期对婴儿身高、体重等指标进行生长监测，通过评价发育曲线的走势，早期发现生长发育缓慢现象，及时分析原因，采取相应的措施干预，保证小儿健康地成长。

每 3 个月对儿童进行一次健康检查，包括问诊、体格测量、全身检查及必要的实验室检查。检查小儿体格心理发育和神经精神发育状况，了解在护理、喂养、教养中存在的问题，及时进行治疗和指导。

此外，大多数的婴儿散居在家，不仅人数众多、居住分散，而且家长的文化水平和家庭环境条件各不相同。因此，需要儿童保健工作者为他们提供必要的服务。为了使小儿从初生到 7 周岁都能得到连续的、系统的保健服务，应采取必要措施，主要包括：在城市应完善地段儿童保健医师负责制，在农村应建立完善的乡村妇幼医师负责制度，认真开展儿童保健系统管理；加强对早产儿和低出生体重儿的管理；对高危儿进行智力监测；采取综合措施防治常见病和传染病；及时为适龄婴儿进行各种疫（菌）苗的预防接种；对家长进行必要的健康教育；等等。

## 十、湿疹护理

生活中，湿疹患者由于瘙痒而抓搔皮肤，引起表皮破损、糜烂，流出渗液，这样一方面会增加细菌和致敏物入侵机体的机会，另一方面，脱落的皮肤细胞、血清渗液等这些自体组织蛋白质，也会成为自身致敏物，吸收入血液后加重机体的过敏反应，加重瘙痒。尤其是婴儿湿疹是由综合内外因素引起的，病程长、易反复发作，不可能一次性治愈。在日常生活中需要注意以下几点，以避免一切诱发因素。

（1）首先，提倡母乳喂养，人工喂养可用牛奶、羊奶、配方奶和氨基酸制品等。特应性皮炎患儿添加辅食时，辅食添加量较同龄婴儿开始时量少，以缓慢递加的方式添加。辅食品种逐一增加，循序渐进，少量多餐。辅食应充分蒸煮，汤勺要大小合适，避免食物外溢刺激口周皮肤。对有明确过敏的食物建议避免食用。

（2）患儿衣物应以纯棉为佳，宽松柔软为宜，衣物厚度较同龄婴儿略薄，使患儿保持凉爽，这一点很关键。

（3）居室要求凉爽、通风和清洁，最好用湿拖把和抹布清洁居室，避免屋尘、螨及动物毛等变应原的吸入。

（4）洗澡时使用温和的肥皂、洗发水，水温过热及时间过长对皮肤都是刺激因素。建议洗澡时间以 5 ～ 10 分钟为宜，水温以 36 ～ 38℃为宜，使用 pH 为 5.5 ～ 6.0 的温和沐浴液为佳，浴后立即使用润肤剂。根据患儿的皮肤状态、季节、气候等条件选择最佳的润肤剂，每日全身应用 1 ～ 2 次。

很好的护理可以预防湿疹的发生，甚至 50% 的患儿在很好的护理情况下湿疹可以自愈。比起治疗，湿疹的护理更重要。

## 思考与训练

### 一、名词解释

1. 早产儿　　2. 高危儿　　3. 婴儿期

### 二、选择题

1. 预防小儿缺铁性贫血应强调（　　）。

A. 母乳喂养　　B. 混合喂养

C. 及时添加蔬菜、果汁　　D. 及时添加动物肝、瘦肉类食物

E. 加强心理护理

2. 世界卫生组织提出 4 个月内的婴儿完全母乳喂养率应达到（　　）。

A.60%　　B.70%

C.75%　　D.80%

E.85%

3. 按计划免疫程序，6 个月小儿应接种（　　）。

A. 卡介苗　　B. 乙肝疫苗

C. 流脑疫苗　　D. 乙脑疫苗

E. 麻疹疫苗

4. 目前我国规定，1 岁以内婴儿体重监测次数为（　　）。

A.1 次　　B.2 次

C.3 次　　D.4 次

E.5 次

5. 婴幼儿应定期进行口腔检查，间隔时间一般为（　　）。

A. 一个月　　B. 两个月

C. 三个月　　D. 六个月

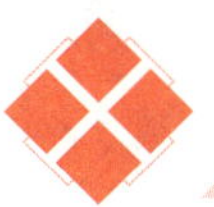

E. 一年

6. 按计划免疫程序，4 个月小儿应接种（　　）。

A. 流脑疫苗　　B. 乙脑疫苗

C. 卡介苗　　D. 脊髓灰质炎混合疫苗

E. 狂犬疫苗

7. 婴儿期是指（　　）。

A. 出生至满 28 天　　B. 出生至满 30 天

C. 出生至满 100 天　　D. 出生满 28 天至 1 周岁

E. 满 1 周岁不满 3 周岁

8. 5 个月的婴儿辅食添加正确的是（　　）。

A. 蛋黄鱼泥、豆腐　　B. 米汤、烂饭、肝

C. 蛋黄、馒头片、动物血　　D. 米汤、果汁、烂面条

E. 菜包、肉包、馒头片

9. 婴儿期的心理保健措施不包括（　　）。

A. 感观训练　　B. 动作训练

C. 语言训练　　D. 母婴皮肤接触

E. 感觉统合训练

## 三、简答题

1. 简述婴儿期保健的要点。

2. 简述婴儿出暖箱的条件。

# 参考文献


[1] 陈竺 . 医学遗传学 [M]. 北京：人民卫生出版社，2005

[2] 王雁 . 优生优育导论 [M]. 北京：教育科学出版社，2003

[3] 张惜荫 . 实用妇产科学 [M]. 2 版 . 北京：人民卫生出版社，2003

[4] 杜玉开，张静 . 妇幼保健学 [M]. 北京：人民卫生出版社，2009

[5] 宋小青 . 优生优育和母婴保健 [M]. 北京：人民卫生出版社，2014